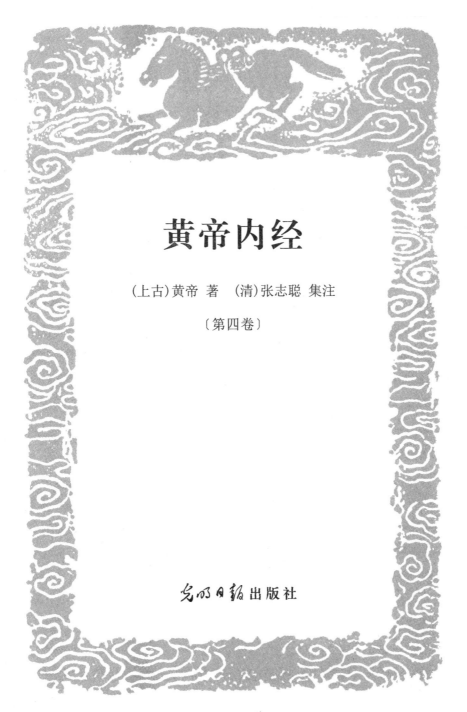

黄帝内经

（上古）黄帝 著　（清）张志聪 集注

〔第四卷〕

光明日报出版社

癫狂第二十二

目眦外决于面者，为锐眦；在内近鼻者，为内眦。上为外眦，下为内眦。

锐眦内眦者，睛外之眼角也。太阴之气主约束，目外角为锐眦，内角为内眦者，乃太阴之气，主乎外内之目眦也。太阳为目上纲，阳明为目下纲，上为外眦，下为内眦者，乃太阳阳明之气，主于上下之目眦也。手太阴主天，足太阴主地，太阳为开，阳明为阖，天地之气，昼明夜晦，人之两目，昼开夜阖，此人应天地之昼夜开阖者也。一息之中，有开有阖，以应呼吸漏下者也。天地开阖之气不清，阴阳出入之气混浊，则神志昏而癫狂作矣。是以治癫狂之法，独取手足之太阴太阳阳明焉。夫肺主皮毛，目之拳毛，天气之所生也；肌肉之精为约束，地气之所生也。目眦之外内上下，又统属天地阴阳之气，而为开阖者也。王芳侯曰："癫狂之疾，最为难治，得此篇之理，可批郤导窾矣。"〔眉批：太阳主开，故为外；阳明主阖，故为内。又：呼出为阳，吸入为阴。又：癫乃重阴，狂乃重阳。又：故俗名天盖毛。又：此段照应以手按之立快。〕

癫疾始生，先不乐，头重痛，视举目赤，甚作极，已而烦心，候之于颜，取手太阳、阳明太阴，血变而止。

夫癫狂之疾，乃阴阳之气，先厥于下，后上逆于巅而为病。故《通评虚实篇》曰："癫疾厥狂，久逆之所生也。"又曰："厥成为癫疾。"夫少阴者先天之水火，太阴者后天之地土，天地水火之气，上下平交者也，厥则不平而为病矣。水之精为志，火之精为神，先不乐者，神志不舒也。举视目赤者，心气上逆也。癫甚作极已而心烦者，厥逆之气，上下于太阴阳明，而复之于少阴之心主也。《五色篇》曰："庭者，颜也。首面上于阙庭，王宫在于下极。"盖谓天阙在上，王宫在下，故候之于颜者，候天之气色也。身半以上为阳，手太阴阳明皆主之，故取手太阴阳明，以清天气之混浊，取手太阳以清君主之心烦。心主血，血变则神气清而癫疾止矣。〔眉批：后之厥逆皆取少阴，盖多因少阴之逆而上及于太阴、太阳。又：玉师曰："天地阴阳、五运六气，皆本于少阴先天所生。"〕

癫疾始作，而引口啼呼喘悸者，候之手阳明太阳，左强者攻其右，右强者攻其左，血变而止。

此论厥气上乘，致开阖不清而为癫疾也。啼悸者，太阳之气混乱也。喘呼者，阳明之气不清也。太阳主开，阳明主阖，故当候之手阳明太阳。夫天地开阖之气，左旋而右转，故左强者攻其右，右强者攻其左。莫云从曰："手太阳者，心之表；手阳明者，肺之表。在心为啼悸，在肺为喘呼，因开阖不清而啼悸喘呼者，病在表而及于内也。"

癫疾始作，先反僵，因而脊痛。候之足太阳阳明太阴手太阳，血变而止。

癫疾始作，先反僵者，厥气逆于寒水之太阳也。因而脊痛者，寒气乘于地中也。"脊"，背也。《易》曰："艮其背。"艮为山，止而不动，乃坤土之高阜者，故当候之足太阳、阳明、太阴。按首节论厥气上乘于天及太阳君火，次节论开阖之不清此节论厥气逆于水土之中，盖天地水火之气不清而为癫疾也。复取手太阳者，水火神志相交，足太阳之水邪上逆，必致心主之神气昏乱，故侯其血变，则神气清矣。沈亮宸曰："以上三证，曰始生始作，盖厥气始上逆于太阴太阳阳明之气，而未及乎有形之筋骨也。疾在气者，易于清散，其病已入深，虽司命无奈之何。故骨脉之癫疾，皆多不治，使良医得早从事，则疾可已，身可治也。奈人之所病，病疾多，而医之所病，病道少。"

治癫疾者，常与之居，察其所当取之处。病至，视其有过者泻之。置其血于瓠壶之中，至其发时，血独动矣。不动灸穷骨二十壮。穷骨者，骶骨也。

此言治癫疾者，当分别天地水火之气而治之。太阳之火，日也，随天气而日绕地一周，动而不息者也。地水者，静而不动者也。常与之居者，得其病情也。"察其所当取之处，视其有过者泻之"，谓视疾之在于手足何经而取之也。"瓠壶"，葫芦也。致其血于壶中，发时而血独动者，气相感召也。如厥气传于手太阴太阳，则血于壶中独动，感天气太阳之运动也。不动者，病入于地水之中，故当灸骶骨二十壮。经云："陷下则灸之。"此疾陷于足太阳太阴，故当灸足太阳之骶骨。二者，阴之始，十乃阴之终，地为阴而水为阴也。朱永年曰："《素问·长刺节论》云：'初发岁一发，不治则月一发，名曰癫疾。'夫岁一发者，日一岁而一周天，日以应火也。月一发者，月一月而一周天，月以应水也。"

骨癫疾者，顑齿诸腧分肉皆满而骨居，汗出烦悗，呕多沃沫，气下泄不治。

"顑"，叶坎，面也。悗，音瞒，悗也。齿者骨之馀，分肉属骨，是以骨癫疾者，顑齿诸分肉皆满。骨居者，骨肉不相亲也。汗者血之液，汗出烦悗者，病在足少阴肾，而上及于手少阴心也。"呕多沃沫"，太阴阳明之气上脱也。肾为生气之原，气下泄，少阴之气下泄也。阴阳上下离脱，故为不治。〔眉批：分肉，谿谷也。谿谷属肾。肾虚则呕多，脾虚则沃沫，中焦藉少阴之气以合化，中下脱离故死。〕莫云从曰："病入骨髓，虽良医无所用其力，故不列救治之法。此下三证，病在有形之筋骨，故不言太少之阴阳。"

筋癫疾者，身倦挛急大，刺项大经之大杼脉。呕多沃沫，气下泄，不治。

病在筋，故身倦挛而脉急大，足太阳主筋，故当刺膀胱经之大抒。呕多沃沫，气下泄者，病有形之脏腑，而致阴阳之气脱也。〔眉批：前四节病气，故取太阳、阳明。此一节病有形之筋脉，故曰："刺大杼脉。"〕

脉癫疾者，暴仆，四肢之脉皆胀而纵。脉满，尽刺之出血；不满，灸之，挟项太阳，灸带脉于腰相去三寸，诸分肉本输。呕多沃沫，气下泄，不治。

经脉者，所以濡筋骨而利关节，脉癫疾，故暴仆也。十二经脉，皆出于手足之井荥，是以四肢之脉皆胀而纵。脉满者，病在脉，故当尽刺之以出其血。不满者，病气下陷也。夫心主脉而为阳中之太阳，不满者，陷于足大阳也。十二脏腑之经输，皆属于太阳，故当灸太阳于项间，以启陷下之疾。带脉起于季胁之章门，横束诸经脉于腰间，相去季胁三寸，乃太阳经输之处也。"诸分肉本腧"，谿谷之腧穴也。盖使脉内之疾，仍从分肉气分而出。

癫疾者，疾发如狂者，死不治。

夫阴盛者病巅，阳盛者病狂。"癫疾者，疾发如狂者"，阴阳之气并伤，故死不治。夫阴阳离脱者死，阴阳两伤者亦死。莫云从曰："阳病速，故疾发。用二'者'字，以分阴阳。"

狂始生，先自悲也。喜忘苦怒善恐者，得之忧饥。治之取手太阴阳明，血变而止，及取足太阴阳明。

此以下论狂疾之所生，有虚而有实也。先自悲者，先因于肾虚也。

经云：水之精为志，精不上传于志而志独悲，故泣出也。喜忘善恐者，神志皆虚也。苦怒者，肝气虚逆也。盖肝木神志，皆肾精之所生也，此得之忧饥。夫忧则伤肺，饥则谷精不生，肺伤则肾水之生原有亏，谷精不生则肾精不足矣，阴不足则阳盛而为狂。取手太阴阳明者，逆气上乘于手太阴阳明，泻出其血而逆气散矣。及取足太阴阳明者，补足太阴阳明，资谷精以助肾气也。〔眉批：肾为本，肺为末，故肾脏之逆气上乘于手太阴、阳明。肾主水火，精虚则火盛。知其生始之因，亦可以为上工。〕此节首论阴虚以致阳狂，即末节之所谓短气，息短不属，动作气索。补足少阴，去血络也。盖癫狂乃在上之现证，厥逆乃在下之始因，故篇名癫狂，而后列厥逆，上工之治未病者，治其始蒙也。夫癫疾多因于阴实，狂疾有因于阴虚，故越人曰："重阴者癫，重阳者狂。"盖阴虚则阳盛矣。夫阴虚阳盛，则当泻阳补阴矣。然阴精生于阳明，而阳气根于阴中，阴阳互相资生之妙用，学者细心体会，大有裨于治道者也。

狂始发，少卧不饥，自高贤也，自辨志也，自尊贵也，善骂詈，日夜不休。治之取手阳明太阳太阴，舌下少阴，视之盛者皆取之，不盛释之也。

此心气之实狂也。夫阴气盛则多卧，阳气盛则少卧，食气入胃，精气归心，心气实故不饥。心乃君主之官，虚则自卑下，实则自尊高，阳明实则骂詈不休，心火盛而传乘于秋金也。肺者心之盖，火炎上则天气不清矣。故当取手太阳之腑，以泻君火之实；取手阳明太阴，以清乘传之邪。"舌下少阴"，心之血络也。此病心之神志，而不在血脉，故当视之。如盛者，并皆取之；如不盛，则释之而勿取也。盖病在无形之神志，皆从腑以清脏，腑为阳而主气也。如入于血络，则取本脏之脉络矣。马氏曰："上节言始生，而此曰始发，则病已成而发也。"

狂言惊，善笑好歌乐，妄行不休者，得之大恐，治之取手阳明太阳太阴。

此肾病上传于心，而为心气之实狂也。得之大恐则伤肾，阴虚阳盛，故狂言而发惊也。经云："心气实则善笑，虚则善悲。"实则心志郁结，故好歌乐以伸舒之。神志皆病，故妄行不休也。取手太阳，以清心气之实，取手阳明太阴，以资肾气之伤。

狂，目妄见，耳妄闻，善呼者，少气之所生也。治之取手太阳太阴阳明，足太阴头两颊。

此因肾气少，而致心气虚狂也。心肾水火之气，上下相济，肾气少则心气亦虚矣。心肾气虚，是以目妄见、耳妄闻。"善呼者"，虚气之所发也。当取手太阳太阴阳明，以清狂妄；补足太阴阳明，以资谷精。盖水谷入胃，津液各走其道，肾为水脏，受藏五脏之精，气生于精也。本经曰："胃气上注于肺，其悍气上冲头者，循咽上走空窍，循眼系入络脑，出颅下客主人，循牙车，合阳明，并下人迎。"此阳明之气上走空窍，出于头之两颅，不曰足阳明而曰头两颅者，盖取阳明中上二焦之气，以纳化水谷也。按此节即下文之少气身漯漯也，言吸吸也。盖始见在下之虚，即补少阴之阴。今发于上而为狂，又当用治狂之法矣。

狂者多食，善见鬼神，善笑，而不发于外者，得之有所大喜。治之取足太阴太阳阳明，后取手太阴太阳阳明。

此喜伤心志，而为虚狂也。心气虚，故饮多食；神气虚，故善见鬼神也。因得之大喜，故善笑不发于外者，冷笑而无声也。食气入胃，浊气归心。故当先补足太阴阳明，以养心精；补足太阳之津，以资神气；后取手太阴、太阳、阳明，以清其狂焉。按因于足少阴者，先取手而后取足，因于手少阴者，先取足而后取手，皆上下气交之妙用。〔眉批：心气虚故多笑，心气实故大笑矣。〕

狂而新发，未应如此者，先取曲泉左右动脉，及盛者见血，有顷已。不已，以法取之，灸骨骶二十壮。

此总结以上之狂疾，如从下而上者，则当先取肝经之曲泉。应者，谓因于下而应于上也。盖言狂乃心气虚实之为病，如因于肾气之实虚，皆从水而木，木而火也。故狂而新发，未见悲惊喜怒，妄见妄闻，如此之证者，先取曲泉左右之动脉，盛者见血即已。盖病从木气清散，而不及于心神矣。如不已，用灸法以取之。"骶骨"，乃督脉之所循，督脉与肝脉会于头项，故灸骨骶，引厥阴之脉气复从下散也。按脊骨之尽处为骶骨，乃足太阳与督脉交会之处，曰穷骨，曰骶骨，曰骨骶，盖亦有所分别也。

风逆，暴四肢肿，身漯漯，晞然时寒，饥则烦，饱则善变，取手太阴表里，足少阴阳明之经，肉清取荥，骨清取井经也。

经云："厥成为癫疾。"盖因厥气上逆而成癫疾也。夫肾为水藏，风行则水涣。风逆者，因感外淫之风，以致少阴之气上逆也。风淫末疾，故暴肿四肢，漯漯寒湿也。"晞然"，寒栗貌，乃风动水寒之气，而见此证也。风伤肾水，则心气亦虚，故饥则烦；风木之邪，贼伤中土，故饱则善变也。取手太阴表里以清风邪，足少阴阳明之经以调逆气。"清"，冷也。肉清者，凉出于肌腠，故取荥火以温肌寒。盖土主肌肉，火能助土也。骨清者，尚在于水藏，故取井木以泻水邪。余伯荣曰："取手太阴表里者，取汗也。如用麻黄以通毛窍，配杏子以利肺金，盖里气疏而后表气通也。"

厥逆为病也，足暴清，胸将若裂，肠若将以刀切之，烦而不能食，脉大小皆涩。暖取足少阴，清取足阳明，清则补之，温则泻之。

此足少阴之本气厥逆，而为病也。少阴之大络起于肾，下出于气街，循阴股内廉，斜入腘中，下出内踝之后，入足下。少阴之气逆于内，故足暴清也。胸将若裂，肠若将以刀切之，烦而不能食者，厥气从腹而上及于心胸也。血脉资始于肾，脉来或大或小皆涩者，肾气逆而致经脉之不通也。肾为生气之原，如身体暖者，实逆也，故当取足少阴以泻之；清者，虚逆也，故当补足阳明，以资肾脏之精气。以上二节，一因外感之厥，一因本气之厥，皆为癫疾之生始，现厥证，而先以治厥之法清之，即所以治未病也。

厥逆，腹胀满肠鸣，胸满不得息，取之下胸二胁，咳而动手者，与背腧以手按之，立快者是也。

此言厥逆之气，上乘于太阴阳明，而将成癫疾也。腹胀满者，乘于足太阴阳明也。肠鸣者，乘于手阳明也。胸满不得息者，乘于手太阴也。"胸下二胁"，乃手太阴中府云门之动脉处。背俞者，肺之腧也。取之下胸二胁，咳而动手者，再以手按其背俞，而病人立快者，是厥逆之气上乘，是成癫疾矣。病在气，故按之立快。盖言厥癫疾者，在气而不在经也。朱卫公曰："肺合天气，故候于手太阴。"

内闭不得溲，刺足少阴太阳与骶上，以长针。

此承上文而言厥逆之气，惟逆于下而不上乘者也。逆气在下，故内闭不得溲，当刺足少阴太阳与骶上，以泻逆气而通其溲便焉。夫足少阴先天之两仪也，手足太阴阳明，后天之地天也。先后天之气，上下相通者也。是以少阴之厥气上乘，则开阖不清而成癫疾，故当取之太阴阳明。如厥气在下，止病下之闭癃，其过只在足少阴太阳矣。

气逆，则取其太阴阳明厥阴，甚取少阴阳明动者之经也。

此言逆气上乘而为狂疾者，则取其太阴阳明厥阴也。夫狂始生，得之忧饥，治之取手太阴阳明，及取足太阴阳明，盖少阴之气，上逆于太阴、阳明，而始生狂疾，故则取其太阴阳明。然又有足少阴之逆气，上乘于心而为狂疾者，则取其厥阴也。盖水气传于肝木，肝木传于心火，是以狂而新发，未应如是者，先取曲泉左右之动脉也。甚者，逆气太盛也，故当取足少阴之本经以泻之。少阴之气，上与阳明相合，少阴气甚则阳明亦甚矣。阳明脉盛则骂詈不休，故并取阳明动者之经。

少气，身漯漯也，言吸吸也，骨痠体重，懈惰不能动，补足少阴。

"漯，"音垒。此足少阴之气少而欲为虚逆也。"漯漯"，寒栗貌。"吸吸"，引伸也。盖心主言，肺主声，藉肾间之动气而后发，肾气少，故言语之气不接续也。肾为生气之原而主骨，肾气少，故骨痠体重，懈惰不能动，当补足少阴以治其始蒙。〔眉批：气不响则体重。〕

短气，息短不属，动作气索，补足少阴，去血络也。

此虚气上乘，而将作虚狂也。所谓少气者，气不足于下也。短气者，气上而短，故息短而不能连属，若有动作，则气更消索矣。当补足少阴之不足，而去其上逆之血络焉。上节治其始蒙，故止补其少阴，此将欲始作，故兼去其血络。按足少阴虚实之厥逆，为癫狂之原始，故首论癫狂，后论厥逆。善治者，审其上下虚实之因，分别调治，未有不中乎肯綮者矣。

热病第二十三

偏枯，身偏不用而痛，言不变，志不乱。病在分腠之间，巨针取之。益其不足，损其有馀，乃可复也。

此篇论外感风寒之热，内有五脏之热，外内阴阳邪正之为病，而先论其外因焉。经曰："虚邪偏客于身半，其入深内居营卫，营卫稍衰，故真气去，邪气独留，故为偏枯。是风寒之邪，偏中于形身，则身偏不用而痛。夫心主言，肾藏志，言不变，志不乱，此病在于分腠之间，而不伤于内也。以巨针取之，益其真气之不足，损其邪气之有馀，而偏伤之真气乃可复也。〔眉批：真气去，邪气独留，故益其不足，损其有馀，乃可复也。又："巨针"，大针也。取大气不出关节。大气，风气也。又：《伤寒论》先言中风，亦宗此经意。〕按《素问·热论》论热病者，皆伤寒之类，本经论热病，首言偏枯，次言痱之为病，而不曰中风，盖风寒之邪，皆能为热也。

痱之为病也，身无痛者，四肢不收，智乱不甚。其言微，知可治；甚则不能言，不可治也。病先起于阳，后入于阴者，先取其阳，后取其阴，浮而取之。

"痱"，音肥。痱者，风热之为病也。"身无痛者"，邪入于里也。风木之邪，贼伤中土，脾藏智而外属四肢，四肢不收。智乱不甚者，邪虽内入，尚在于表里之间，脏正之气未伤。其言微者，此伤于气，故知可治。甚则不能言者，邪入于脏，不可治也。夫外为阳，内为阴，病先起于分腠之间，而后入于里阴者，先取其阳，后取其阴。浮而取之者，使外受之邪仍从表出也。〔眉批：《脉要论》曰："言而微者，此夺气也。"〕沈亮宸曰："风之为病也，善行而数变，上节论偏客于形身，此论在于表里之间，入内而干藏则死，浮而取之，外出则愈。二节之中，有左右、外内、出入、邪正、虚实、死生之别。"

热病，三日，而气口静，人迎躁者，取之诸阳，五十九刺，以泻其热而出其汗，实其阴以补其不足者。身热甚，阴阳皆静者，勿刺也。其可刺者，急取之，不汗出则泄。所谓勿刺者，有死征也。

沈亮宸曰："热病三日，三阳为尽，三阴当受邪，如气口静而人迎躁者，此邪尚在阳，而未传于阴也，故当取诸阳，为五十九刺，以泻其热，而出其汗，实其阴，以补其不足，勿使邪气之入阴也。如身热甚而阴阳之脉皆静者，此邪热甚而阴阳之真气皆虚，有死征而勿刺也。其可刺者急取之。如邪在阳分，即出其汗；在阴分，即从下泄。此邪虽甚而真气未脱，故当急泻其邪。"张开之曰："夫热病者，皆伤寒之类也。六经相传，七日来复，在三阳三阴之气分，而不涉于经，故候在人迎气口。'不汗则泄'，即《素问》之所谓：'未满三日者，可汗而已；其满三日者，可下而已。'"尚御公曰："《内经》言其常，仲景言其变。张隐庵曰：热病三日，气口静而人迎躁者，即常中之变也。"

热病，七日八日，脉口动，喘而短者，急刺之，汗且自出，浅刺手大指间。

此热病七日八日，而邪仍在表阳者，急从汗解也。表阳之邪，七日来复，八日不解，将作再经而有传阴之害矣。如脉口动，喘而短者，邪尚在于肤表，急取手太阴之少商，使之汗，则邪自共并而出矣。按《素问》有喘脉，喘而短者，谓脉之喘动于寸口，而不及于尺，故知其可汗解也。余伯荣曰："此即《伤寒论》之太阳病脉浮紧，无汗发热，身疼痛，八九日不解，表证仍在，麻黄汤主之。夫麻黄汤，即取手大指汗出之剂也。仲祖《伤寒》立论，缘本于《灵》《素》诸经，学者引伸触类，头头是道，何必守针？"〔眉批：玉师曰："喘者，喘滑如珠也。"〕

热病，七日八日，脉微小，病者溲血，口中干，一日半而死，脉代者一日死。

此外热不解，内传少阴而为死证也。六经传遍，七日来复，八日不解，又作再经矣。"微细"，少阴之脉也。少阴之上，君火主之，病者溲血，病足少阴之水脏也。"口中干"，病手少阴之君火也。一日半死者，死于一二日之间，阴阳水火之气终也。夫脉始于肾而主于心，脉代者已绝于下，故一日而死。〔眉批：一奇主水，二偶主火。〕沈亮宸曰："巨阳者，为诸阳主气，故伤寒热病本于太阳，太阳与少阴为表里，故《伤寒论》曰：'伤寒一日，太阳受之，脉若静者，为不传，颇欲吐，若躁烦脉数急者，为传也。'此太阳之邪，传于少阴，少阴标阴而本热，故阳烦而阴躁也。本经之再经七八日，即《伤寒论》之初经一二日也。少阴从本从标，故《伤寒论》有急下急温之证。本经之溲血、口中干，一日半死者，标本皆病也。"

热病，已得汗出，而脉尚躁喘，且复热，勿刺肤，喘甚者死。

热病已得汗，而脉尚躁者，阳热甚而不从汗解也。喘而且复热者，邪入于里，故勿刺肤。喘甚者，邪盛在里，而阴气受伤，故死。

热病，七日八日，脉不躁，躁不散数。后三日中有汗，三日不汗，四日死。未曾汗者，勿腠刺之。

"数"叶朔。热病七八日，脉不躁者，外已解也。脉即躁而不散数，此邪热虽未去，而真气不伤，后三日，乃再经之十一日，此复传于里阴，必得阴液之汗而解。故未曾汗者，勿腠刺之，当取汗于阴也。如三日不汗，乃阳热盛而阴气已绝，故至四日而死。上节论热病在外，虽得汗而不解，邪复传于里阴，此论邪入于阴，如有汗而不死，谓阳可入阴，而阴亦可出于阳也。以上论外因风寒之热病，有表里阴阳、邪正虚实之死生。〔眉批："躁"，浮躁也。本经曰："其有躁者在手"〕莫云从曰："此篇先论风痹，而后论热病，《伤寒论》先言中风，而后论伤寒。"

热病，先肤痛，窒鼻充面，取之皮，以第一针五十九。苛轸鼻，索皮于肺，不得，索之火。火者，心也。

此以下论内因之热，病在五脏，当取诸外合之皮脉肉筋骨，如不得解，当以五行胜制之法治之。热病先肤痛鼻窒者，热在肺，而病气先应于皮肤鼻窍也。故当以第一之镵针取之皮，用五十九刺之法，以泻五赈之热。若皮苛鼻轸，当索皮于内合之肺，再不得解，索之于火。火者，心也。当取心脏之气，以胜制其金焉。盖五脏内合五行之气，外合皮肉筋骨之形，病气先在于外合之形，故先取之形，次索之脏气，再以五行胜制之法治之，盖先标而后本也。前章论外因之热，病在六气，此论内因之热，病在五行。莫云从曰："上章与《素问》之《热论》，此与《评热论》，大同小异。"

热病，先身涩，倚而热，烦悗，干唇口嗌。取之脉，以第一针五十九。肤胀口干，寒汗出，索脉于心；不得，索之水。水者，肾也。

此热在心主之包络，而病见于脉也。经脉者，所以行血气而营阴阳，病在血脉，故先身涩倚而热。烦悗者，相火盛而心不安也。唇口嗌干者，火炎上也。当取之脉，以第一针为五十九刺之法，以泻其热。若肤胀者，脉盛而胀于皮肤也。仍口干而寒汗出者，热在内而蒸发其阴液也，当索脉于心。索脉于心者，刺脉而久留之，以候心气之至也。如不得解，当索之水，水者，肾也，取肾气以胜制其火也。按此节当以第三针取脉，用第一针者，以络脉之在皮肤，故曰肤胀，盖在皮肤间而取诸络，皮肤络脉之相通也。

热病，嗌干多饮，善惊，卧不能起，取之肤肉，以第六针五十九。目眦青，索肉于脾；不得，索之木。木者，肝也。

喉主天气，嗌主地气。嗌干多饮者，脾热上行也。脾热盛则及于胃，故善惊。脾主肌肉四肢，故卧不能起。当取之肤肉，以第六针为五十九刺之法，以泻其热。脾主约束，若目眦青者，脾病未去也，当索肉于脾；不得，索之木。木者，肝也。取肝木之气，以胜制其土。〔眉批：此当以第四针取肤肉。〕

热病，面青脑痛，手足躁。取之筋骨，以第四针于四逆。筋躄目浸，索筋于肝，不得，索之金。金者，肺也。

色主春，面青者，肝木之病，色见于面也。肝脉上额循巅下项中，故脑痛。肝主筋，诸筋皆起于四肢之指井，并经而循于形身，故手足为之躁扰，当取之筋间，以第四针刺手足之四逆。肝开窍于目，筋之精为黑眼，若筋躄而目浸淫，当索筋于肝，不得，索之金。金者，肺也。取肺金之气，以胜制其肝木。

热病数惊，瘛疭而狂，取之脉，以第四针急泻有馀者。巅疾毛发去，索血于心，不得，索之水。水者，肾也。

"数"，叶朔。心病热，故数惊。本经曰："心脉急甚，为瘛疭。"心气实则狂也，当取之脉，以第四针，急泻其血络之有馀者。"巅疾"，脉巅疾也。髮者，血之馀。若巅疾而毛发去，当索血于心，不得，索之水。水者，肾也。取肾水之气，以胜制其心火。

热病，身重骨痛，耳聋而好瞑，取之骨，以第四针五十九刺骨。病不食，啮齿耳青，索骨于肾，不得，索之土。土者，脾也。

"啮"，音业，噬也。肾为生气之原，热伤气，故身重；肾主骨，故骨痛也。肾开窍于耳，肾气逆，故耳聋。病在少阴，故欲寐也。当取之骨，以第四针，为五十九刺之法，以刺骨。若病而不欲食者，肾气实也。经曰："肾是动病，饥不欲食。"啮齿者，热盛而咬牙也。齿者骨之馀，耳者肾之窍，若啮齿耳青，当索骨于肾，不得，索之土。土者脾也，取脾土之气，以胜制其水焉。夫五脏者，形脏也。五行者，五脏之气也。病气出于外，合之皮肉筋骨，故先治其外，不得，故复内索于五脏五行之气

焉。莫云从曰："若重感其外邪，则为外内交争之证。"〔眉批：外内交争详《刺热论》。〕

热病，不知所痛，耳聋不能自收，口干，阳热甚，阴颇有寒者，热在髓，死不可治。

本篇首章论外因之热，上章论内因之热，此以下复论外内之热，合并而交争者也。凡病皆生于风雨寒暑、阴阳喜怒、饮食居处，故有因外邪而病热者，有因内伤而病热者，有因于外而不因于内者，有因于内而不因于外者，有外内之兼病者。此章与《素问·刺热论》合参，大义自明矣。热病不知所痛者，外因之热入于内也。耳聋不能自收，口干者，肾脏之热乘于上也。"阳热甚而阴颇有寒者"，在内之热交争于外也。热在髓者，外因之热交争于内也。凡病出于外者生，深入于内者死。〔眉批：《玉机真脏论》曰：病不以次入者，即此章之义。〕

热病头痛，颞颥目瘈，脉痛善衄，厥热病也。取之以第三针，视有馀不足。寒热痔。

此外因之热，与肝热交争也。肝脉上巅顶，热病头痛者，表邪之热交于肝脉也。颞颥目瘈者，口目振战之貌，此肝脏之热逆于上也。脉痛善衄者，表邪之热迫于经也，此厥阴肝经之热，与外热交逆而为病也。当以第三针取脉，视其外内之有馀不足而治之。经云："风客淫气，精乃亡，邪伤肝也。因而饱食，筋脉横解，肠澼为痔。"如外感风淫之热，内因饱食而热，外内不解，则往来寒热而为痔矣。按外内交争之热，皆在气而不涉于经。此节论热入于经，故曰厥热，谓外内之热，厥逆于厥阴之经而为病也。盖有热在气，而皆出入于气分者；有病在气，而转入于经者，经气外内之相通也。莫云从曰："在经气外内之间，故为寒热，在筋脉故为痔，筋在脉外之气分。"

热病体重，肠中热，取之以第四针于其输，及下诸趾间，索气于胃胳，得气也。

胳，作络。此外因之热，与脾热交争也。热病体重者，脾热出于外也。热病肠中热者，外热入于内也。"取之于第四针于其输"，腧主土也。"及下诸趾间"，乃足太阴之隐白、阳明之厉兑也。大肠小肠属胃，索气于胃络，得手太阳阳明之气，则肠中之外邪，随气而出矣。

热病，挟脐急痛，胸胁满，取之涌泉与阴陵泉，取以第四针，针嗌里。

此外淫之热，与心热并交也。《内经》云："环脐而痛者，病名伏梁，此风根也。"热病挟脐急痛者，外淫之风邪，客于心下而为伏梁也。胸胁满者，内因之心热逆于内也。取足少阴之涌泉，索水气以济心火，取足太阴之阴陵泉，补中土以散心腹之伏梁。"噫里"，舌下也，取第四针针噫里，以泻外内心下之热邪。

热病而汗且出，及脉顺可汗者，取之鱼际太渊大都太白，泻之则热去，补之则汗出，汗出太甚，取内踝上横脉以止之。

此外因之热与肺热相交，可俱从汗解也。"热病而汗且出及脉顺者"，外内之热皆在于肤表也。故取手太阴之鱼际太渊，补足太阴之大都隐白，盖泻肺经则热去，补脾土则津液生而汗出矣。"内踝上横脉"，即足太阴之三阴交，盖汗随气而宣发于外，取气下行则汗止矣。夫外内之热入深者，死不可治，外出者易散而愈。《金柜玉函》曰："非谓一病，百病皆然，在外者可治，入里者死。然因于内者，从内而外；因于外者，从外而内。是以上工治皮毛，其次治肌肉，其次治经脉，其次治六腑，其次治五脏。治五脏者，半死半生。"〔眉批：外热在表故汗出；内热在外，故脉顺。〕

热病已得汗，而脉尚躁盛，此阴脉之极也，死；其得汗而脉静者，生。热病者，脉尚躁而不得汗者，此阳脉之极也，死；脉盛躁得汗静者，生。

此总结上文而言外内之热，皆宜从汗而外解也。夫外为阳，内为阴，热病已得汗，而脉尚躁盛者，此内因之热，外虽汗出而里热不解，此内热之极也，死；其得汗而脉静者，热已清而脉平和，故生。热病者，脉尚躁，病外因之热而及于经也，不得汗者，不得从乎外解，此外热之极也，故死；脉盛躁，得汗而脉静者，外淫之邪从表汗而散，故生。

热病不可刺者有九：一曰汗不出，大颧发赤，哕者死；二曰泄而腹满，甚者死；三曰目不明，热不已者死；四曰老人婴儿，热而腹满者死；五曰汗不出，呕下血者死，六曰舌本烂，热不已者死；七曰咳而衄，汗不出，出不至足者死；八曰髓热者死；九曰热而痉者死，腰折瘈瘲，齿噤齘也。凡此九者，不可刺也。

一曰汗不出者，外淫之热，不得从汗解也。《刺热论》曰："肝热病者，左颊先赤；心热病者，颜先赤；脾热病者，鼻先赤；肺热病者，右颊先赤；肾热病，颐先赤。"大颧赤者，满颧面皆赤，此五脏之热甚也。

"哕"，呃逆也。哕者，外内之热，交争于中，而致胃气绝也。"二曰泄而腹满甚者"，真气阴液下泄，而外热之邪填于内也。"三曰目不明热不已者"，内热甚而外内不清也。"四曰老人婴儿，热而腹满者死"，夫老人者，外内之血气已衰；婴儿者，表里之阴阳未足；腹满者，热逆于中，不得从外内散也。"五曰汗不出，呕下血者"，外热不解而入于阴之经也。"六曰舌本烂，热不已者"，内热盛而逆于上之脉也。"七曰咳而衄，汗不出者"，咳者，内热上逆于肺也；衄者，表热外迫于经也。夫肺主皮毛而朝百脉，外内之热，咸从肺气以汗解，汗不出者，气绝于上也，出不至足者，气绝于下也。"八曰髓热者"，热在髓，死不可治也。"九曰热而痉者"，太阳之气终也。太阳气终则肾气亦绝，是以腰折、瘈疭、齿噤龄也，太阳少阴，阴阳生气之根原也。夫刺者，所以致气而却邪也，凡此九者，邪热甚而真气已绝，刺之无益也。〔眉批：内热甚则目不明。又：心主脉，故舌本烂。〕

所谓五十九刺者，两手外内侧各三，凡十二痏；五指间各一，凡八痏；足亦如是；头入髪一寸旁三分各三，凡六痏；更入髪三寸边五，凡十痏；耳前后口下者各一，项中一，凡六痏；巅上一，囟会一，髪际一，廉泉一，风池二，天柱二。

"痏"，叶贿，针瘢也。此申明上文之五十九穴也。两手内侧者，肺之少商，心之少冲，心包络之中冲，左右各三，计六痏；外侧者，手阳明之商阳，手太阳之少泽，手少阳之关冲，左右各三，计六痏。两手外内各三，共十二痏。五指间各一，凡八痏。"足亦如是者"，手足第三节缝间，共十六痏也。头入髪一寸旁三分各三者，乃足太阳膀胱经之五处、承光、通天，两旁各三，凡六痏。更入髪三寸边五者，乃足少阳胆经之临泣、目窗、正营、承灵、脑空五穴，左右凡十痏。曰"入髪旁三分"，曰更入髪三寸边者，谓太阳经去行中之督脉，共三寸而两分也；少阳经去督脉两边，各三寸也。耳前后各一者，手少阳三焦经之禾髎在耳前，足少阳胆经之浮白在耳后。口下一者，任脉之承浆；项中一者，督脉之大椎；耳前后左右之四脉，合任督共六痏也。巅上一者，督脉之百会；囟会一者，督脉之上星；髪际一者，前髪际乃督脉之神庭，后髪际乃督脉之风府。廉泉任脉穴，在颔下结喉上四寸。风池足少阳胆经穴，在耳后两旁髪际陷中。"天柱"，足太阳膀胱经穴，在项后两旁髪际大筋外陷中。凡此五十九穴，各分别表里阴阳，五脏十二经之热病而取之。

气满胸中喘息，取足太阴大趾之端，去爪中如韭叶。寒则留之，热则疾之，气下乃止。

本篇首论外淫之热，次论内因之热，次论外内交争，然皆在气分，而不涉于经。此复论内因之病，入于三阴之经；外因之病，入于三阳之经。故取手足之指井，及血络焉。〔眉批：脏病者，宜刺井荥，从子以泄母也。〕太阴居中土，厥逆从上下散，足太阴脾脉，上膈注心中，气满胸中喘息者，经气逆于上也，故取足太阴大趾之隐白，使逆气下行，则快然如衰矣。

心疝暴痛，取足太阴厥阴，尽刺去其血络。

"疝，"乃小腹阴囊之疾。心疝者，病在下而及于上，故曰："病心疝者，小腹当有形也。"足太阴之脉，从腹而上注心中，足厥阴之脉，络阴器，抵小腹，上贯膈注于肺。此病足太阴厥阴之经，而上为心疝，故取足太阴、厥阴于下，去其血络，则心痛止矣。

喉痹舌卷，口中干，烦心心痛，臂内廉痛，不可及头，取手小指次指爪甲下，去端如韭叶。

心包络之脉，起于胸中，出属心包络，上通于心，下络三焦，故是主脉所生病者烦心、心痛，相火上炎，则喉痹舌卷，口中干也。取小指次指之井穴，乃手少阳经之关冲，泻其相火，则诸病自平矣。

目中赤痛，从内眦始，取之阴跷。

此论外淫之邪，入于三阳之经，而证见于上中下也。"目中赤痛，从内眦始"，病足太阳之经而在上也。太阳之脉，起于目内眦，与阴跷、阳跷会于睛明，故当取之阴跷以清阳热。

风痉，身反折，先取足太阳及腘中，及血络出血。中有寒，取三里。

此风邪入于太阳之经，而证见于中也。夫阳病者不能俯，阴病者不能仰，太阳之经脉循于背，风入于中，则筋脉强急而身反折矣。先取足太阳之委中，出其血络。"中有寒？者，取足阳明之三里以补之。盖经脉血气，阳明水谷之所生也。〔眉批："三阳"，太阳也。〕

癃，取之阴跷，及三毛上，及血络出血。

此病足太阳之经而在下也。三焦下俞出于委阳，并太阳之正，入络膀胱，约下焦，实则闭癃，故亦取之阴跷。盖阴跷与阳跷相交于太阳之睛明，阳入于阴，阴出于阳，阳跷乃足太阳之别，泻其阴跷，则太阳之经邪，从跷脉而出矣。"三毛"，足厥阴之大敦，肝所生病者为闭癃，故及三毛之经，上有血络者，以出其血。夫太阳之气主于肤表，邪之中人，始于皮毛，是以皮毛之邪，而转入于太阳之经也。按前章论外因之邪，在于表阳之气分，是以七日来复，八日再经，如与五脏之气交争，则为外内出入。此复论外内之病，转入于经，外者人阳，内者入阴，各不相干涉矣。沈亮宸曰："《四时篇》论小腹痛肿，不得小便，邪在三焦约，取之太阳大络，视其络脉与厥阴小络，结而血者。此瘅在太阳三焦，亦兼取厥阴之络。盖厥阴之气，生于膀胱水中，母能令子实，实则泻其子也。按本经以针合理数，以人配天地阴阳，乃修身养性治国治民之大本。其于救民之疾苦，分表里阴阳、邪正虚实、阴阳血气、经络脏腑，五行六气、生克补泻，各有其法。学者以针刺之理，引而伸之，施于药石，妙用无穷。惜乎皇甫士安，次为《甲乙》，而马氏随文顺句，惟曰：'此病在某经而有刺之之法，此病系某证而有刺之之法'，反将至理蒙昧，使天下后世，藐忽圣经久矣，悲夫！"

男子如蛊，女子如怚，身体腰脊如解，不欲饮食，先取涌泉见血，视跗上盛者，尽见血也。

"怚"，当作阻。通篇论外因内因之病，此复结外内之真气焉。盖外内之病，皆伤人之阴阳血气，而阴阳血气，本于先天之精气，生于后天之谷精，从内而外者也。先天之精，肾脏之所主也；水谷之精，胃腑之所生也。脐下丹田为气海，胞中为血海，男子以气为主，女子以血为主，故曰男子如蛊。女子如阻，形容其血气之留滞于内也。"身体腰脊如解"，形容血气之病于外也。"身体"，脾胃之所主也；"腰脊"，肾之府也；"不欲饮食"，胃气逆也。此外内之邪，而伤其外内之真气也。故当先取肾脏之涌泉，再取胃腑之跃阳于跗上。尽见其血者，通其经，而使血气之外行也。盖言千般病难，不越外内二因，而外内之病，总伤人之阴阳血气，知其生始出入之本原，能使血气和调，阴阳固密，非惟疴疾不生，更可延年不老，圣人之教化大矣。女子如阻者，如月经之阻隔也。男子五月事之留阻，故曰如蛊。用三"如"字，不过形容外内血气之为病。在"男女"二字，亦当轻看，参阅圣经，勿以文辞害义，庶为得之。莫云从曰："此与《寒热篇》脐下关元三结交之大义相同。"

厥论第二十四

厥头痛，面若肿，起而烦心，取之足阳明太阴。

此章论经气五脏厥逆为病，因以名篇。夫三阴三阳，天之六气也。木火土金水火，地之五行也。在天呈象，在地成形，地之五行，化生五脏，天之六气，配合六经，是以五脏相通，移皆有次，六气旋转，上下循环，若不以次相传，则厥逆而为病矣。再按在天丹黅苍素玄之气，经于五方之分，化生地之五行，地之五行，上呈三阴三阳之六气，此天地阴阳五运六气，互相生成者也，而人亦应之。故曰：东方生风，风生木，木生酸，酸生肝；南方生热，热生火，火生苦，苦生心。此五脏之形气，生于地之五行，而本于天之六气。十二经脉外合六气，而本于脏腑之所生，脏腑经气之相合也。《灵》《素》经中，凡曰太阳少阳阳明太阴少阴厥阴，此论在六气，或有及于六经，若曰肝心脾肺肾，此论有脏腑经脉，而或涉于六气，此阴阳离合之道也。夫阴阳出入，寒暑往来，皆从地而出，自足而上，是以贤人上配天以养头，下象地以养足，中旁人事以养五脏。苟失其养，则气厥而为头痛，脏厥而为心痛矣。阳明之气，上出于面，厥气上逆于头，故为头痛面肿。阳明是动，则病心欲动，故起而心烦，此阳明之气，上逆于头，而为厥头痛也，故当取之足阳明。阳明从中见太阴之化，故兼取之太阴，此厥逆在气而不及于经也。

厥头痛，头脉痛，心悲善泣，视头动脉反盛者，刺尽去血，后调足厥阴。

此论厥阴之气，厥逆于上，转入于经，而为厥头痛也。夫三阴三阳之气，皆从下而上，有厥在气而不及于经者，有厥在气而转入于经脉者，经气外内相通，可离而可合也。是以首节止论气厥，此以下论气厥而上及于经脉焉。逆在脉，故头脉痛。厥阴为阖，阖折则气绝而喜悲。逆在气，故心悲善泣。视头痛脉反盛者刺之，尽去其血，以泻脉厥，后调足厥阴，以通其气逆焉。

厥头痛，贞贞头重而痛，泻头上五行行五，先取手少阴，后取足少阴。

此少阴之气，厥逆于上，转及于太阳之经脉而为厥头痛也。"贞贞"，固而不移也。头上五行，取足太阳经之五处承光通天络却玉枕。少阴太阳主水火阴阳之气，上下标本相合，是以先泻太阳，次取手少阴，后取足少阴也。沈氏曰："阴阳六气，止合六经，从足而手，故先取手而后取足。"尚氏曰："少阴之上，君火主之，故先取手而后取足。"张开之曰："沈论六气合六经，而有手足之上下。尚论六气，有标本之上下。二说俱宜通晓。"

厥头痛，意善忘，按之不得，取头面左右动脉，后取足太阴。

此太阴之气，厥逆于上，及于头面之脉，而为厥头痛也。经云："气并于上，乱而善忘。"脾藏意，太阴之气厥逆，则脾脏之神志昏迷，故意善忘也。头主天气，脾主地气，按之不得者，地气上乘于天，入于头之内也。先取头面左右之动脉，以泻其逆气，后取足太阴以调之。莫云从曰："头面左右之动脉，足阳明之脉也。"

厥头痛，项先痛，腰脊为应，先取天柱，后取足太阳。

此太阳之气，上逆于头，而为厥头痛也。夫阴阳六气，皆循经而上，太阳之脉，从头项而下循于腰脊，太阳之厥头痛，项先痛而腰脊为应，此逆在气而应于经也，故先取项上之天柱以泻其逆，后取足太阳以调之。

厥头痛，头痛甚，耳前后脉涌有热，泻出其血，后取足少阳。

此少阳之气，厥入于头项之经脉，而为厥头痛也。少阳之上，相火主之，火气上逆，故头痛甚，而耳前后脉涌有热，先泻出其血，而后取其气焉。以上论三阴三阳之气，厥而为头痛，不因于外邪也。

真头痛头痛甚，脑尽痛，手足寒至节，死不治。

真头痛者，非六气之厥逆，乃客邪犯脑，故头痛甚，脑尽痛。头为诸阳之首，脑为精水之海。手足寒至节，此真气为邪所伤，故死不治。

头痛不可取于俞者，有所击堕，恶血在于内。若肉伤痛未已，可则刺，不可远取也。

此击堕伤头，而为头痛者，不可取之腧也。夫有所击堕，恶血在于内。若肉伤，痛未已，则可在此痛处而刺之，不可远取之腧也。盖言痛在头而取之下者，乃在下之气，厥逆于上，经气上下交通，若有所伤而痛者，非经气之谓也。〔眉批：前论内因，后论外因，此节论不内外因。〕

头痛不可刺者，大痹为恶，日作者，可令小愈，不可已。

此言大痹而为头痛者，亦不可刺其输也。大痹者，风寒客于筋骨而为恶也。日作者，当取之筋骨，可令小愈，如不止，不可已，而再取之。此言风寒之邪，深入于筋骨。故不可取之腧，而亦不能即愈也。〔眉批：此下论外感。又：三阳筋上循于头，病则转筋而痛。在外者，皮肤为阳，筋骨为阴，病在阳者名曰风，病在阴者，名曰痹。〕

头半寒痛，先取手少阳阳明，后取足少阳阳明。

此寒邪客于经脉，而为偏头痛也。寒伤荣，故为寒痛。手足三阳之脉，上循于头，左者络左，右者络右，伤于左则左痛，伤于右则右痛，非若厥气上逆而通应于头也。手足少阳阳明之脉，皆分络于头之左右，先取手而后取足者，手经之脉，上于头而交于足经者。不取太阳者，太阳之在中也。按《灵》《素》二经，凡论六气后列经证一条，论六经后列气证一则，此先圣之婆心，欲后学之体认。沈亮宸曰："千般疢难，不越三因，厥头痛者，内因之气厥也；真头痛者，淫邪犯脑也；大痹者，风寒逆于脉外也；头半痛者，寒邪客于脉中也，此外因之疾也；有所击堕者，不内外因也。以此详之，病由都尽。若人能慎养，内使血气和调，阴阳顺序，外使元真通畅，腠理固密，不令淫邪干忤，更能保身忍性，无有击堕之虞，可永保其天年，而无夭枉之患矣。

厥心痛，与背相控，善瘛，如从后触其心，伛偻者，肾心痛也，先取京骨昆仑。发针不已，取然谷。

此论五脏之经气厥逆而为厥心痛也。脏真通于心，心藏血脉之气也。是以四脏之气厥逆，皆从脉而上乘于心。背为阳，心为阳中之太阳，故与背相控而痛，心与背相应也。心脉急甚为瘛疭。如从后触其心者，肾附于脊，肾气从背而上注于心也。心痛故伛偻而不能仰，此肾脏之气，逆于心下而为痛也。先取膀胱经之京骨昆仑，从腑阳而泻其阴脏之逆气，如发针不已，再取肾经之然谷，此脏气厥逆，从经脉相乘，与六气无涉，故不曰太阳少阴，而曰昆仑然谷。〔眉批：期生曰："头应天，故从气而经；脏应地，故从脏而脉。"〕

厥心痛，腹胀胸满，心尤痛甚，胃心痛也，取之大都太白。

胃气上逆，故腹胀胸满。胃气上通于心，故心痛尤甚；脾与胃以膜相连，而为胃之转输，故取脾经之大都太白，以输胃之逆气。尚御公曰："上节从腑泻脏，此复从脏泻腑，皆雌雄相合，经气交通之妙用。夫五脏之血气，皆从胃腑而生，故经中凡论五脏，多兼论其胃焉。"〔眉批：玉师曰："阳明不从标本，从太阴中见之化，故取之脾穴。"〕

厥心痛，痛如以锥针刺其心，心痛甚者，脾心痛也，取之然谷太谿。

脾脉上膈注心中，故痛如以锥刺其心。"然谷"，当作漏谷，"太谿"，当作天谿。盖上古之文，不无鲁鱼之误。〔眉批：玉师曰："刺然谷太谿取少阴之水气，水气上行则土气衰矣。"〕

厥心痛，色苍苍如死状，终日不得太息，肝心痛也，取之行间太冲。

肝主色而属春生之气，肝气厥逆，故色苍苍如死状。肝病则胆气亦逆，故终日不得太息。此肝气逆乘于心，而为肝心痛也，取本经之行间太冲以疏逆气。

厥心痛，卧若徒居，心痛间动作，痛益甚，色不变，肺心痛也，取之鱼际太渊。

夫肺主周身之气，卧若徒然居于此者，气逆于内而不运用于形身也。动作则逆气内动，故痛，或少间，而动则益甚也。夫心之合脉也，其荣色也，肺者心之盖，此从上而逆于下，故心气不上出于面，而色不变也。取肺经之鱼际、太渊，以泻其逆。

真心痛，手足青至节，心痛甚，旦发夕死，夕发旦死。

夫四脏厥逆而为心痛者，从经脉而薄于心之分也。心为君主之官，神明出焉，故心不受邪。若伤其脏真而为真心痛者，不竟日而死矣。盖心乃太阳之火，应一日而绕地一周，心气伤，故不终日而死。夫寒热，天之气也，青赤，五行之色也。故真头痛者，寒至节。真心痛者，青至节。〔眉批：三阴三阳应天之六气，五脏经脉应地之五行。〕

心痛不可刺者，中有盛聚，不可取手腧。

此言心痛之因于气者，不可取之腧也。盛聚者，五脏之逆气大盛，聚于中而为心痛，非循脉之上乘也。此节论五脏之经脉厥逆，而末结气证一条，盖以证明经气之各有别也，故止曰不可取于腧，而不言其治法。

肠中有虫瘕及蛟蛔，皆不可取以小针。心肠痛，㤯作痛，肿聚往来上下行，痛有休止，腹热喜渴涎出者，是蛟蛔也。以手聚按而坚持之，无令得移，以大针刺之，久持之，虫不动乃出针也。恚腹㤯痛，形中上者。

"恚"，音烹。"中"，平声。此言虫瘕蛟蛔，而亦能为心痛也。虫瘕者，证瘕而成形也。蛟蛔者，蛔虫也。蛟蛔生于肠胃之中，蛟蛔而为心痛者，六腑之气，亦上通于心也。虫瘕积于肠胃之外，虫瘕而为心痛者，心主神明正大，端居于上，即宫城郭郭之间，亦不容其邪也。皆不取以小针者，谓不涉于经络皮肤也。㤯者，懊㤯不安也。肿聚者，虫聚而壅于胸腹之间，上行则痛，归下则安，故痛有休止也。虫瘕蛟蛕，皆感湿热以生聚，故腹热，虫欲饮，故喜渴；虫动则廉泉开，故涎下也。现此诸证，是蛟蛕也。以手聚按而坚持之，无令得移，以大针刺之，久持之，虫不动，则虫已毙而乃出针也。若腹㤉满而心中懊忱作痛者，乃瘕聚之形类，从中而上者也。沈亮宸曰："此与上节之击堕，下节之干耵聍，皆不涉于经气者也。"

耳聋无闻，取耳中。耳鸣，取耳前动脉。耳痛不可刺者，耳中有脓，若有干耵聍，耳无闻也。耳聋，取手小指次指爪甲上与肉交者，先取手，后取足。耳鸣，取手中指爪甲上，左取右，右取左，先取手，后取足。

此言经气之厥逆，从经而气，从足而手，自下而上也。故逆在上之经络而为耳聋耳鸣者，即从耳间之络脉以取之。若气之上逆而为耳聋耳鸣者，当取手足之指井，先取手而后取足，盖六气只合六经，其逆盛而躁者在手，故阴阳二气厥逆，而为耳聋耳鸣者，从足而手，手而头也。若有脓而痛者，有干耵聍而耳聋无闻者，此又与经气无涉，故不可刺耳间之络脉及手足之指井也。按小指次指者，乃手少阳之关冲。手中指者，乃手厥阴之中冲。后取足者，乃足厥阴之大敦。手足三阴之脉，皆不上循于头，亦非左络右而右络左，此因气之上逆而为耳聋耳鸣也。盖耳者肾之窍，厥阴主春，少阳乃初生之气，皆生于肾脏之水中，所生气之厥逆，则母脏之外窍不通，是以取手足之指井，乃经气之所出也。夫首论厥头痛者，因气厥而及于经，次论厥心痛者，因脏厥以及于脉，乃脏腑经气之相通也。此复论厥在经络者，即取之络，厥在气分者，即取手足之指井，以疏其气，此经气离合之道也。阴阳出入，寒暑往来，皆从地而出，自足而上。是以先取阳而后取阴，气自下而上也；先取手而后取足，气从足而手也。沈亮宸曰："此论人经气上下，脏腑阴阳，各有分别。"

足髀不可举，侧而取之，在枢合中，以员利针，大针不可刺，病注下血，取曲泉。

此承上文而言经气之厥逆于下者，即从下而取之也。夫阴阳之气，虽从下而生，然上下升降，环转无端，故有从下而逆于上者，有从上而逆于下者，皆随其所逆而取之也。足髀不可举者，少阳之气厥于下也。侧而取之者，侧卧而取之也。"枢合中"，乃髀枢中之环跳穴，必深取而后得之。以员利针，而大针不可刺者，此逆在气而不在经，故当浅刺于肤腠之间以疏气，不必深取之经穴也。病注下血者，此厥在气而入于经也。厥阴肝经主血，此厥阴之气厥于经，故当取本经之曲泉以止血。夫气为阳，血为阴，上为阳，下为阴，故气从下而上逆于经络者，则为气闭之耳聋耳鸣，气从上而下逆于经络者，则为病注下血。〔眉批：期生曰："足髀者，经厥而出于气分。注血者，气厥而入于经中。下文经气并厥。"〕

　　风痹淫泺，病不可已者，足如履冰，时如入汤中，股胫淫泺，烦心头痛，时呕时悗，眩已汗出，久则目眩，悲以喜恐，短气不乐，不出三年死也。

　　此论厥气之分乘于上下也。"风痹淫泺"，乃痹逆之风邪，淫泺于上下，盖风之善行而数变也。夫阴阳之道，分则为三阴三阳，应于经脉，则又有手足之分，合而论之，总归于阴阳二气。水火者，阴阳之征兆也。心肾者，水火之形脏也。风邪淫泺于上下，故病不可已，盖寒之则伤心主之火，热之则伤肾脏之阴，病不可治，故不可已。淫泺于下，故足如履冰，感寒水之气也；时或淫泺于上，则如入汤中，感火热之气也。"股胫淫泺"，淫及于下之足胫。"烦心头痛"，淫及于上之头首也。"时呕时悗"，有时而逆于中也。诸脉皆会于目，眩者，淫于经脉之血分也；毛腠疏则汗出，汗出者，淫于毛腠之气分也。水之精为志，火之精为神，志与心精共凑于目，故久则目眩也。喜为心志，恐为肾志，心悲名曰志悲，悲以喜恐者，心肾之神志伤而悲泣也。肾为生气之原，短气者，伤其肾气也；不乐者，伤其心气也。夫日以应火，月以应水。周天三百六十五度四分度之一，岁三百六十五日有奇，日月一周天而复大会，不出三年死者，不过尽水火阴阳之数周而终也。此篇论厥逆为病，有经气五脏阴阳、邪正之分。

病本第二十五

先病而后逆者，治其本。先逆而后病者，治其本。先寒而后生病者，治其本。先病而后生寒者，治其本。先热而后生病者，治其本。

此承前数章之义，分别标本外内先后之治法焉。先逆先寒先热者，先病天之六气也。先病者，先病人之经气也。"先病而后逆者"，人之形体先病，而后致气之厥逆，故当先治其本病。"先逆而后病者"，先感天之六气，病吾身之阴阳，以致气逆而为病者，故当先治其天之本气。"先寒而后生病者"，先感天之寒邪，而致生六经之病，故当先治其本寒。"先病而后生寒者"，吾身中先有其病，而后生寒者，当先治其本病。"先热而后生病者"，先感天之热邪，而致生形身之病，故当先治其天之本热。天之六气，风寒热湿燥火也。人之六气，六经三阴三阳也。人之阴阳，与天之六气相合，故有病本而及标者，有病标而及本者。此节以先病为本，后病为标。莫云从曰："先病后逆，先逆后病，总论天之六气，与吾身之阴阳。先寒而后生病，先病而后生寒，先热而后生病，先病而后生热，分论天有此寒热，而吾身中亦有此寒热也。"〔眉批："先热"下当补此一句。〕

先泄而后生他病者，治其本，必且调之，乃治其他病。先病而后中满者，治其标。先病而后泄者，治其本。先中满而后烦心者，治其本。

"泄者"，脾胃之病也，脾属四肢，而主肌肉。此病者，因脾病于内，而生四肢形体之病，故当先治其本病，必且调其脾胃，而后治其他病焉。"中满者"，腹中胀满，脾胃之所生也。先病而后中满者，因病而致中满也，则当先治中满之标病，而后治其本病。"先病而后泄者"，因病而致飧泄也，当先治其本病，而泄自止矣。脾所生病者，上走心为噫，"先中满而后烦心者"，脾病上逆于心也，故当治其本病。夫人之脏腑形骸经脉血气，皆本于脾胃之所生。上节论天之客气，与人之阴阳外内交感而为病，此论人之本气为病，又当以脾胃为根本也。

有客气，有同气。大小便不利，治其标；大小便利，治其本。

此承上文而言，所谓先病先逆，先寒先热，先泄中满之为病，有客气而有同气者也。客气者，天之六气也。同气者，吾身中亦有此六气，与天气之相同也。有客气之为病者，有本气之为病者，皆伤人之真气，伤则气不化而二便不利矣。故大小便不利者，治其标；大小便利者，治其本。〔眉批：在地为土，在天为湿，下泄中满，病湿土之气也。〕莫云从曰："客气之病，从外而内；本气之病，从内而外。大小便不利者，病气皆入于内，故当治其标而从下解；大小便利者，病气皆在于外，故当治其外之本病。"

病发而有馀，本而标之，先治其本，后治其标；病发而不足，标而本之，先治其标，后治其本。谨详察间甚，以意调之。间者并行，甚为独行。先大小便不利，而后生他病者，治其本也。

间，去声。此论阴阳六气之标本也。《六微旨论》曰："少阳之上，火气治之；阳明之上，燥气治之；太阳之上，寒气治之；厥阴之上，风气治之；少阴之上，热气治之；太阴之上，湿气治之。所谓本也。本之下，气之标也。"盖以风寒暑湿燥火六气为本，以三阴三阳六气为标。有馀者，邪气之有馀；不足者，真气之不足。故病发而有馀，本而标之，先治其风寒暑湿之本气，而后调其三阴三阳之标，谓当先散其邪，而后调其真气；如病发而不足，标而本之，当先调其阴阳，而后治其本气，此标本邪正虚实之治要也。再当谨察其间甚，以意调之。间者，邪正虚实之相间，故当并行其治。盖以散邪之中，兼补其正；补正之内，兼散其邪。甚者，谓邪气独盛，或真气独虚，又当独行其治。如邪气甚者，独泻其邪；正虚甚者，独补其正。此补泻间甚之要法也。如先大小便不利，而后生他病者，当治其二便之本病，又无论其邪正之间甚矣。按此篇列于厥证之间，无问答之辞，乃承上启下，以申明厥逆之义。盖人秉天地阴阳五运六气而成此形，此身中亦有五运六气，应天道环转之不息。若感天之客气，则为客邪所逆而成病矣。若喜怒暴发，志意不调，饮食失节，居处失宜，则此身中之气运厥逆而为病矣。故病客气者，自外而内；病同气者，自内而外。有标本外内之出入，有邪正虚实之后先，故曰："标本之道，要而博，小而大，可一言而知百病之害。言标与本，易而勿损，察本与标，气令可调。明知胜复，为万民式，天之道毕矣。"〔眉批：《素问·标本论》有君臣问答。〕

杂病第二十六

厥挟脊而痛至顶，头沈沈然，目晄晄然，腰脊强。取足太阳腘中血络。

"晄"，音荒。此论客气厥逆于经，而为杂病也。足太阳之脉，起于目内眦，上额交巅，从巅入络脑，还出别下项，挟脊抵腰中。太阳之气主于肤表，客气始伤太阳，则经气厥逆，而为头目项脊之病，故当取足太阳腘中血络，以泻其邪。"沈"，重也。莫云从曰："虚邪之中人也，必先始于皮毛，太阳之气主表，故首论其太阳。"

厥胸满面肿，唇漯漯然，暴言难，甚则不能言，取足阳明。

足阳明之脉，起于鼻交颎中，挟口环唇，循喉咙，入缺盆下膈。本经曰："中于面则下阳明。"盖中于面之皮肤则面肿，下于阳明之经则为胸满唇漯诸证。喉咙者，气之所以上下也，阳明之脉循喉咙，逆则气机不利，故暴言难，甚则不能言也。当取足阳明之经，以泻其邪。

厥气走喉而不能言，手足清，大便不利，取足少阴。

此邪病足少阴之气，而为厥逆也。足少阴肾脉，循喉咙，挟舌本，厥气上逆于喉，故不能言。肾为生气之原，气逆故手足清。肾开窍于二阴，故大便不利。当取足少阴，以通其逆气。

厥而腹响响然，多寒气，腹中穀穀，便溲难，取足太阴。

穀，音谷。此客气迫于太阴，致太阴之气厥，而为此诸证也。腹乃脾土之郭，气厥于内，故腹响响然。太阴湿土主气，为阴中之至阴，故寒气多而穀穀然，如水湿之声也。地气不升，则天气不降，故溲便难，取足太阴以散其厥逆。〔眉批：气化则出。〕

嗌干，口中热如胶，取足少阴。

夫所谓厥者，有病在下，而气厥于下者有病在下，而厥气上逆者。如上节之厥气，走喉而不能言，乃少阴之气，上逆于喉也。此邪病少阴之气，而气厥于下也。盖心肾水火之气，上下时交，少阴之气，厥逆于下而不上交于心，则火热盛而嗌干，口中热如胶矣。取足少阴以散逆气，而通水阴之上济。

膝中痛，取犊鼻，以员利针，发而间之。针大如氂，刺膝无疑。

按以上五节，乃邪客阴阳之气，而为气厥，即有见经证者，乃邪在气而迫及于经也。此以下，复论邪入于经，而经脉之厥逆，故曰针大如氂，刺膝无疑。《九针论》曰："六者，律也。律者，调阴阳四时而合十二经脉。虚邪客于经络而为暴痹者也，故为之治针，必令尖如氂，且圆且锐，中身微大，以取暴气。"此邪客于足阳明之经而为膝中痛者，当以如氂之针而刺膝痛之无疑也。意言邪在气而致气厥者，当取之气穴。邪客于经络而为经痛者，当取之经穴无疑也。"氂"，音厘，牛尾也。张开之曰："暴痹者，不从气而转入，乃直中于脉而为脉痹也。犊鼻乃足阳明胃经穴，不因于气，故曰取犊鼻，而不曰阳明。以下取手足之三阳者，经气之合病也。"

喉痹不能言，取足阳明；能言，取手阳明。

喉痹者，邪闭于喉而肿痛也。足阳明之脉，循喉咙挟于结喉之旁，故邪闭则不能言矣，当取之足阳明。手阳明之脉，在喉旁之次，故能言者，取手阳明。

疟不渴，间日而作，取足阳明；渴而日作，取手阳明。

疟气随经络，沉以内薄，间日而作者，其气舍深内薄于阴而不得出。足阳明之脉，属胃络脾，应地气之在下，其道远，故间日而作。地为阴，故不渴；手阳明之脉，属大肠络肺，应天气之在上，其道近，故日作。天为阳，故渴也。沈亮宸曰："按《素问·疟论》云：'其间日者，邪气与卫气客于六腑，而有时相失，不能相得，故休数日乃作。'夫手阳明者肺之腑，手太阳者心之腑，手少阳者心主包络之腑，此三腑者，主气主火而应于上，故渴而日作。足阳明者脾之腑，足太阳者肾之腑，足少阳者肝之腑，此三腑者，主血主水而在下，故不渴而间日作。独取手足阳明者，身半以上，手阳明皆主之；身半以下，足阳明皆主之。"

齿痛，不恶清饮，取足阳明；恶清饮，取手阳明。

手足阳明之脉，遍络于上下之齿。足阳明主悍热之气，故不恶寒饮。手阳明主清秋之气，故恶寒饮。莫云从曰："齿痛，病在手足阳明之脉，恶清饮不恶清饮，手足阳明之气也。此因脉以论气，因气以取脉，脉气离合之论，盖可忽乎哉？"

聋而不痛者，取足少阳；聋而痛者，取手阳明。

"阳明"，当作少阳。手足少阳之脉，皆络于耳之前后，入耳中，手少阳秉三焦之相火，故聋而痛。莫云从曰："与上节之意相同。"

衄而不止，衊血流，取足太阳；衊血，取手太阳，不已，刺宛骨下；不已，刺腘中出血。

"衊"，音胰。宛，腕同。鼻中出血曰衄，血至败恶凝聚，其色赤黑者曰衊。阳络伤则衄血。手足太阳之脉，交络于鼻上。足太阳主水，故衊血流；手太阳主火，故衊血而不流。此邪薄于皮毛之气分，而迫于络脉也。故取手足太阳以行气，不已，刺手之经脉于腕骨下；不已，刺足之经脉于腘中。莫云从曰："取气先足而手，取经脉先手而足，经气上下环转之不息。"

腰痛，痛上寒，取足太阳阳明；痛上热，取足厥阴；不可以俯仰，取足少阳。

足太阳阳明少阳厥阴之脉，皆循腰脊而上行。太阳阳明主寒水清金之气，故痛上寒者，取足太阳阳明。厥阴风木主气，秉中见少阳之火化，故痛上热者，取足厥阴。不可以俯仰者，少阳之枢折也，故取之少阳。沈亮宸曰："腰脊者，身之大关节也。厥阴主春，少阳主夏，阳明主秋，太阳主冬，寒暑往来之气厥逆，则为腰脊之病，故独取此四经焉。"

中热而喘，取足少阴、腘中血络。

足少阴之脉上行者，贯膈注胸中，入肺络心。下行者，循阴股内廉，斜入腘中。中热而喘者，厥逆于下而不得上交于心，故取足厥阴腘中血络。莫云从曰："嗌干口中热如胶，乃水火之气上下不济，故曰取足少阴。中热而喘，乃上下之经脉不交，故取腘中血络。"

喜怒而不欲食，言益小，取足太阴；怒而多言，刺足少阳。

此下论阴阳喜怒，饮食居处，而成内因厥逆之杂病也。暴喜伤心，暴怒伤肝，食气入胃，散精于心肝，食饮不节，肝心气逆，故不欲食也。五者，音也，音主长夏，肝心气逆，则中气不舒，故言益小也，当取足太阴以疏脾气，则食气得以转输，而音声益彰矣。肝主语而在志为怒，怒而多言，厥阴之逆气太甚，故当取中见之少阳，以疏厥阴之气。

颔痛，刺手阳明，与颛之盛脉出血。

"颛"，叶坎。此言手足阳明之经气厥逆，皆能为颔痛也。手阳明之脉，从缺盆上颈贯颊，足阳明之气，上走空窍，循眼系出颛，下客主人，循牙车，合阳明，并下人迎。颔在腮之下，人迎之上，此病阳明之气，下合阳明之经而为颔痛，故不曰取足阳明，而曰颛之盛脉，盖气逆于颛而致脉盛也。莫云从曰："足阳明之脉，起于鼻交頞中，入齿中，挟口环唇，交承浆，循颊车，上耳前，从大迎，下人迎。阳明之气，上冲于头，走空窍，循眼系，入络脑，出颅下客主人，循牙车而下，始与阳明之脉相合，而并下人迎。"

项痛，不可俯仰，刺足太阳；不可以顾，刺手太阳也。

手足太阳之脉，皆循项而上，故皆能为项痛。足太阳之脉，挟脊抵腰中，故不可俯仰者，取足太阳。手太阳之脉绕肩胛，故不可以顾者，取手太阳也。

小腹满大，上走胃至心，淅淅身时寒热，小便不利，取足厥阴；腹满，大便不利，腹大，亦上走胸嗌，喘息喝喝然，取足少阴。腹满食不化，腹响响然，不能大便，取足太阴。

此三阴之经气厥逆于下，而皆能为腹满也。《口问篇》曰："夫百病之始生也，皆生于风雨寒暑、阴阳喜怒、饮食居处，大惊猝恐，则血气分离，阴阳破散，经络厥绝，脉道不通，阴阳相逆，血气不次，乃失其常。"如惊怒则伤足厥阴肝，猝恐则伤足少阴肾，饮食不节则伤足太阴脾，脏气伤则经络厥绝，脉道不通，而皆为胀满也。足厥阴肝脉，抵小腹，挟胃上贯膈，厥阴之经脉厥逆，故小腹满大，厥气上逆，则走胃至心。厥阴者，阴极而一阳初生，故身淅淅然，时有寒热之变。肝主疏泄，小便不利者，厥阴之气逆也。肾者，胃之关也，而开窍于二阴，腹胀满而大便不利者，肾气逆而关门不利也。足少阴之脉，上贯肝膈，入肺中，循喉咙，气逆则及于经，故亦上走胸嗌，而喘息喝喝然，此少阴之气逆也。足太阴主输运水谷，脾气厥逆，故腹满而食饮不化。足太阴是动则病腹胀善噫，得后气则快然如衰，腹响响然不能大便者，气逆于中也。故当取足三阴之经，以通厥逆之气。

心痛引腰脊，欲呕，取足少阴。

"腰脊"，肾之外府也。肾与胃戊癸合化，心痛引腰脊而欲呕者，肾气上逆而为心痛也，当取之足少阴。

心痛腹胀，啬啬然，大便不利，取足太阴。

"啬啬"，畏寒貌。太阴为阴中之至阴，阴寒，故腹胀而啬啬然。大便不利者，土气不化也。此足太阴之气厥而为心痛，故当取本经以疏逆气。

心痛引背不得息，刺足少阴；不已，取手少阳。

肾脉从肾贯膈，入肺中，出络心，心痛引背不得息，少阴之经脉，厥逆于上而为心痛也，故当刺足少阴。不已者，肾脏之气逆也。少阳属肾，三焦之气发原于肾脏，上布于胸中，故当取手少阳，以泻肾气之逆。莫云从曰："刺少阴之脉曰刺，取少阳之气曰取。"

心痛，引小腹满，上下无定处，便溲难，刺足厥阴。

足厥阴肝脉抵小腹，别贯膈，上注肺，心痛引小腹满者，厥阴之经络上逆也。上下无定处，溲便难者，厥阴之气逆也。此经气并逆，当刺足厥阴之经，经脉通，则气亦疏利矣。

心痛，但短气不足以息，刺手太阴。

肺主气而司呼吸，心系上连于肺，心痛但短气不足以息者，但逆在肺而为心痛也，当刺手太阴以通肺气之逆。沈亮宸曰："足太阴少阴厥阴而为心痛者，脏气上逆而为痛也。肺乃心之盖，故但短气不足以息，此病在本脏而应于心也。"四脏皆然，故无真心痛之死证。

心痛，当九节次之，按已刺，按之立已；不已，上下求之，得之立已。

此总结五种心痛，因脏气之上乘而为痛也。次者，俞穴之旁也。九节次之者，肝俞次旁之魂门也。肝藏之魂，心藏之神，相随而往来出入，故取之魂门以通心气。按已而刺，出针而复按之，导引气之疏通，故心痛立已。九节之上，乃膈俞旁之膈关，下乃胆俞次之阳纲，心气从内膈而通于外，故不已，当求之上，以通心神；求之下，以舒魂气。得之者，得其气也。《金柜玉函》曰："经络受邪，入脏腑为内所因。"前章之厥心痛，乃五脏之血脉相乘，故有真心痛之死证，此因气而痛，故按摩导引可立已也。前章刺血脉，曰昆仑然谷鱼际太渊，此取脏气，曰太阴厥阴少阴少阳。沈亮宸曰："七节之旁，中有小心，如逆伤心气者环死。故取之魂门以通心气，不得已而求之膈关也。"余伯荣曰："前章之厥心痛，论经脉相乘，而有兼乎气者，此厥气为痛，而有及于经者。"

颧痛，刺足阳明曲周动脉，现血立已；不已，按人迎于经立已。

"颧"，叶坎"颧"，面也。颧痛者，邪伤阳明之气也。阳明之脉，曲折于口鼻颐颊之间，故取阳明曲周动脉，见血立已。此气分之邪，随血而解，如不已，按人迎于经立已。前三句论经气之相通，所谓中于面，则下阳明是也。后二句论阳明之气，上冲于头而走空窍，出颧，循牙车而下合于阳明之经，并下人迎，言如不从曲折之络脉而解，导之入于人迎而下行，其痛可立已也。盖阳明居中土，为万物之所归，邪入于经，则从肠胃而出矣。余伯荣曰："如寒伤太阳，剧者必衄，衄乃解，此皆气分之邪，可随血而愈。"莫云从曰："按人迎于经，乃启下文之意，言阳明之气上行于头，从牙车而下合于人迎，循膺胸而下出于腹气之街者也。"

气逆上，刺膺中陷者，与下胸动脉。

气逆上者，气逆于上而不下行也。膺胸间乃足阳明经脉之所循，刺之使在上之逆气而下通于经也。此言阳明之气，从人迎而下循于膺，从膺以下胸，从胸而下脐也。〔眉批：逆上上逆各有分别。又：膺与胸近，故曰膺胸。〕

腹痛，刺脐左右动脉，已刺按之，立已；不已，刺气街，已刺按之，立已。

此承上文而言阳明之气，循经而下行也。足阳明之脉，从膺胸而下挟脐，入气街中。腹痛者，阳明之经厥也。故当刺脐左右之动脉，不已，刺气街，按之立已。夫腹气有街，与冲脉于脐左右之动脉间，刺气街而按之者，使经脉之逆气，从气街而出于肤表也。此论阳明之气，上冲于头而走空窍，出颃，循牙车而下合阳明之经，并下人迎，循膺胸而下出于脐之气街。是阳明之气，出入于经脉之外内，环转无端，少有留滞，则为痛为逆矣。沈亮宸曰："阳明之气，从人迎而直下于足跗，通贯于十二经脉，故上之人迎，与下之冲阳，其动也若一。气街者，气之径路也。盖络绝不通，然后从别径而出，非竟出于气街也。故先刺挟脐左右之动脉，不已而后取之气街。

痿厥，为四末束悗，乃疾解之，日二，不仁者十日而知，无休，病已止。

"悗"，音悗。此复论阳明之气不能分布于四末而为痿厥也。痿者，手足委弃而不为我所用。厥者，手足清冷也。夫阳明为合，气不通则阖折，阖折则气无所止息，而痿疾起矣。阳受气于四末，阳明之气不行，故手足逆冷也。阳明居中土，为水谷之海，海之所以行云气者，天下也。是以上文论阳明之气不能升降于上下，此论不得分布于四方。〔眉批："为"字、"乃"字宜玩，朱注从二字中来。阳明表也，为之行气于三阳，故手足清冷。〕朱永年曰："悗，悗也。为四末束悗者，束缚其手足，使满悗而疾解之，导其气之通达也。夫按之束之，皆导引之法，犹尺蠖之欲伸而先屈也。身半以上为阳，身半以下为阴，昼已前为阳，昼已后为阴，日二者，使上下阴阳之气表彰而交通也。不仁者，营血不行也。十日者，阴数之周也。"

岁，以草刺鼻嚏，嚏而已；无息而疾迎引之，立已；大惊之，亦可已。

"岁"，作哕。"嚏"，音窒。"哕"，呃逆也。言其发声，如车鸾之声而有轮序，故名曰哕。〔眉批：哕有节次，而无长短。〕此阳明所受之谷气，欲从肺而转达于肤表，肺气逆还于胃，气并相逆，复出于胃，故为哕。故以草刺鼻，取嚏以通肺气，肺气疏通，则谷气得以转输而呃逆止矣。"无息"，鼻息不通也。"疾迎引之"，连取其嚏也。夫谷入于胃，散精于心肝，大惊则肝心之气分散，胃之逆气亦可从之而外达也。按胃络上通于心，肝脏之脉夹胃，此言阳明之气，从肺气而出于气分，亦可从肝心而出于血分也。此章论杂病之因，有因于气者，有厥在经脉者，有经气之并逆者。，首论太阳而末结阳明。盖太阳为诸阳主气，阳明乃血气之生原，故行于上下四旁气分血分。夫人之百病，不越外内二因。外内之病，皆能令血气厥逆，是以凡病多本于郁逆。学者以数篇厥逆之因证，细心参求，为治之要，思过半矣。张介宾曰："岁，当作哕。"

周痹第二十七

　　黄帝问于岐伯曰：周痹之在身也，上下移徙，随脉其上下左右相应，间不容空。愿问此痛在血脉之中耶？将在分肉之间乎？何以致是？其痛之移也，间不及下针，其憯痛之时，不及定治，而痛已止矣，何道使然？愿闻其故。岐伯答上曰：此众痹也，非周痹也。

　　此篇论经脉与络脉之缪处也。经脉者，脏腑之十二经脉，循行于上下者也。络脉者，脏腑之十二大络，阴走阳而阳走阴，左之右而右之左者也。痹者，风寒湿邪，杂合于皮肤分肉之间。邪在于皮肤而流溢于大络者，为众痹；在于分肉而厥逆于经脉者，为周痹。帝以上下左右、血脉分肉，概而问之。然虽总属于阴阳血气，而有皮肤肌肉之浅深，经脉络脉之缪处，故伯有周痹众痹之分焉。"憯痛"，动而痛也。不及定治者，邪客于左则右病，右盛则左病，左右移易，故不及下针也。按《玉板篇》曰："人之所受气者，谷也。谷之所注者，胃也。胃者，水谷血气之海也。海之所以行云气者，天下也。胃之所出血气者，经隧也。经隧者，五脏六腑之大络也。"此言胃腑所出之血气，从大络而布于皮肤，犹海之行云气于天下，故邪客于皮肤，流溢于大络者，名曰众痹，谓邪在天下之广众也。

　　黄帝曰：愿闻众痹。岐伯对曰：此各在其处，更发更止，更居更起，以右应左，以左应右，非能周也，更发更休也。黄帝曰：善。刺之奈何？岐伯对曰：刺此者，痛虽已止，必刺其处，勿令复起。

　　各在其处者，邪隘于大络与经脉缪处也。更发更止更居更起者，左痛未已，而右脉先病也。以右应左、以左应右者，左盛则右病，右盛则左病也。更发更休，故非能周也。病在左而右痛，病在右而左痛，故刺其痛处，而病虽已止，然必刺其所病之处，而勿令复起也。

　　帝曰：善。愿闻周痹何如？岐伯曰：周痹者，在于血脉之中，随脉以上，随脉以下，不能左右，各当其所。黄帝曰：刺之奈何？岐伯对曰：痛从上下者，先刺其下以过之，后刺其上以脱之；痛从下上者，先刺其上以过之，后刺其下以脱之。

　　手足三阴三阳之脉，从下而上，从上而下，交相往还，故周痹在于血脉之中，随脉气上下，而不能左之右而右之左也。各当其所者，与络脉各居其所也。过者，使邪气过在分肉皮肤以外出。脱者，使病本之更脱于脉中也。沈亮宸曰："经脉之上下，络脉之左右，应司天在泉，左右间气，盖脏腑之经脉络脉，总合于天之六气也。后刺以脱之，与必刺其处同义。"

黄帝曰：善。此痛安生？何因而有名？岐伯对曰：风寒湿气，客于外分肉之间，迫切而为沫，沫得寒则聚，聚则排分肉而分裂也，分裂则痛，痛则神归之，神归之则热，热则痛解，痛解则厥，厥则他痹发，发则如是。

此言周痹之因，乃邪客于分肉之间而厥逆于脉也。"分肉"，肌肉之腠理。沫者，风湿相搏迫切而为涎沫也。沫得寒则聚，聚则排分肉而分裂其腠理，故痛。痛则心专在痛处，而神亦归之。神归之则热，热则痛解，解则厥逆于脉中。厥于脉中，则彼之周痹发，发则如是之随脉上下也。此内不在脏，而外未发于皮，独居分肉之间，真气不能周，故命曰周痹。

帝曰：善。余已得其意矣。此句衍，当以下文接上节。此内不在脏，而外未发于皮，独居分肉之间，真气不能周，故命曰周痹。故刺痹者，必先切循其下之六经，视其虚实，及大络之血，结而不通，及虚而脉陷空者而调之，熨而通之，其瘛坚，转引而行之。

"瘛"，音掣。夫邪之客于形也，必先舍于皮毛；留而不去，则腠理开，开则抵深而入于分肉；留而不去，入舍于络脉；留而不去，入舍于经脉，内连五脏。此邪在于分肉而厥逆于脉中，故内不在脏，而外未出于皮，独居分肉之间，真气不能周，故命曰周痹。真气者，五脏元真之气，三焦通会于肌腠之间，所受于天，与谷气并而充身者也。邪沫凝聚于腠理，则真气不能充身，故曰周，谓因痹而不周也。"下之六经"，谓脏腑十二经脉，本于足而合于六气也。夫邪在于分肉，则分肉实而经脉虚，厥逆于脉中，则经脉实而分肉虚，故当视其虚实而取之，此刺周痹之法也。"大络之血，结而不通，"邪在于大络也。"及虚而脉陷空者"，络气虚而陷于内也。"熨而通之"，启其陷下之气通于外也。瘛坚者，络结而掣疭坚实，故当转引而行之。此调治众痹之法也。张开之曰："邪在分肉，内则入于脉中，外则出于皮肤，故曰外未发于皮。谓经脉分肉之邪，当仍从皮毛而出。"〔眉批："大络"二字，复见于此。〕

黄帝曰：善。余已得其意矣，亦得其事也。九者，经巽之理，十二

经脉阴阳之病也。

　　事者，谓揆度奇恒之事。盖邪在于皮肤，留而不去，不得入于经，流溢于大络，而生奇恒之病。故帝曰"余已得其意矣"，谓得其邪在分肉经脉之意矣。"亦得其事也"，言亦得知其邪在大络之事也。九针者，乃经常巽顺之理，所以明十二经脉阴阳之病也。沈氏曰："观帝所言，谓九针之论乃经巽之理，所以明人之阴阳血气，终始出入，应天地之大道。学者当于针中求理，勿以至理反因针而昧之，圣人立言之意，其庶几乎！"

卷 四

口问第二十八

黄帝闲居，辟左右而问于岐伯曰：余已闻九针之经，论阴阳逆顺，六经已毕，愿得口问。岐伯避席再拜曰：善乎哉问也！此先师之所口传也。黄帝曰：愿闻口传。岐伯答曰：夫百病之始生也，皆生于风雨寒暑，阴阳喜怒，饮食居处，大惊猝恐，则血气分离，阴阳破散，经络厥绝，脉道不通，阴阳相逆，卫气稽留，经脉虚空，血气不次，乃失其常。论不在经者，请道其方。

"九针之经"，谓上古之针经，帝欲于经传之外，而有口传心受者。阴阳六经之外，有别走其道者，外因内因之外，有奇邪之为病者，故设此问。辟左右者，此上帝之所贵，非其人勿传也。伯言百病之生，不出外内二因。外因者，因于风雨寒暑；内因者，因于喜怒惊恐、饮食居处，皆伤营卫血气，阴阳经脉。若不在经者，请言其所在之病。

黄帝曰：人之欠者，何气使然？岐伯答曰：卫气昼日行于阳，夜半则行于阴。阴者主夜，夜者卧。阳者主上，阴者主下。故阴气积于下，阳气未尽，阳引而上，阴引而下，阴阳相引，故数欠。阳气尽阴气盛则目瞑；阴气尽而阳气盛则寤矣。泻足少阴，补足太阳。

"数"，叶逆。"欠"，江左谓之呵欠。此论阴阳之气上下出入。阳者天气也，主外主上；阴者地气也，主内主下。然又有升降出入之机，而人亦应之。人之卫气，日行于阳，夜行于阴，行于阴则阳气在内，阴气在外，阳气在下，阴气在上，夜半一阳初升，至天明卫行于阳而寤，然在下之阳气，未尽行于上。阳欲引而上，阴欲引而下，阴阳相引，故数欠，此阴阳之上下也。日暮在外之阳气将尽，而阴气渐盛，则目瞑而卧；平旦在外之阴气将尽，而阳气渐盛，则寤矣。此阴阳之外内也，当补足太阳以助阳引而上，泻足少阴以引阴气而下。少阴太阳标本相合，为阴阳之主宰。〔眉批：欠者，大呼吸也。卫气从少阴而入，太阳而出。〕

黄帝曰：人之哕者，何气使然？岐伯曰：谷入于胃，胃气上注于肺。

今有故寒气与新谷气，俱还入于胃，新故相乱，真邪相攻，气并相逆，复出于胃，故为哕。补手太阴，泻足少阴。

　　此言人之所受谷气，由胃气之布散于天下者也。胃为水谷之海，肺属天而外主皮毛，谷入于胃，乃传之肺，肺朝百脉，输精于皮毛，毛脉合精，行气于腑，五脏六腑，皆以受气，是入胃之水谷，藉肺气转输于皮毛，行于脏腑。如肺有故寒气而不能输布，寒气与新谷气俱还入于胃，新故相乱，真邪相攻，气并相逆于胃，而胃腑不受，复出于胃，故呃逆也。夫肾者，至阴也，至阴者，盛水也。肺者，太阴也。少阴者，冬脉也。故其本在肾，其末在肺，皆积水也。是在下之寒水，上通于天者也。故当补手太阴以助天之阳气，泻足少阴以下肺之寒邪。肺之寒者，乃肾水之寒气也。此篇论人身之应天地阴阳，奇邪之走空窍，非外因之形寒，亦非饮冷之寒气也。姚士因曰：按《金柜玉函》云：哕逆者，橘皮竹茹汤主之。盖橘之色黄嗅香，味甘而辛，乃中土之品也。辛兼走肺，皮性走皮，是助胃气走肺，而外出于皮毛者也。竹性寒而凌冬不凋，得冬令寒水之气。用茹者，助水气之运行于肤表，不凝聚于肺中，配人参、甘草、生姜、大枣，以助中土之气。先圣立方之法，咸从经义得之，学者引而伸之，天下之能事毕矣。

　　黄帝曰：人之唏者，何气使然？岐伯曰：此阴气盛而阳气虚，阴气疾而阳气徐，阴气盛而阳气绝，故为唏。补足太阳，泻足少阴。

　　此论阴阳之不相和也。太阳少阴，乃水火阴阳之本，雌雄相合，标本互交。若阴气盛而阳气虚，则阴气疾而阳气徐矣，阴气疾而阳气徐，则阴气不能相将，而阴与阳绝矣。故当补足太阳之阳，泻足少阴之阴，以和其阴阳焉。"唏者"，歔欷，悲咽也。盖阳气盛则多喜笑，阴气盛则多悲哀。

　　黄帝曰：人之振寒者，何气使然？岐伯曰：寒气客于皮肤，阴气盛，阳气虚，故为振寒寒慄。补诸阳。

　　此言阳气之在外也。诸阳之气，主于肌表，故寒气客于皮肤。藉阳气以化热，若阴气盛而阳气虚，则为振寒战慄，当补诸阳。诸阳者，三阳也。吴懋先曰："寒气即太阳寒水之气，故当补诸阳。"

　　黄帝曰：人之噫者，何气使然？岐伯曰：寒气客于胃，厥逆从下上散，复出于胃，故为噫。补足太阴、阳明。一曰补眉本也。

　　此言土位中央，而气出于上下也。寒气客于胃，厥逆之气上走心为噫，得后气则快然如衰，是厥气出于胃，从脾气而上下散，故当补足太阴阳明，以助其分散焉。"眉本"，乃足太阳之经，寒气客于胃者，乃太阳寒水之气也。一曰补太阳之阳气于上，而客中之寒气可散矣。姚士因曰：肾为水脏，太阳之上，寒气主之，哕者寒气在于肺，噫者寒气在胃中，一泻少阴之寒，一补太阳之阳，补泻虽别，其义则同。

黄帝曰：人之嚏者，何气使然？岐伯曰：阳气和利，满于心，出于鼻，故为嚏。补足太阳荥眉本，一曰眉上也。

此言太阳之气与心气之相和也。太阳之上，寒水主之，少阴之上，君火主之，阴阳互交，标本相合，故心为阳中之太阳，太阳与心气之相合也。是以阳气和利，则上满于心，出于鼻而为嚏，鼻乃肺之窍，肺乃心之盖也。太阳之气生于膀胱，膀胱乃津液之腑，阳气和利，上满于心，则阳气盛矣，故当取足太阳之营于眉本，使津液上资，则阴阳相平矣。夫太阳之气，主于肤表，一曰补眉上，以取太阳之气，使气行于外，则不满于心矣。

黄帝曰：人之亸者，何气使然？岐伯曰：胃不实则诸脉虚，诸脉虚则筋脉懈惰，筋脉懈惰则行阴用力，气不能复，故为亸。因其所在，补分肉间。

"亸"，音朵。此言筋脉皆本于胃腑之所生者。亸者，垂首斜倾，懈惰之态。筋脉皆本于水谷之所资养，故胃不实则诸脉虚，诸脉虚则筋脉懈惰。盖经脉者，所以濡筋骨而利关节者也。夫阳明主润宗筋，阳明虚则宗筋纵，是以筋脉懈惰，则阳明之气行于宗筋，而用力于阴器矣。行阴用力，则阳明之气不能复养于筋脉，故为亸。因其所在行阴，故补分肉间，以取阳明之气外出。〔眉批：《古乐府》云髻半亸。又：阴痿而欲其强，故曰用力。〕

黄帝曰：人之哀而泣涕出者，何气使然？岐伯曰：心者，五脏六腑之主也；目者，宗脉之所聚也，上液之道也；口鼻者，气之门户也。故悲哀愁忧则心动，心动则五脏六腑皆摇，摇则宗脉感，宗脉感则液道开，液道开故泣涕出焉。液者，所以灌精濡空窍者也，故上液之道开则泣，泣不止则液竭，液竭则精不灌，精不灌则目无所见矣，故命曰夺精。补天柱经挟颈。

此言五脏之液，内濡百脉，膀胱之津，外濡空窍。夫水谷入胃，津液各走其道，酸先入肝，苦先入心，甘先入脾，辛先入肺，咸先入肾，五脏主藏水谷之津者也。膀胱者，州都之官，津液藏焉，复还入胃中，以资脏腑。是脏腑膀胱之津，交相资益者也。是故泣不止则液竭，液竭则精不灌。盖液者，又所以灌精濡空窍者也。宗脉者，上液之道也。液道开而泣不止，则液竭，而濡空窍之精不能灌于目，而目不明矣，故命曰夺精，谓夺其外濡空窍之精也。当补膀胱经之天柱于挟颈间，以资津液上灌，盖液随气行者也。夫口鼻耳目皆为空窍，故曰口鼻者，气之门户也。谓津液随气而上濡空窍，故精不灌则目不明。〔眉批：宗脉者，百脉一宗。又：《伤寒论》曰："津液当还入胃中。"〕

黄帝曰：人之太息者，何气使然？岐伯曰：忧思则心系急，心系急则气道约，约则不利，故太息以伸出之。补手少阴心主，足少阳留之也。

此言上焦之宗气，与下焦之生气，相通而行呼吸者也。夫宗气积于胸中，出于喉咙，以贯心脉而行呼吸。忧思则心系急，心系急则气道敛约，约则不利，故太息以伸出之，当补手少阴心主，足少阳留之。留之者，候气之至也。盖肾为生气之原，少阳属肾，乃肾中所生之初阳，上通于心主包络。故补手少阴心主，以通上焦之气；补足少阳留之，以候下焦之生气以上交。王芳侯曰："本经凡曰手少阴心主，乃包络之经，以相而代行君令者也。凡曰足少阳，乃兼手少阳而言。盖六腑皆出于足之三阳，上合于手者也。"

黄帝曰：人之涎下者，何气使然？岐伯曰：饮食者皆入于胃，胃中有热则虫动，虫动则胃缓，胃缓则廉泉开，故涎下。补足少阴。

此言足少阴之气，上与阳明相合，而主化水谷者也。虫者，阴类也。阴类动，则肾气不交于阳明，而胃气缓矣。气不上交，则水邪反从任脉而上出于廉泉，故涎下。当补足少阴以助下焦之生气上升，而水邪自下矣。姚士因曰："少阴阳明戊癸相合，而后能化水谷之精微。故曰：'饮食者，皆入于胃。'谓不合则胃缓，缓则不能化饮食矣；不合则热，热则虫动矣。上节论少阴之气，上与宗气相合，以行呼吸。此论与阳明相合，以化饮食之精微，下节论与宗脉相合，而通会于百脉。盖营卫血气，本于后天水谷之所资生，然必藉下焦先天之气以合化。"

黄帝曰：人之耳中鸣者，何气使然？岐伯曰：耳中宗脉之所聚也，故胃中空则宗脉虚，虚则下溜，脉有所竭者，故耳鸣。补客主人，手大指爪甲上与肉交者也。

此言经脉之血气，资生于胃而资始于肾也。夫肺朝百脉，宗脉者，百脉一宗，肺所主也。耳者，宗脉之所聚也。百脉之血气，水谷之所生也。故胃中空则宗脉虚，虚则脉气下流矣，脉中之血气，有所竭故耳鸣也。当补客主人，与手太阴之少商。客主人乃足少阳之脉，补之以引下流之脉气上行。王芳侯曰："客主人者，谓经脉为客，脉中之主人在肾。下溜者，下陷于肾中也。故取在上之脉，以引启之。"

黄帝曰：人之自啮舌者，何气使然？岐伯曰：此厥逆走上，脉气辈至也。少阴气至则啮舌，少阳气至则啮颊，阳明气至则啮唇矣。视主病者则补之。

此总结脉气生于中焦后天之水谷，本于下焦先天之阴阳，中下之气，相合而行者也。齿者，肾气之所生也。少阴之脉挟舌本，少阳之脉循于颊，阳明之脉挟口环唇下。如肾脏之生气，厥逆走上，与中焦所生之脉气，相辈而至，则舌在齿之内，而反向外矣；唇在齿之外，而反向内矣；颊在齿之旁，而反向中矣。此处藉啮舌啮唇，以明阳明所生之血脉，本于先天之生气，相合而偕行者也。〔眉批：少阳之气生于肾脏，上合于包络而主脉。〕

凡此十二邪者，皆奇邪之走空窍者也。故邪之所在，皆为不足。故上气不足，脑为之不满，耳为之苦鸣，头为之苦倾，目为之眩；中气不足，溲便为之变，肠为之苦鸣；下气不足，则乃为痿厥心悗。补足外踝下留之。

此总结十二邪者，皆缘膀胱所藏之津液不能灌精濡空窍故也。所谓奇邪者，外不因于风雨寒暑，内不因于阴阳喜怒，饮食居处，皆缘津液不足而空窍虚无。故邪之所在皆为之不足，盖因真气不足，而生奇邪之证也。故上气不足者，脑为之不满，耳为之苦鸣，头为之苦倾，目为之眩；中气不足者，溲便为之变，肠为之苦鸣；下气不足者，则为痿厥心悗。盖不足于下，则为痿厥；不得上交于心，则心悗矣。"补足外踝下留之"，乃取太阳之昆仑穴，候太阳之气至也。盖太阳者，三阳也。三阳者，天之业，膀胱之津水，随气运行，以濡空窍，故取之昆仑。昆仑乃津水之发源，上通于天者也。

黄帝曰：治之奈何？岐伯曰：肾主为欠，取足少阴；肺主为哕，取手太阴足少阴；唏者，阴与阳绝，故补足太阳，泻足少阴。振寒者，补诸阳。噫者，补足太阴阳明。嚏者，补足太阳眉本。𮞉因其所在，补分肉间。泣出，补天柱经挟颈，挟颈者，头中分也。太息，补手少阴心主，足少阳留之。涎下，补足少阴。耳鸣，补客主人，手大指爪甲上与肉交者。自啮舌，视主病者则补之。

上节总论膀胱之津液，不能灌濡空窍，以致上中下气皆为之不足，此复分论十二邪者，各有补泻阴阳之法。盖膀胱者，津液之腑，受脏腑之津而藏之，复还入胃中以资益脏腑，互相交通者也。故各因其邪之所在，而补泻之。

目眩头倾，补足外踝下留之。痿厥心悗，刺足大趾间上二寸留之，一曰足外踝下留之。

足大趾间上二寸，乃足太阴之太白，脾脏之上俞也。此篇论太阳之津水，随气而运行于肤表，复从中土而上交于心，应司天在泉之气，运行于地之外，复贯通于地中，是以上气不足，补足太阳之昆仑。下气不足，不得从中而上通于心者，刺足太阴之俞，以通土气。然本于足太阳之津气贯通，故一曰足外踝下留之，乃取太阳之津气也。姚士因曰："欠者，足太阳少阴之气，相引而上下也。哕者，少阴寒水之气，客于肺也。唏者，太阳与少阴之气，不和也。振寒者，寒水之气，客于皮肤，而太阳之阳气虚于表也。噫者，太阳寒水之气，客于胃也。嚏者，太阳之阳气满于心也。亸者，筋脉之气，行阴用力，前阴者，足少阴、太阳之会也。哀泣者，太阳之津液竭也。太息者，下焦之生气，不交于上也。涎下者，膀胱之水邪，上溢也。耳鸣者，宗脉之气，流陷于下焦也。自啮者，下焦之气，厥逆走上也。"此皆足太阳与少阴之津气为病。太阳之气生于膀胱，少阳之气发于肾脏，肾与膀胱，雌雄相合，皆为水脏而为生气之原。膀胱之津水，随太阳之气运行于肤表，以濡空窍，应六气之旋转；肾藏之精气，贯通于五脏，应五运之神机。此皆不在六经阴阳逆顺之论，故帝辟左右而问曰"愿闻口传"。王芳侯曰："此篇论先后天之阴阳为病。"

师传第二十九

黄帝曰：余闻先师有所心藏，弗著于方。余愿闻而藏之，则而行之，上以治民，下以治身，使百姓无病，上下和亲，德泽下流，子孙无忧，传于后世，无有终时，可得闻乎？岐伯曰：远乎哉问也。夫治民与自治，治彼与治此，治大与治小，治国与治家，未有逆而能治之也，夫惟顺而已矣。顺者，非独阴阳脉，论气之逆顺也，百姓人民皆欲顺其志也。黄帝曰：顺之奈何？岐伯曰：入国问俗，入家问讳，上堂问礼，临病人问所便。

吴懋先曰："师传者：先知觉后知，先觉觉后觉，即夫子所谓'明德新民'之意。上以治国，下以治民，治大治小、治国治家，乃修身齐家、治国平天下之道。'顺'，和也。气之逆顺者，阴阳寒暑之往来也。'入国问俗，入家问讳，上堂问礼，临病人问所便'，即治国齐家治民之要。志者，心之所之也。骄恣纵欲，恶死乐生，意之所发也。所谓欲治其身者，必先正心诚意，此上医医国之道也。"

黄帝曰：便病人奈何？岐伯曰：夫中热消瘅则便寒，寒中之属则便热。胃中热则消谷，令人悬心善饥，脐以上皮热；肠中热，则出黄如糜，脐以下皮寒。胃中寒，则腹胀；肠中寒，则肠鸣飧泄。胃中寒，肠中热，则胀而且泄；胃中热，肠中寒，则疾饥，小腹痛胀。

吴懋先曰："便者，所以更人之逆也。热者更之寒，寒者更之热也。热中寒中者，寒热之气，皆由中而发，内而外也。脐以上皮热者，肠中热，脐以下皮寒者，胃中寒，寒热外内之相应也。"

黄帝曰：胃欲寒饮，肠欲热饮，两者相逆，便之奈何？且夫王公大人血食之君，骄恣纵欲轻人，而无能禁之。禁之则逆其志，顺之则加其病，便之奈何？治之何先？岐伯曰："人之情，莫不恶死而乐生，告之以其败，语之以其善，导之以其所便，开之以其所苦，虽有无道之人，恶有不听者乎？

吴懋先曰："寒热者，阴阳之气也。言上医者，具阿衡之材，能调燮其阴阳，尤能格君心之非也。"

黄帝曰：治之奈何？岐伯曰：春夏先治其标，后治其本；秋冬先治其本，后治其标。

姚士因曰："本标者，内为本而外为标也。春夏之气，发越于外，故当先治其标，后治其本；秋冬之气，收藏于内，故当先治其本，后治其标。知本末之先后，气可令调，为万民式，天之道毕矣。"

黄帝曰：便其相逆者奈何？岐伯曰：便此者，饮食衣服，亦欲适寒温，寒无凄怆，暑无出汗。饮食者，热无灼灼，寒无沧沧。寒温中适，故气将持，乃不致邪僻也。

"适"，叶的。姚士因曰："此言饮食衣服，乃日用平常之事，所当适其和平，则阴阳之气可以持平，不致邪僻之所生也。'便其相逆者'，谓胃欲寒饮，肠欲热饮，两者相逆，便之奈何？夫胃中热，肠中寒，则胃欲寒饮，肠欲热饮矣；如胃中寒，肠中热，则胃欲热饮，肠欲寒饮矣。此寒热之在内也。故饮食者，热无灼灼，寒无沧沧，则在内之寒热可调矣。四时之气，寒暑之在外也。时值凉寒，无使其凄怆；时值暑热，无使其汗出，则在外之阴阳可调矣。"吴氏曰："通篇大义，在调和外内之阴阳，非阴阳脉论，乃论气之逆顺也。故曰寒温中适，故气将持，乃不致邪僻也。谓天有寒暑，人有阴阳，我之阴阳既和，可以御天之寒暑。"

黄帝曰：《本脏》以身形肢节䐃肉，候五脏六腑之小大焉。今夫王公大人，临朝即位之君而问焉，谁可扪循之而后答乎？岐伯曰：身形肢节者，脏腑之盖也，非面部之阅也。黄帝曰：五脏之气，阅于面者，余已知之矣，以肢节知而阅之奈何？岐伯曰：五脏六腑者，肺为之盖，巨肩陷咽，候见其外。黄帝曰：善。岐伯曰：五脏六腑，心为之主，缺盆为之道，骨舌骨有馀，以候䯏骭。黄帝曰：善。岐伯曰：肝者主为将，使之候外，欲知坚固，视目小大。黄帝曰：善。岐伯曰：脾者主为卫，使之迎粮，视唇舌好恶，以知吉凶。黄帝曰：善。岐伯曰：肾者主为外，使之远听，视耳好恶，以知其性。黄帝曰：善。愿闻六腑之候。岐伯曰：六腑者，胃为之海，广骸大颈张胸，五谷乃容；鼻隧以长，以候大肠；唇厚人中长，以候小肠；目下裹大，其胆乃横；鼻空在外，膀胱漏泄；鼻柱中央起，三焦乃约。此所以候六腑者也。上下三等，脏安且良矣。

"骸"，音括。"䯏"音歇。"骭"，音于。此言望而知之者，斯可谓国士也。夫人生于地，悬命于天，天地合气，命之曰人。在天主气，在地成形，此天之生命，所以立形定气，而视寿夭者，必明乎此。是以五脏之气见于色，脏腑之体应乎形，既能阅于面而知五脏之气，又当阅其形以知脏腑之形。知气知形，斯可谓望知之神。"髑骭"，胸骨也。肝乃将军之官，故主为将；脾乃转运之官，故主为卫；肾开窍于耳，故主为外，言其听之远也。坚固者，五脏之有坚脆也。吉凶者，脏安则吉，脏病则凶也。性者，五脏有端正偏倾之性也。鼻乃肺之窍，大肠者肺之腑，故鼻以候大肠。口乃脾之窍，小肠受盛脾胃之浊，而上属于胃，故唇与人中以候小肠。目乃肝之窍，故目下以候胆。膀胱者，津液之腑，气化则出。"鼻空在外"，谓鼻孔之气出在外，则膀胱漏泄，盖上窍通而下窍泄也。三焦者，决渎之官，水道出焉，气约则止，不约则遗。鼻柱中央起者，谓鼻之吸气，从中央而起，则三焦乃约，盖上气吸入则下约，上气呼出则下通，上下开阖之相应也。此言脏腑之形，外内相应者，亦由气之所感也。"上下三等"，谓天地人三部之相等也。〔眉批：王子芳曰："鹤鸣九皋，声闻于耳"。〕

决气第三十

黄帝曰：余闻人有精气津液血脉，余意以为一气耳，今乃辩为六名，余不知其所以然。

此篇论精气津液血脉，生于后天而本于先天也。本于先天，总属一气，成于后天，辩为六名，故帝意以为一而伯分为六焉。"决"，分也。决而和，故篇名《决气》，谓气之分判为六，而和合为一也。

岐伯曰：两神相搏，合而成形，常先身生，是谓精。何谓气？岐伯曰：上焦开发，宣五谷味，熏肤充身泽毛，若雾露之溉，是谓气。何谓津？岐伯曰：腠理发泄，汗出溱溱，是谓津。何谓液？岐伯曰：谷入气满，淖泽注于骨，骨属屈伸，泄泽，补益脑髓，皮肤润泽，是谓液。何谓血？岐伯曰：中焦受气取汁，变化而赤，是谓血。何谓脉？岐伯曰：壅遏营气，令无所避，是谓脉。

吴氏曰：所生之来谓之精，两精相搏谓之神。又曰：神者，水谷之精气也。两神者，一本于天乙之精，一生于水谷之精，两神相搏，合而成此形也。所生之来谓之精，故常先身生，谓未成形而先生此精也。上焦之气，宣发五谷之精微，充肤热肉，润泽皮毛，若雾露之溉，是谓气。腠理者，肌肉之纹理。本经曰：水谷入于口，其味有五，各注其海，津液各走道。故三焦出气，以温肌肉，充皮肤，为其津，其流而不行者为液。"是以发泄于腠理，汗出溱溱，是谓津。谷入气满，淖泽注于骨，使骨属屈伸，泄泽，从髓空而补益脑髓，皮肤润泽，是谓液。中焦受水谷之精气，济泌别汁，奉心神变化而赤，是谓血。"壅"，培助也。"遏"，遮蔽也。"避"，违避也。言经脉壅蔽，营气行于脉中，昼夜环转，无所违逆，是谓脉。〔眉批：上焦如雾。又：脑髓充足，则皮肤润泽。〕

黄帝曰：六气者，有馀不足，气之多少，脑髓之虚实，血脉之清浊，何以知之？岐伯曰：精脱者，耳聋；气脱者，目不明。津脱者，腠理开，汗大泄。液脱者，骨属屈伸不利，色夭，脑髓消，胫痠，耳数鸣。血脱者，色白夭然不泽，其脉空虚。此其候也。

营者，精气也。血者，神气也。精血津液，皆本于气之生化，故谓之六气。清浊者，营卫之气也。肾主藏精，开窍于耳，故精脱者耳聋；目之精明五色者，气之华也，故气脱者，目不明；津发于腠理，故津脱者，腠理开，汗大泄；液淖泽于骨，补益脑髓，故液脱者，骨属屈伸不利，不能润泽皮肤，故毛色夭焦也。肾主骨而骨髓上通于脑，故脑髓消而胫瘦耳鸣。心主血，心之合脉也，其荣色也。是以血脱者，色白夭然不泽，其脉空虚。此其候也。

黄帝曰：六气者，贵贱何如？岐伯曰：六气者，各有部主也，其贵贱善恶，可为常主，然五谷与胃为大海也。

夫子曰："卑高以陈，贵贱位矣。"谓居上者为尊贵，居下者为卑贱。言此六气主于心肾，而生于胃海也。各有部主者，谓精之藏于肾，血之主于心，气之主于皮肤，津之发于腠理，液之淖于骨资于脑，脉之循于脏腑形身，各有所主之部，然以心肾为常主。五谷与胃为大海，津液血气乃胃海之所生也。夫心为君主之官而居上，水性润下而居下，火之精为血，水之精为精，水性柔善，火性猛恶，其贵贱善恶，可为六气之常主也。盖水火者，阴阳之征兆也。谓六气辩为六名，然总归阴阳之一气。

肠胃第三十一

黄帝问于伯高曰：余愿闻六腑传谷者，肠胃之小大长短，受谷之多少奈何？伯高曰：请尽言之，谷所从出入、浅深、远近、长短之度。唇至齿长九分，口广二寸半。齿以后至会厌，深三寸半，大容五合。舌重十两，长七寸，广二寸半。咽门重十两，广二寸半，至胃长一尺六寸。胃纡曲屈，伸之长二尺六寸，大一尺五寸，径五寸，大容三斗五升；小肠后附脊，左环回周叠积，其注于回肠者，外附于脐上，回运环返十六曲，大二寸半，径八分分之少半，长三丈三尺。回肠当脐左环，回周叶积而下，回运环返十六曲，大四寸，径一寸寸之少半，长二丈一尺。广肠附脊，以受回肠，左环叶脊，上下辟，大八寸，径二寸寸之大半，长二尺八寸。肠胃所入至所出，长六丈四寸四分，回曲环返，三十二曲也。

此言有生之后，总藉水谷之所生养，故专论其肠胃。胃主受纳水谷，肠主传导变化，其精液血气，由此而生焉。越人曰唇为飞门，齿为户门，会厌为吸门，胃为贲门，太仓下口为幽门，大小肠会为拦门，下极为魄门。盖唇齿乃始受水谷之门，故先论唇齿之广长。舌者，主为卫，使之迎粮，舌和而后能知五味。会厌者，喉之上套，所以分别咽喉。咽乃胃之门，主受纳水谷；喉乃肺之窍，以司呼吸者也。〔眉批：少半者，七分半也。又：径一寸寸之少半者，径一寸五分也。又：广肠，肛门内之直肠。径二寸寸之大半者，径二寸七分半也。〕

平人绝谷第三十二

黄帝曰：愿闻人之不食，七日而死何也？伯高曰：臣请言其故。胃大一尺五寸，径五寸，长二尺六寸，横屈受水谷三斗五升，其中之谷，常留二斗，水一斗五升而满，上焦泄气，出其精微，慓悍滑疾，下焦下溉诸肠；小肠大二寸半，径八分分之少半，长三丈二尺，受谷二斗四升，水六升三合合之大半；回肠大四寸，径一寸寸之少半，长二丈一尺，受谷一斗，水七升半；广肠大八寸，径二寸寸之大半，长二尺八寸，受谷九升三合八分合之一。肠胃之长，凡五丈八尺四寸，受水谷九斗二升一合合之大半，此肠胃所受水谷之数也。平人则不然，胃满则肠虚，肠满则胃虚，更虚更满，故气得上下，五脏安定血脉和，则精神乃居，故神者，水谷之精气也。故肠胃之中，常留谷二斗，水一斗五升。故平人日再后，后二升半，一日中五升，七日五七三斗五升，而留水谷尽矣。故平人不食饮七日而死者，水谷精气津液皆尽故也。

此论人之脏腑形骸，精神气血，皆藉水谷之所资生，水谷绝则形与气俱绝矣。《六节脏象论》曰："五味入口，藏于肠胃，味有所藏，以养五气，气和而生，津液相成，神乃自生。"故神者，水谷之精气也。平人不然者，谓平常无病之人，胃满则肠虚，肠满则胃虚，日夜消化，只留三斗五升，无有如此之留积也。是以不饮食七日，则所留之水谷尽矣，水谷尽，则精气津液皆尽矣。王芳侯曰："病人不饮食，七日不死者，水谷留积故也，盖留积则为病矣。"

海论第三十三

黄帝问于岐伯曰：余闻刺法于夫子，夫子之所言，不离乎营卫血气。夫十二经脉者，内属于腑脏，外络于肢节，夫子乃合之于四海乎？岐伯答曰：人亦有四海、十二经水。经水者，皆注于海，海有东西南北，命曰四海。黄帝曰：以人应之奈何？岐伯曰：人有髓海，有血海，有气海，有水谷之海，凡此四者，以应四海也。黄帝曰：远乎哉！夫子之合人天地四海也，愿闻应之奈何？岐伯答曰：必先明知阴阳表里，荥输所在，四海定矣。黄帝曰：定之奈何？岐伯曰：胃者，水谷之海，其输上在气冲，下至三里。冲脉者，为十二经之海，其输上在于大杼，下出于巨虚之上下廉。膻中者，为气之海，其输上在于柱骨之上下，前在于人迎。脑为髓之海，其输上在于其盖，下在风府。

"膻"，叶袒。夫天主生物，地主成物，是以人之形身，应地之四海十二经水。然水天之气，上下相通，是以头气有街，胸气有街，腹气有街，胫气有街，经气上下之出入也。故合人于天地四海，必先明知阴阳表里，荥输之所在，四海定矣。胃者，水谷之海，其输上在气冲，气在腹者，止之背俞，下至足之三里，是水谷之海，上通于天气，而下通于经水也。冲脉者，为十二经之海，其输上在于太阳之大杼，下至巨虚之上下廉，而出于胫气之街，是冲脉之外通于天气，而内通于经水也。膻中者，为气之海，在膺胸之内，宗气之所聚也，宗气溜于海，其下者注于气街，其上者走于息道，故气在胸者，止之膺与背俞，故其输上在背之天柱，前在膺胸之人迎，是气海之上通于天，而下通于经水也。脑为髓之海，气在头者，止之于脑，故其输上在于其盖，下在督脉之风府，是髓海之上通于天，而下通于经水也。是十二经脉，应地之十二经水，经水者皆注于海，海有东西南北，而海之云气上通于天，是以人之所以合天地四海也。〔眉批：王芳侯曰："'上下'二字宜体会。输、腧、俞虽通用，此用'输'字亦有意存。"又："盖"，谓督脉之百会，督脉应天道之环转覆盖，故曰盖。〕

黄帝曰：凡此四海者，何利何害？何生何败？岐伯曰：得顺者生，得逆者败；知调者利，不知调者害。

姚氏曰："人合天地四海，升降出入，运行无息，故得顺而和者，则生利无穷，逆而不调，则败害至矣。"

黄帝曰：四海之逆顺奈何？岐伯曰："气海有馀者，气满胸中，悗息面赤；气海不足，则气少，不足以言。

吴氏曰："天地阴阳之道，更相和平者也，故有馀不足，皆为之逆。膻中者，宗气之所居，上出于喉，以司呼吸。故气海有馀者，气满胸中，气息悗乱，气上逆故面赤也。气海不足则气少，气少故不足于言。"

血海有馀，则常想其身大，怫然不知其所病；血海不足，亦常想其身小，狭然不知其所病。

吴氏曰："冲脉起于胞中，上循背里，为经脉之海，其浮而外者，循腹右上行，至胸中，而散于皮肤之间，是冲脉之血，充实于周身。故有馀则觉其身大，不足则觉其身小，怫然狭然，不知其为何病也。"王芳侯曰："血以应水，故有馀常想其大，不足则觉其为小矣。"

水谷之海有馀，则腹满；水谷之海不足，则饥不受谷食。

姚氏曰："胃气有馀，故腹胀满；胃气不足，故饥而不受谷食。"

髓海有馀，则轻劲多力，自过其度；髓海不足，则脑转耳鸣，胫痠眩冒，目无所见，懈怠安卧。

姚氏曰："精液补益脑髓，而下流阴股。故髓海有馀，则足劲轻健而多力。'度'，骨度也。髓从骨空循度而上通于脑，故有馀则自过其度矣。髓海不足，则精液竭，精液者所以濡空窍者也，是以耳为之鸣，目无所见。液脱者，骨属屈伸不利，故胫痠而懈怠安卧。"

黄帝曰：余已闻逆顺，调之奈何？岐伯曰：审守其输，而调其虚实，无犯其害。顺者得复，逆者必败。黄帝曰：善。

吴氏曰："审其输，则知其四海之通于经，而经输之外通于气也。调其虚实，则有馀不足自和矣。'害'，谓经气之逆，复则反逆为顺也。"

五乱第三十四

　　黄帝曰：经脉十二者，别为五行，分为四时，何失而乱？何得而治？岐伯曰：五行有序，四时有分，相顺则治，相逆则乱。黄帝曰：何谓相顺？岐伯曰：经脉十二者，以应十二月。十二月者，分为四时。四时者，春秋冬夏，其气各异，营卫相随，阴阳已和，清浊不相干，如是则顺之而治。黄帝曰：何谓逆而乱？岐伯曰：清气在阴，浊气在阳，营气顺脉，卫气逆行，清浊相干，乱于胸中，是谓大悗。故气乱于心，则烦心密嘿，俯首静伏；乱于肺，则俯仰喘喝，接手以呼；乱于肠胃，则为霍乱；乱于臂胫，则为四厥；乱于头，则为厥逆，头重眩仆。

　　悗，音悗。本经《邪客篇》曰："五谷入于胃也，其糟粕津液宗气，分为三隧。故宗气积于胸中，出于喉咙，以贯心脉，而行呼吸焉。营气者，泌其津液，注之于脉，化而为血，以营四末，内注五脏六腑，以应刻数焉。"此言宗气积于胸中，上贯心脉，同营气行于脉中，以应呼吸漏下。《五味篇》曰："谷始入于胃，其精微者，先出于胃之两焦，以溉五脏，别出两行营卫之道，其大气之搏而不行者，积于胸中，命曰气海，出于肺，循喉咽，故呼则出，吸则入。"此言宗气积于胸中，上出于肺，偕卫气行于脉外，以应呼吸漏下。此营行脉中，卫行脉外，宗气两行营卫之道，一呼一吸，脉行六寸，漏下二刻，人二百七十息，脉行十六丈二尺为一周，漏下百刻，人一万三千五百息，脉行五十度而大周于身，此清气在阴，浊气在阳，营行脉中，卫行脉外，清浊之不相干也。又曰："卫气者，出其悍气之慓疾，而先行于四末分肉皮肤之间，而不休者也。昼日行于阳，夜行于阴，常从足少阴之分间，行于五脏六腑。"此营卫相将，偕行于脉外，昼行阳二十五度，夜行阴二十五度，与营行脉中，卫行脉外之各走其道，清浊之不相干也。"经脉十二以应十二月者"。五脏六腑之经脉，循度环转，行十六丈二尺为一周也。分为四时者，一日之中有四时，朝则为春，日中为夏，日入为秋，夜半为冬。卫气昼行于阳，夜行于阴，其气各异。营卫相随，阴阳相和，而清浊不相干也。夫循脉之营卫宗气，从胸而上出于心肺，顺脉而行，以营四末，内注五脏六腑，以应刻数。

其营卫相随，昼行阳而夜行阴者，与脉逆行，从头注于臂胻，以行三阳之分，夜则内行脏腑之阴，与营行脉中，卫行脉外之气不相干也。所谓清浊相干者，循脉之营卫，与行阴行阳之营卫相干，是以乱于胸，乱于心肺，及乱于肠胃臂胻头也。〔眉批：此昼行二十五度，夜行二十五度，与行阴行阳之不同也。又：脉外之血气，亦曰营气。不循脉者，分昼夜之阴阳。又：十二月以应十二时。相随者，相将而行，与循脉之气各异。又：若卫气并脉循行，则为肤胀矣。胸与心肺臂胻，乃经脉外内之营卫所行之处。〕

黄帝曰：五乱者，刺之有道乎？岐伯曰：有道以来，有道以去，审知其道，是谓身宝。黄帝曰：善。愿闻其道。岐伯曰：气在于心者，取之手少阴心主之输；气在于肺者，取之手太阴荥足少阴输；气在于肠胃者，取之足太阳阳明，不下者，取之三里；气在于头者，取之天柱大杼；不知，取足太阳荥输；气在于臂足，取之先去血脉，后取其阳明、少阳之荥输。

道者，谓各有循行之道路。有道以来、有道以去者，言有道以来，而清浊相干，亦当有道以去，而阴阳相和也。故审知逆顺之道，是谓养身之宝。取手少阴手太阴之荥输者，取气以顺其宗气之上行也。本经云："宗气溜于海，其上者走于息道，其下者注于气街。"又曰："冲脉者，十二经之海也，与少阴之大络起于肾，下出于气街。""取足少阴俞者，顺宗气之下行也。取足太阴阳明，而复取之三里者，先取气而后取脉也。取天柱大杼而复取之荥腧者，先取脉而后取气也。盖清浊相干，乃经脉外内之血气厥逆也。"《经脉篇》曰："六经络，手阳明少阳之大络，起于五指间，上合肘中。"逆气在于臂足，取之先去血脉，后取其阳明少阳之荥腧者，先去其脉中之逆，使脉外之血气，溜注于脉中，而阴阳已和也。"〔眉批：上古以和为知。〕

黄帝曰：补泻奈何？岐伯曰：徐入徐出，谓之导气；补泻无形，谓之同精。是非有馀不足也，乱气之相逆也。黄帝曰：允乎哉道！明乎哉论！请著之玉板，命曰治乱也。

徐入徐出者，导其气之来去也。营卫者，精气也，同生于水谷之精，故谓之同精。出入补泻，非为有馀不足，乃导乱气之相逆也。玉师曰："上古治气者，著之玉版；治血脉者，著之金柜。"

胀论第三十五

黄帝曰：脉之应于寸口，如何而胀？岐伯曰：其脉大坚以涩者，胀也。黄帝曰：何以知脏腑之胀也？岐伯曰：阴为脏，阳为腑。

此承上文言卫气之行于形身脏腑之外内，有顺有逆，逆顺不从，在外则为脉胀肤胀，在内则为脏腑之胀矣。寸口坚大为阳脉，涩为阴脉，阴为脏，阳为腑，以脉之阴阳，则知脏腑之胀矣。〔眉批：中用"以"字，应分开看。〕

黄帝曰：夫气之令人胀也，在于血脉之中耶？脏腑之内乎？岐伯曰：三者皆存焉，然非胀之舍也。黄帝曰：愿闻胀之舍。岐伯曰：夫胀者，皆在于脏腑之外，排脏腑而郭胸胁，胀皮肤，故命曰胀。

姚士因曰："此病在气而及于脏腑血脉之有形，故三者皆存焉，然非胀之舍也。胀之舍，在内者，皆在于脏腑之外，空廓之中；在外者，胀于皮肤腠理之间，故命曰胀，谓胀在无形之气分也。"

黄帝曰：脏腑之在胸胁腹里之内也，若匣柜之藏禁器也，各有次舍，异名而同处，一域之中，其气各异，愿闻其故。

王芳侯曰："帝问脏腑在于胸腹之内，如匣柜所藏之禁器，而各有界畔，五脏六腑，其气各异，今胀气皆在于脏腑之外，何以分别某脏某腑之胀乎？"此下有岐伯所答之阙文。

黄帝曰：未解其意，再问。岐伯曰：夫胸腹，脏腑之郭也；膻中者，心主之宫城也。胃者，太仓也。咽喉小肠者，传送也。胃之五窍者，闾里门户也。廉泉玉英者，津液之道也。故五脏六腑者，各有畔界，其病各有形状。营气循脉，卫气逆为脉胀，卫气并脉循分为肤胀。三里而泻，近者一下，远者三下，无问虚实，工在疾泻。

"膻"，叶袒。此言卫气生于胃腑水谷之精，日行于阳，夜行于阴，逆于阳则为脉胀、肤胀，逆于阴则为空郭之胀，及五脏六腑之胀。夫胸腹者，脏腑之郭郭。膻中者，心主之宫城。胀者皆在于脏腑之外，排脏腑而廓胸胁，此卫气逆于阴，而将为脏腑之胀矣。胃主受纳水谷，为太仓而居中焦，在上为咽喉，主传气而送水谷，在下口为小肠，主传送糟粕津汁，胃之五窍，犹阊里之门户。盖水谷入胃，其味有五，津液各走其道，酸先入肝，苦先入心，甘先入脾，辛先入肺，咸先入肾。五脏主藏水谷之精者也，其流溢于下焦之津液，从任脉而出于廉泉玉英，以濡上之空窍，故五脏六腑各有界畔，其病各有形状也。如营气循脉，卫气逆于脉中则为脉胀；若并脉而循行于分肉，则为肤胀。盖卫气虽常然并脉循行于分肉，而行有逆顺，若并脉顺行而乘于脉中，则为脉胀，行于肤肉，则为肤胀，此皆卫气之逆行，故曰若顺逆也。当取足阳明胃经之三里而泻之，在于肤脉而近者一泻，在于城郭而远者三下，无问虚实，工在疾泻，盖留之则为脏腑之胀矣。卫气出于太仓，故泻胃之三里。姚氏曰："营气循脉，卫气逆为脉胀，与上章之营气顺脉，卫气逆行同义。"吴氏曰："卫气逆于空郭之中，则为鼓胀；著于募原而传送液道阻塞者，则为肠胃之胀；门户界畔不清者，则为五脏之胀。此皆胃腑之门户道路，故泻足之三里。若病久而成虚者，泻之反伤胃气，故曰工在疾泻。疾泻者，治其始蒙也。"杨元如曰："逆则生长之机渐消，故久而未有不成虚者，审其传送阻塞者泻之，门户液道不通者通之，界畔不清者理之，真气不足者补之，补泻疏理兼用，斯为治胀之良法。若新病而不大虚者，急宜攻之，可一鼓而下。"朱永年曰："医者止知泻以消胀，焉知其中之门户道路，知其门户道路，可以批陬导窾矣。故本经乃端本澄源之学。"倪冲之曰："廉泉玉英者，津液之道也。液道不通，则空窍闭塞，而气逆于中矣。故治胀者，当先通其津液。故曰若欲下之，必先举之。"朱卫公曰："液者，所以灌精濡空窍者也，其别气出于耳而为听，宗气上出于鼻而为嗅，浊气出于胃，走唇舌而为味，其精阳气，上走于目而为睛，故液道不通，则诸气皆逆矣。"〔眉批：喉主天气，咽主地气。又：营气者，与卫相将于脉外之血气。〕

黄帝曰：愿闻胀形。岐伯曰：夫心胀者，烦心短气，卧不安。肺胀者，虚满而喘咳。肝胀者，胁下满而痛引小腹。脾胀者，善哕，四肢烦悗，体重不能胜衣，卧不安。肾胀者，腹满引背央央然，腰髀痛。六腑胀：胃胀者，腹满，胃脘痛，鼻闻焦臭，妨于食，大便难；大肠胀者，肠鸣而痛濯濯，冬日重感于寒，则飧泄不化；小肠胀者，小腹䐜胀，引腰而痛；膀胱胀者，小腹满而气癃；三焦胀者，气满于皮肤中，轻轻然而不坚；胆胀者，胁下痛胀，口中苦，善太息。

吴氏曰："此卫气逆于城郭之中，而为脏腑之胀也。愿闻胀形者，问五脏六腑之胀形，始在无形而及于有形也。"

凡此诸胀者，其道在一，明知逆顺，针数不失。泻虚补实，神去其室，致邪失正，真不可定，粗之所败，谓之夭命。补虚泻实，神归其室，久塞其空，谓之良工。

姚氏曰："其道在一者，谓三合而为一也。逆顺者，谓营行脉中，卫行脉外，相逆顺而为行也。塞其空者，外无使经脉肤腠疏空，内使脏腑之神气充足，自无厥逆之患矣，此良工治未病也。"莫仲超曰："上节言无问虚实，工在疾泻，此复曰泻虚补实，神去其室，是又当审其邪正而补泻之。圣人之虑深矣，学者不可不深体之。"王芳侯曰："神者，先天之精，水谷之精，两精相搏，合而为神。"

黄帝曰：胀者焉生？何因而有？岐伯曰：卫气之在身也，常然并脉循分肉，行有逆顺，阴阳相随，乃得天和，五脏更始，四时有序，五谷乃化。然后厥气在下，营卫留止，寒气逆上，真邪相攻，两气相搏，乃合为胀也。

此言卫气逆行，因下焦寒气之所致也。夫卫气之在身也，常然并脉，循于分肉，而行有逆顺。盖卫气与脉内之营气，相逆顺而行也。阴阳相随者，谓脉外之营卫相将而行，阴阳清浊，有逆有顺，乃得天和。应天气之右旋而西转，经水皆归于东流，得天地自然之和气也。五脏更始者，谓营行于脏腑经脉，外内出入，阴阳递更，终而复始也。四时有序者，谓卫气日行于阳，夜行于阴，应四时寒暑之往来也。阴阳和平，五谷乃化，而营卫生焉。此先论其阴阳和调，然后论厥逆之因，乃厥气在下，营卫留止，寒气逆上，真邪相攻，两气相搏，乃合为胀也。〔眉批：天道右旋，地道左转。又：《顺气篇》曰："以一日分四时。"〕

黄帝曰：善。何以解惑？岐伯曰：合之于真，三合而得。帝曰：善。

真者，所受于天，与谷气并而充身者也。下焦先天之真元，上与阳明相合，化水谷之精微，生此营卫二气，元真之气，通会于腠理，与营卫合并而充行于形身者也。故营卫二气，合之于真元，三合而得其厥逆之因矣。如天真之气，厥逆在下，则营卫之气，留止于上矣。下焦寒水之气上逆，则真邪相攻，营卫两气相搏，乃合而为胀也。吴氏曰："元真之气，天乙之真元也，与寒水之气相合，故真邪相搏，则真气反厥于下，而寒气反逆于上矣。真气不得上合于营卫，则营卫留止矣。"〔眉批：真者，神气也，生于先天之精水。〕

黄帝问于岐伯曰：《胀论》言无问虚实，工在疾泻，近者一下，远者三下。今有其三而不下者，其过焉在？岐伯对曰：此言陷于肉肓，而中气穴者也。不中气穴，则气内闭；针不陷肓，则气不行上越；中肉，则卫气相乱，阴阳相逐。其于胀也，当泻不泻，气故不下，三而不下，必更其道，气下乃止，不下复始，可以万全，乌有殆者乎。其于胀也，必审其胗，当泻则泻，当补则补，如鼓应桴，恶有不下者乎？

　　"肓"，音荒。"胗"，之忍切，与胗同。此论卫气逆于内，而为脏腑之胀者，有城郭募原之分也。募原者，脏腑之膏肓也。夫卫气之逆于内而为胀者，在于宫城空郭之中，故取之三里，三下而已。今有其三而不下者，此陷于肉肓，而中气穴故也。故针不中气穴，则气闭于内，而不得外出；针不陷肓，则气不行而不能上越。故三而不下者，必更其道，取之气穴，恶有不下者乎？按气穴有三百六十五以应一岁，即上纪之胃脘，下纪之关元诸穴，非谿谷之会，是以中肉则卫气相乱，阴阳相逐，盖卫气行于皮肤脏腑之肉理，今入于气穴，故不当取之肉也。姚氏曰："按《金柜玉函》云：腠者，是三焦通会元真之处。理者，是皮肤脏腑之文理也。夫脏腑之文理，乃脏腑募原之肉理，而肉理之中有脉系，卫气陷于肓膜而入于脉络，故当取之气穴也。"王芳侯曰："按《素问》有《气府论》《气穴论》，总属手足三阴三阳之经脉，而分府与穴者，谓府者藏也，压过血气之藏于内也；穴者窟也，气从此而出入者也。"

五癃津液别第三十六

黄帝问于岐伯曰：水谷入于口，输于肠胃，其液别为五：天寒衣薄则为溺与气，天热衣厚则为汗，悲哀气并则为泣，中热胃缓则为唾。邪气内逆，则气为之闭塞而不行，不行则为水胀。余知其然也，不知其所由生，愿闻其道。

吴氏曰："此章论水谷所生之津液，各走其道，别而为五，如五道癃闭，则为水胀。五别者，为汗，为尿，为唾，为泪，为髓。五癃者，液不渗于脑而下流，阴阳气道不通，四海闭塞，三焦不泻，而津液不化。水谷留于下焦，不得渗于膀胱，则水溢而为水胀，因以名篇。上章论气胀之因，此章论水胀之因，得其因则知所以治矣。"

岐伯曰：水谷皆入于口，其味有五，各注其海，津液各走其道。故三焦出气，以温肌肉，充皮肤，为其津；其流而不行者，为液。

吴氏曰："此论水谷之精，别而为津为液也。胃者，五脏六腑之海也，水谷皆入于胃，五脏六腑皆禀气于胃，五味各归其所喜，其津液各走其道，随三焦出气以温肌肉，充皮肤者为津，其流而不行者为液。流者，淖泽注于骨，补益脑髓，灌精而濡空窍者也。

天暑衣厚则腠理开，故汗出，寒留于分肉之间，聚沫则为痛。

此言津之为汗也。腠理者，分肉之文理。津随三焦出气，淖注于皮肤肌肉之间，故腠理开则汗大泄，如有寒而留聚于分肉之间，则排裂分肉而为痛。沫者，津聚而为沫也。"

天寒则腠理闭，气湿不行，水下溜于膀胱，则为溺与气。

姚氏曰："此言津之为溺也。天寒则腠理闭，三焦之气因湿而不行，津水下溜于膀胱，则为溺与气。气者，膀胱为州都之官，津液藏焉，气化而出者为溺，藏于膀胱者，化生太阳之气。"愚按为汗、为尿、为血、为髓，皆水谷津液之化，伯因帝问而分别答之，言津随寒暑之气，而外内出入。然一日之中有四时，而饮食衣服，亦有寒温厚薄，读者不以文害义，庶为得之。

五脏六腑，心为之主，耳为之听，目为之候，肺为之相，肝为之将，脾为之卫，肾为之主外。故五脏六腑之津液，尽上渗于目，心悲气并则心系急，心系急则肺举，肺举则液上溢。夫心系与肺，不能尽举，乍上乍下，故咳而泣出矣。"

此论五脏六腑之津液，上渗于目而为泣，由心悲肺举而出也。心为君主之官，乃五脏六腑之主。耳目者，上之空窍，津液之所注也。将、相、卫者，为君主之臣使也。肾主外者，肾主藏津液，所以灌精濡空窍者也。心悲气并者，心悲则脏腑之气，皆上并于心，听令于君主也。气并于心则心系急，心系急则肺举，肺乃心之盖也，肺举则液上溢，肺主气而水随气行也。心系与肺不能尽举，乍上乍下，下则为咳，上则泣出矣。

中热，则胃中消谷，消谷则虫上下作，肠胃充郭，故胃缓，胃缓则气逆，故唾出。

姚氏曰："此言液之为唾也。按《口问篇》曰：'胃缓则廉泉开，故涎下，补足少阴。'盖任脉起于足少阴之阴中，而上出于廉泉，胃缓则少阴之气，不与阳明相合，反上逆于廉泉，则水液随之，故涎唾也。"

五谷之精液，和合而为膏者，内渗入于骨空，补益脑髓，而下溜于阴股。

此言精液之为髓也。夫肾主藏精而主骨，和合而膏者，五谷之液，与肾脏之精，相和合而渗入于骨空，上行而膏者，从骨空而补益脑髓，复从髓空而下流阴股，此精液淖注于骨而为髓，先上益于脑而复下流。故曰五谷之精液，和合而为膏者。姚氏曰："本经云：'谷入气满，淖泽注于骨，骨属屈伸，补益脑髓，是谓液。'又曰：'肾者，精之处也，其华在髪，其充在骨。'是谷之液、肾之精，并注于骨而为髓，髓者以脑为主，故曰：和合而膏者。"

阴阳不和，则使液溢而下溜于阴，髓液皆减而下，下过度则虚，虚故腰背痛而胫痠。阴阳气道不通，四海闭塞，三焦不泻，津液不化，水谷并于肠胃之中，别于回肠，留于下焦，不得渗膀胱，则下焦胀，水溢则为水胀，此津液五别之逆顺也。

此五液闭瘫而为腰痛水胀诸病也。阴阳不和者，少阴与阳明之不和也。阴阳之气不和，则液与精不合，使液溢于骨外，而下溜于阴矣。液溢于外，则髓液皆减而下，是不能为膏矣。下流过度，则骨虚而腰痛胫痠矣，此髓道之闭瘫也。阴阳气道不通，则津液不得注于海，而四海闭塞矣。三焦之气，不能通泻于肌腠，而津液不化矣。济泌之汁不得渗于膀胱，而下焦胀矣。水溢于下，则上逆而为水胀矣。此津液五别之逆顺也。

卷 五

五阅五使第三十七

黄帝问于岐伯曰：余闻刺有五官五阅，以观五气。五气者，五脏之使也，五时之副也。愿闻其五使当安出？岐伯曰：五官者，五脏之阅也。黄帝曰：愿闻其所出，令可为常。岐伯曰：脉出于气口，色见于明堂，五色更出，以应五时，各如其脏，经气入脏，必当治里。

莫仲超曰："此章论五脏之气，外见于五色，上通于五窍，五色更出以应五时，各如其脏，此从内而应于外也。如从外而内，是当皮而络，络而脉，脉而经，经而脏。故曰：'经气入脏，必当治里'。夫色见于皮肤，五脏之气见于色者，盖亦从经脉而出于皮肤，故曰五脉安出，五色安见。"杨元如曰："色气应天，经脉应地。五脏者，在地五行之所主也，而色见于面，此五行之气上呈于天也。从内而外者，由脏而经脉皮肤，应地气之上腾于天；从外而内者，由皮肤经脉而脏，应天气之下降于地。升降出入，环转无端，故曰：'经气入脏，必当治里。'"〔眉批：五时，天之气也。〕

帝曰：善。五色独决于明堂乎？岐伯曰：五官已辨，阙庭必张，乃立明堂。明堂广大，蕃蔽见外，方壁高基，引垂居外，五色乃治，平博广大，寿中百岁。见此者，刺之必已。如是之人者，血气有馀，肌肉坚致，故可苦以针。

莫氏曰："此论五脏之气，应土基之博厚也。'阙庭'，天庭也。'明堂'，王者听政之堂，犹天阙在上，王宫在下也。蕃蔽者，颊侧耳门之间，犹明堂之藩屏也。方壁高基者，四方之墙壁坚固，而地基高厚也。引垂居外者，边陲在外，为中土之保障也。此土基之平博广大，以配五色之润泽高明。如是者，天地交而二气亨，寿必中百岁而去。"

黄帝曰：愿闻五官。岐伯曰：鼻者，肺之官也；目者，肝之官也；口唇者，脾之官也；舌者，心之官也；耳者，肾之官也。

官之为言司也，所以闻五嗅，别五色，受五谷，知五味，听五音，乃五脏之气，外应于五窍，而五窍之各有所司也。

黄帝曰：以官何候？岐伯曰：以候五脏。故肺病者，喘息鼻张；肝病者，眦青；脾病者，唇黄；心病者，舌卷短，颧赤；肾病者，颧与颜黑。

"卷"，上声。莫氏曰："五官者，五脏之阅也。阅其五官之色证，则知五脏之病矣。"

黄帝曰：五脉安出，五色安见，其常色殆者何如？岐伯曰：五官不辨，阙庭不张，小其明堂，蕃蔽不见，又埤其墙，墙下无基，垂角去外。如是者，虽平常殆，况加病哉。

"埤"，音裨，卑也。莫氏曰："此言土基埤薄者，其常色亦殆。盖人秉天地之气所生，得博厚高明而后能悠久。"

黄帝曰：五色之见于明堂，以观五脏之气，左右高下，各有形乎？岐伯曰：五脏之在中也，各以次舍，左右上下，各如其度也。

莫氏曰："明堂者，鼻也。五脏次于中央，六腑挟其两侧，言五色见于明堂，而脏腑之气，各有所次之部位。此篇照应后第四十九篇之《五色》，此篇论天地人三才相应，后篇论脏腑之气色，主病之死生。"

逆顺肥瘦第三十八

黄帝问于岐伯曰：余闻针道于夫子，众多毕悉矣。夫子之道应若失，而据未有坚然者也。夫子之问学熟乎，将审察于物而心生之乎？

此篇论人之形体厚薄，血气清浊，以应天地之道，逆顺而行者也。夫子之道应若失者，谓道之幽远难寻。"坚"，确也。察于物者，即物穷理。心生之者，豁然贯通也。盖圣人之道，通乎天地，而合于事物之常。杨氏曰："失坚者，即颜子所谓'钻之弥坚，瞻之在前，忽焉在后'之意。"

岐伯曰：圣人之为道者，上合于天，下合于地，中合于人事。必有明法，以起度数，法式检押，乃后可传焉。故匠人不能释尺寸而意短长，废绳墨而起平水也；工人不能置规而为圆，去矩而为方。知用此者，固自然之物，易用之教，逆顺之常也。黄帝曰：愿闻自然奈何？岐伯曰：临深决水，不用工力，而水可竭也；循掘决冲，而经可通也。此言气之滑涩，血之清浊，行之逆顺也。

伯言天地之道，出于自然，不待勉强，虽幽远难明，然不出乎规矩方圆之外。临深决水者，决之去也。循掘决冲者，导之来也。此逆顺之行也。杨氏曰："规矩方圆，天地之象也"。逆顺者，地气左迁，天道右旋也。不用工力者，造化之自然也。"

黄帝曰：愿闻人之白黑、肥瘦、小长，各有数乎？岐伯曰：年质壮大，血气充盈，肤革坚固，因加以邪。刺此者，深而留之，此肥人也。广肩腋，项肉薄，皮厚而黑色，唇临临然，其血黑以浊，其气涩以迟，其为人也，贪于取与。刺此者，深而留之，多益其数也。

此论形体之太过也。广肩腋者，广阔于四旁也。项乃太阳之所主，项肉薄而皮厚黑色者，太阳之水气盛也。唇乃脾土之外候，临临然者，土气厚大也。黑者水之色，血黑以浊者，精水之重浊也。气涩以迟者，肌肉厚而气道滞也。夫太过则能与，不及则贪取。贪于取与者，不得中和之道，过犹不及也。杨元如曰："前篇论五脏之气，应土基厚薄，气色清粗。此篇论形之肥瘦，血之清浊，以应太过不及，盖皮脉肉筋骨，五脏之外合也。"朱济公曰："五运主中，六气主外，人秉天地之运气而生，故多有太过不及。"

黄帝曰：刺瘦人奈何？岐伯曰：瘦人者，皮薄色少，肉廉廉然，薄唇轻言，其血清气滑，易脱于气，易损于血。刺此者，浅而疾之。

此论形体之不及也。"皮薄色少"，秉天气之不足也。"廉廉"，瘦洁貌。"肉廉廉然，薄唇轻言"，秉地气之不足也。血清者，水清浅也。气滑者，肌肉薄而气道滑利也。莫仲超曰："音主长夏，土气薄，故言轻。"朱济公曰："气道之滑涩，由肌肉之厚薄，应天气之行于地中。"

黄帝曰：刺常人奈何？岐伯曰：视其白黑，各为调之，其端正敦厚者，其血气和调，刺此者，无失常数也。

此论平人之和调也。黑白者，水天之色也。端正敦厚者，坤之德也。此得天地平和之气，故其血气和调也。常数者，天地之常数也。盖以人应天地之气，而针合天地人之数也。

黄帝曰：刺壮士真骨者奈何？岐伯曰：刺壮士真骨坚，肉缓节监监然。此人重则气涩血浊，刺此者，深而留之，多益其数；劲则气滑血清，刺此者，浅而疾之。

此言年壮之士，得天真之完固也。先天之真元藏于肾，而肾主骨，天真完固，而后骨肉充满也。真骨坚肉缓节监监者，筋骨和而肌肉充也。监监者，卓立而不倚也。其人重浊，则气涩血浊；其人轻劲，则气滑血清。盖元真者，乃混然之气，已生之后，而有轻重高下之分焉。深而留之，浅而疾之，导其气出入于外内也。〔眉批：重在"真骨"二字。又：豀骨属骨肉，本于骨之所生。〕

黄帝曰：刺婴儿奈何？岐伯曰：婴儿者，其肉脆，血少气弱，刺此者，以毫针，浅刺而疾发针，日再可也。

此言婴儿未得天真充盛，其肉脆而血少气弱也。襁褓乳养曰婴。盖男子八岁，女子七岁，肾气始盛，齿更髪长；男子四八，女子四七，则筋骨隆盛，肌肉满壮。盖形肉血气，虽藉后天水谷之所资生，然本于先天之生原也。日再者，导阴阳血气之生长。〔眉批：日出而阳气隆，日西而阴气盛。〕

黄帝曰：临深决水奈何？岐伯曰：血清气浊，疾泻之，则气竭焉。黄帝曰：循掘决冲奈何？岐伯曰：血浊气涩，疾泻之，则经可通也。

清、浊者，天地之气也。"临深决水，循掘决冲"，行之逆顺也。血气逆顺而行，应天地之旋转也。按此篇论形肉之厚薄坚脆，血气之多少清浊，应太过不及之气，故用针之浅深疾徐，刺法之多少补泻，皆以针合人而导之和平。是以一篇之中，并无"邪病"二字，若以泻邪论之，去经义远矣。

黄帝曰：脉行之逆顺奈何？岐伯曰：手之三阴，从脏走手；手之三阳，从手走头。足之三阳，从头走足；足之三阴，从足走腹。

此言手足阴阳之脉，上下外内，逆顺而行，应地之经水也。

黄帝曰：少阴之脉独下行何也？岐伯曰：不然。夫冲脉者，五脏六腑之海也，五脏六腑皆禀焉。其上者，出于颃颡，渗诸阳，灌诸精；其下者，注少阴之大络，出于气街，循阴股内廉，入腘中，伏行骭骨内，下至内踝之后，属而别。其下者，并于少阴之经，渗三阴；其前者，伏行出跗，属下，循跗入大趾间，渗诸络而温肌肉。故别络结，则跗上不动，不动则厥，厥则寒矣。黄帝曰：何以明之？岐伯曰：以言导之，切而验之，其非必动，然后乃可明逆顺之行也。黄帝曰：窘乎哉！圣人之为道也，明乎日月，微于毫厘，其非夫子，孰能道之也。

此言血气行于脉外，以应天之道也。夫司天在上，在泉在下，水天之气，上下相通，应人之血气，充肤热肉，澹渗皮毛，而肌肉充满，若怯然少气者，则水道不行，而形气消索矣。夫冲脉者，五脏六腑之海也。五脏六腑之气，皆禀于冲脉而行。其上者，出于颃颡，渗诸阳，灌诸阴；其下者，注少阴之大络，下出于气街。此五脏六腑之血气，皆从冲脉而渗灌于脉外皮肤之间，应水随气而运行于天表也。夫少阴主先天之水火，水火者，精气也。冲脉并少阴之经，渗三阴，循跗入大趾间，渗诸络而温肌肉，是少阴之精气，又从冲脉而运行出入于经脉皮肤之外内者也。故别络结，则少阴之气，不能行于跗上，而跗上不动矣，不动者，乃少阴之气厥于内，故厥则寒矣。此气血结于脉内，而不能通于脉外也。故当导之以言，导气之外出也。验之以脉，知精血之行也。其非跗上不动，然后乃可明逆顺之行。逆顺之行者，少阴之精气渗灌于肤表，而复运行于脉中，应司天在泉之气，绕地环转，而复通贯于地中。明乎日月，微于毫厘者，言圣人之道，如日月丽天，循度环转，无有毫厘差失。故曰圣人之为道者，上合于天，下合于地，中合于人事，必有明法以起度数，法式检押，乃后可传焉。杨元如曰："五脏六腑，应五运之在中，五运者，神机之出入也。皮肤经脉，应六气之在外，六气者，左右上下环转升降者也。五脏六腑之气，禀冲脉而运行于肤表，应地气之出于外也。"莫仲超曰："所谓冲脉者，顺行逆冲于经脉皮肤之外内，充于形身，无往不到，故曰逆顺之行。盖经脉之血气顺行，则皮肤之气血逆转，所以应天地运行之道也。禀于五脏六腑者，即水谷所生之血气流溢于中，由冲脉而布散于皮肤之外。少阴之气血，先天之精气也，并冲脉渗于三阴，而行于脉中，循足跗渗足趾之诸络，而出于脉外，是以阳气起于足五趾之表，阴气起于足五趾之里，盖秉足少阴先天之水火也。人之形体肥厚，由水谷所生之血气，充肤热肉，澹渗皮毛，其真骨坚，肉缓节监者，秉先天之精气也。皮肉筋骨，营卫血气，皆本于先天后天生始之血气以资益，而后能筋骨强坚，肌肉丰厚，是以始论人之肥瘦长短，而末结冲脉少阴之出入焉。"〔眉批：顽颡者，鼻之内窍上通天气者也。又：脏腑之血气，后天之血气也。少阴之血气，先天之血气也。又：在心主言，肺主声，由少阴之气而后发。〕

血络论第三十九

黄帝曰：愿闻其奇邪而不在经者。岐伯曰：血络是也。

此承上章少阴之大络，而复统论其脏腑之十二络焉。《玉版论》曰："人之所受气者，谷也。谷之所注者，胃也。胃者，水谷血气之海也。海之所行云气者，天下也。胃之所出血气者，经隧也。经隧者，五脏六腑之大络也。"夫谷入于胃，乃传之肺，流溢于中，布散于外。精专者，行于经隧，是水谷所生之血气，营行于脉中者也。水谷之精气，从胃之大络，注于脏腑之经隧，通于孙络，出于皮肤，以温肌肉，此水谷所生之气血，散于脉外者也。夫大络与经脉缪处，故奇邪而不在经者，血络是也。上章论五脏六腑之血气，少阴肾脏之精气，从冲脉而出于皮肤。此章论胃腑所生之气血，从脏腑之大络而出于皮肤。杨元如曰："按《素问·缪刺篇》云：'邪客于皮毛，入舍于孙络，留而不去，闭塞不通，不得入于经，流溢于大络而生奇病。'故曰：'奇邪者，血络是也'"。

黄帝曰：刺血络而仆者，何也？血出而射者，何也？血少黑而浊者，何也？血出清而半为汁者，何也？发针而肿者，何也？血出若多若少，而面色苍苍者，何也？发针而面色不变而烦悗者，何也？多出血而不动摇者，何也？愿闻其故。

血络者，外之络脉孙络，见于皮肤之间，血气有所留积，则失其外内出入之机。

岐伯曰：脉气盛而虚者，刺之则脱气，脱气则仆。

此言经脉之血气，皮肤之气血，皆出于胃腑水谷之精，而分走其道，所当和平者也。若经脉之脉气盛，而皮肤之血气虚者，刺之则脱气，脱气则仆矣。朱济公曰："三阳之气，主于皮肤肌腠之间，血虚则脱气者，血为气之守也。《阴阳应象论》曰：'阴在内，阳之守也。'"

血气俱盛，而阴气多者，其血滑，刺之则射。阳气蓄积，久留而不泻者，其血黑以浊，故不能射。

此言经脉之内，皮肤之间，皆有此血气，而有阴阳之分焉。经脉为阴，皮肤为阳，俱盛者，经脉外内之血气俱盛也。如脉中之阴气多者，其血滑，故刺之则射。如皮肤之阳气蓄积，久留而不泻者，其血黑以浊，故不能射也。朱济公曰："阳气留积，其血黑浊，血随气行者也。"

新饮而液渗于络，而未合和于血也，故血出而汁别焉；其不新饮者，身中有水，久则为肿。

此言络脉之血，由水谷之津液所化，津液注于皮肤肌腠，渗于孙络，与血和合而化赤者也。《痈疽》章曰："中焦出气如露，上注谿谷，而渗孙脉，津液和调，变化赤而为血，血和则孙脉先满溢，乃注于络脉，皆盈乃注于经脉。阴阳已张，因息乃行。"盖水谷入胃，其津液随三焦出气，以温肌肉，充皮肤，复渗于孙络，与络脉之血和合，变化而赤为血。故新饮而液渗于络，未和合于血，是津液未变而赤，故刺之血出清而半为汁也。其不新饮者，身中有水，久则为肿，盖言血乃水谷之津液所化，若不新饮而出为汁者，乃身中之水也。按奇邪而不在经者，谓皮肤之气血，从别络而出于孙络皮肤，与经脉缪处。此节论津液注于皮肤，渗于络脉，与经脉之血和合，是皮肤孙络，又与经脉相通，而皮肤络脉之气血所从来，又有一道。盖此篇藉针以明阴阳血气之生始出入，学者当于针刺之外，细体认其义焉。

阴气积于阳，其气因于络，故刺之血未出而气先行，故肿。

此言阳分之气血，因于大络孙络而出也。脏腑经脉为阴，皮肤肌腠为阳，脏腑之阴气积于皮肤之阳分者，其气因于大络孙络而出，血未出而气先行者，谓脏腑之气先行，而血随气出者也。上节论脉络之血，乃皮肤之津液，渗入孙脉络脉而化赤。此言皮肤之血，因于大络孙络而出，是皮肤脉络之血气，外内相通。故下文曰："阴阳之气，其新相得而未和合。"

阴阳之气，其新相得而未和合，因而泻之，则阴阳俱脱，表里相离，故脱色而苍苍然。

此承上文，总结阴阳外内之相合也。皮肤为表，经脉为里，肤表之阳，得脉内之阴气以和之，经脉之阴，得肤表之阳气以和之，阴阳表里之相合也。如阴阳之气，其新相得而未和合，因而泻之，则阴阳俱脱，表里相离，故脱色而苍苍然。"苍苍"，青色也。《平脉篇》曰："营气不足，面色青。"阴阳俱脱者，经脉外内之营气脱也。

刺之血出多，色不变而烦悗者，刺络而虚经，虚经之属于阴者阴脱，故烦悗。

此言阴阳俱脱而色变者，皮肤络脉之血脱也。如血出多而色不变者，刺其络而虚其经也，经虚之属则阴脱矣。心主脉而包络主血，阴脏之血脱，故烦悗也。盖言在外之血气，由脏腑之阴而出于经，经而脉，脉而络也。

阴阳相得而合为痹者，此为内溢于经，外注于络，如是者，阴阳俱有馀，虽多出血，而弗能虚也。

夫内在阴，外在阳，经络为阴，皮肤为阳。此总结血气之外内出入，相得而和合者也。自外而内者，从皮肤渗于孙脉络脉，而内溢于经；自内而外者，从脏腑之阴而出于经，从经脉而外注于络脉、皮肤，外内之相得也。如阴阳俱有馀，相合而痹闭于外内之间，虽多出血，而弗能虚也。朱济公曰："阴阳相得而合为痹，与上文之阴阳相得同义。盖阴阳和合而流行则调，阴阳相得而留滞则痹。痹者，闭也。通篇论经脉血气之生始出入，故帝止问血出多而不动摇，伯曰阴阳相得而合为痹，是非邪病之痹明矣。"

黄帝曰：相之奈何？岐伯曰：血脉者，盛坚横以赤，上下无常处，小者如针，大者如筋，则而泻之万全也，故无失数矣，失数而反，各如其度。

此申明血气之在经脉而外内出入也。"相"，视也。盛坚横以赤者，血盛于脉中也。上下无常处者，血气之流行也。"小者如针"，留血之在孙络也。"大者如筋"，留血之在经隧也。数者，血脉出入之度数，留血之在经络，则而泻之，故无失其所出之度数矣。所出之度，从经而脉，脉而络，络而孙。如失其所出之数而反者，又从孙而络，络而脉，脉而经，各如其度而外内出入者也。杨元如曰："万全者，谓血气流行，外内相贯，如环无端，莫知其纪。"〔眉批：经隧深，故曰如筋。〕

黄帝曰：针入而肉著者，何也？岐伯曰："热气因于针则针热，热则肉着于针，故坚焉。

三阳之气，主于肤表，热气，阳气也，热气因于针则针热，热则肉着于针，故针下坚而不可拔也。按此篇论血气出入于络脉之间，故篇名《血络》。论有所留积，皆因于络，则而泻之万全也。若取之肉，则肉着于针，而针下坚矣。

阴阳清浊第四十

黄帝曰：余闻十二经脉，以应十二经水者，其五色各异，清浊不同，人之血气若一，应之奈何？岐伯曰：人之血气，苟能若一，则天下为一矣，恶有乱者乎？黄帝曰：余闻一人，非问天下之众。岐伯曰：夫一人者，亦有乱气，天下之众，亦有乱人，其合为一耳。

此篇论阴阳清浊，交相于乱者也。人之十二经脉，外合十二经水，内合五脏六腑，其五色各异，清浊不同，故一人之身有乱气，犹天下之众有乱人，其理可合之为一耳，恶有不乱者乎？杨元如曰："清浊，天地之气也。天气下降，地气上升，清浊相干，命曰乱气，不乱则生化灭矣。故曰：'夫一人者，亦有乱气，天下之众，亦有乱人。'谓天下之人，皆有此乱气也。"

黄帝曰：愿闻人气之清浊。岐伯曰：受谷者浊，受气者清。清者注阴，浊者注阳。浊而清者，上出于咽；清而浊者，则下行。清浊相干，命曰乱气。

六腑为阳，五脏为阴。六腑受谷者浊，五脏受气者清。故清者注阴，浊者注阳。浊而清者，谓水谷所生之清气，上出于咽喉，以行呼吸。清而浊者，肺之浊气，下注于经，内注于海。此人气之清浊相干，命曰乱气。莫仲超曰："上节言天下之众，皆有此乱气，谓人合天地之清浊也。故复曰：'愿闻人气之清浊。'"

黄帝曰：夫阴清而阳浊，浊者有清，清者有浊，清浊别之奈何？岐伯曰：气之大别，清者上注于肺，浊者下走于胃。胃之清气，上出于口；肺之浊气，下注于经，内积于海。

此论人合天地之气也。大别者，应天地之大而有别也。天清地浊而上下气交，故浊者有清清者有浊，而人亦应之。肺属天而阳明居中土，故清者上注于肺，浊者下走于胃，此清浊之上下也。然浊者有清，胃之清气，上出于口。口鼻者，气出入之门户，胃腑水谷之浊，生此清气，上出于口，以司呼吸，而应开阖者也。清者有浊，肺之浊气，下注于经，内积于海，肺为精水之原，清中所生之津液，流溢于下，即所谓谷人于胃，乃传之肺，流溢于中，布散于外。精专者，行于经隧，下注于经者，行于经隧也。流溢于中者，内积于海也。海者，下焦精髓之海也。此阴阳清浊之气交也。朱济公曰："天为阳，地为阴，天乙生水，地二生火，火为阳，水为阴，故清者有浊，浊者有清。"〔眉批：有形者浊，无形者清。〕

黄帝曰：诸阳皆浊，何阳独甚乎？岐伯曰：手太阳独受阳之浊，手太阴独受阴之清，其清者上走空窍，其浊者下行诸经。诸阴皆清，足太阴独受其浊。诸阳皆浊，而手太阳独受其浊之甚。

诸阳皆浊，而手太阳独受其浊之甚，盖手太阳小肠，主受盛胃腑之糟粕，有形者皆浊，而糟粕为浊之甚者也。诸阴皆清，而手太阴为五脏之长，华盖于上，故手太阴独受阴之清。空窍者，皮毛之汗空也。手太阴主周身之气，走于空窍，以司呼吸开阖，应天之道也。小肠受盛糟粕济泌别汁，化而为赤，下行于十二经脉，应地之道也。脾为仓廪之官，主输运胃腑水谷之精汁，故诸阴皆清，而足太阴独受其浊。杨元如曰："手太阴主天，故独受其清，足太阴主地，故独受其浊。此篇论人之阴阳清浊，应合天地经水，故帝曰十二经脉，应十二经水。伯曰天下之众，又曰气之大别。"〔眉批：津液胆汁皆属有形。又：以阴阳清浊分上下，故曰上走空窍。〕

黄帝曰：治之奈何？岐伯曰：清者其气滑，浊者其气涩，此气之常也。故刺阴者，深而留之；刺阳者，浅而疾之；清浊相干者，以数调之也。

气之滑利者，应天运于外，故浅而疾之。涩浊者，应地居于中，故深而留。清浊相干者，阴阳之气交，故以数调之。数者，天地之常数也。朱济公曰："以数调之，与《逆顺篇》之'无失常数'同义。此篇以人之清浊，合天地之阴阳，下章论人之形体，应天地日月水火。"

阴阳系日月第四十一

黄帝曰：余闻天为阳，地为阴，日为阳，月为阴，其合之于人奈何？岐伯曰：腰以上为天，腰以下为地，故天为阳，地为阴。故足之十二经脉，以应十二月，月生于水，故在下者为阴；手之十指，以应十日，日主火，故在上者为阳。

积阳为天，积阴为地，天地合气，命之曰人。故身半以上，天气主之，身半以下，地气主之。日以应火，月以应水，人秉先天之水火而成此形。故在上者，为阳以应日；在下者，为阴以应月。十日应天之十干，十二月应地之十二支，是以足之十二经脉，以应十二月，手之十指，以应十日。人秉天地水火而生，故与天地参也。

黄帝曰：合之于脉奈何？岐伯曰：寅者，正月之生阳也，主左足之少阳；未者，六月，主右足之少阳；卯者，二月，主左足之太阳；午者，五月，主右足之太阳；辰者，三月，主左足之阳明；巳者，四月，主右足之阳明。此两阳合于前，故曰阳明。申者，七月之生阴也，主右足之少阴；丑者，十二月，主左足之少阴；酉者，八月，主右足之太阴；子者，十一月，主左足之太阴；戌者，九月，主右足之厥阴；亥者，十月，主左足之厥阴。此两阴交尽，故曰厥阴。

岁半以上为阳，而主少阳太阳；岁半以下为阴，而主少阴太阴，犹两仪之分四象也。两阳合明，故曰阳明，两阴交尽，故曰厥阴，此四象而生太少中之三阳三阴也。男生于寅，故始于正月之少阳；女生于申，故始于七月之少阴。阳从左，故左而右；阴从右，故右而左。按六气主岁，初之气，厥阴风木；二之气，少阴君火；三之气，少阳相火；四之气，太阴湿土；五之气，阳明燥金；终之气，太阳寒水。而《四时调神论》又以少阳主春，太阳主夏，太阴主秋，少阴主冬。《脉解篇》曰："正月太阳寅，寅太阳也；厥阴者，辰也；阳明者，午也；少阳者，申也；少阴者，戌也；太阴者，子也。"而本篇又以寅未主少阳，卯午主太阳，辰巳主阳明，申丑主少阴，酉子主太阴，戌亥主厥阴。《经脉别论》以肝木主春，心火主夏，脾土主长夏，肺金主秋，肾水主冬。木火土金水，此后天之五行也，而《诊要经终篇》又曰："正月二月，人气在肝；三月四月，人气在脾。"《天元纪论》子午属少阴，丑未属太阴，寅申属少阳，卯酉属阳明，辰戌属太阳，巳亥属厥阴。而脏腑配合支干，又以子甲属少阳胆，丑乙属厥阴肝，寅辛属太阴肺，卯庚属阳明大肠，辰戌属阳明胃，巳己属太阴脾，午丙属太阳小肠，未丁属少阴心，申壬属太阳膀胱，酉癸属少阴肾，戌属包络相火，亥属三焦相火。《禁服篇》以人迎应春夏，一盛在少阳，二盛在太阳，三盛在阳明。气口应秋冬，一盛在厥阴，二盛在少阴，三盛在太阴。而《阴阳别论》又以少阳为一阳，阳明为二阳，太阳为三阳。阴阳之变化无穷，故曰阴阳者，有名而无形，数之可十，推之可百，数之可千，推之可万。

甲主左手之少阳，己主右手之少阳，乙主左手之太阳，戊主右手之太阳，丙主左手之阳明，丁主右手之阳明，此两火并合，故为阳明，庚主右手之少阴，癸主左手之少阴，辛主右手之太阴，壬主左手之太阴。

太阳主日，少阳主火，故两火并合，是为阳明。阳明者，离明之象也。明两作离，故两火并合，两阳合阳，是为阳明。手少阴君火主日，手太阴肺金主天，故应手之十指，此阳中有阴也。朱济公曰："按《河图》《洛书》，五位中央而主阳，五行之中，木火为阳，金水为阴。故甲乙、丙丁、戊己，为阳中之阳；庚辛、壬癸，为阳中之阴。"

故足之阳者，阴中之少阳也；足之阴者，阴中之太阴也；手之阳者，阳中之太阳也；手之阴者，阳中之少阴也。腰以上者为阳，腰以下者为阴。

此论手足之阴阳，而阴中有阳，阳中有阴也。上节论太少之阴阳，分于左右。此论太少之阴阳，位于上下。盖阴阳气交于六合之内者也。腰以上者为阳，腰以下者为阴，此阴阳之定位。手经有阴，足经有阳，乃上下之气交。〔眉批：太少阴阳四象也，有左右上下之位。〕

其于五脏也，心为阳中之太阳，肺为阳中之少阴，肝为阴中之少阳，脾为阴中之至阴，肾为阴中之太阴。

心属火而应日，故为阳中之太阳；肺居高而属金，故为阳中之少阴；肝居下而属木，故为阴中之少阳。肾居下而属水，故为阴中之太阴。脾位中央而主坤土，故为阴中之至阴。五脏为阴，而阴中有阳也。

黄帝曰：以治之奈何？岐伯曰：正月二月三月，人气在左，无刺左足之阳。四月五月六月，人气在右，无刺右足之阳。七月八月九月，人气在右，无刺右足之阴。十月十一月十二月，人气在左，无刺左足之阴。

阳气从左而右，故正二三月，人气在左，四五六月人气在右。阴气从右而左，故七八九月人气在右，十月十一十二月人气在左。圣人春夏养阳，秋冬养阴，以顺其根，故无刺其气之所在。盖针刺所以取气故也。朱济公曰："阴阳二气，皆从足而生，自下而上，故止言足而不言手，盖以顺其根也。"

黄帝曰：五行以东方为甲乙木，主春，春者苍色，主肝。肝者，足厥阴也。今乃以甲为左手之少阳，不合于数何也？岐伯曰：此天地之阴阳也，非四时五行之以次行也。且夫阴阳者，有名而无形，故数之可十，推之可百，数之可千，推之可万，此之谓也。

经云："东方生风，风生木，木生酸，酸生肝。"又曰："东方青色入通于肝。"此天地之五方五时五行五色，以应人之五脏，非天地之阴阳也。天地之阴阳者，十干在上，地支在下。天之十干，化生地之五行，以应人之五脏；地之十二支，上呈天之六气，以应人之十二经脉。是以阴中有阳，阳中有阴，天地定位，上下气交，非四时五行之以次行也。且夫阴阳者，有名而无形，数之可十可百，推之可万可千，阴阳变化之无穷也。朱济公曰："有名无形者，以无形而合有形也。"

病传第四十二

黄帝曰：余受九针于夫子，而私览于诸方，或有导引行气，乔摩灸熨，刺焫饮药之一者，可独守耶，将尽行之乎？岐伯曰：诸方者，众人之方也，非一人之所尽行也。黄帝曰：此乃所谓守一勿失，万物毕者也。

此篇论人之身体，有形层之浅深，有血气之虚实，是以针砭药灸，各守其一，非一人之所尽行也。病传者，谓邪从皮毛而发于腠理，从腠理而入于经脉，从经脉而传溜于五脏，所谓经络受邪，入脏腑为内所因也。如邪入于脏，不可以致生。故邪在皮毛者，宜砭而去之；在于脉肉筋骨者，宜针而泻之；邪入于中者，宜导引行气以出之；寒邪之入深者，宜熨而通之；邪在内而虚者，只可饮以甘药；实者，可用毒药以攻之，陷于下者，宜灸以启之。是以药石灸刺导引诸方，随众人之所病而施之，非一人之所尽行者也。此章教人知病传之有浅深，如可治之属，即守一勿失，不使大邪入脏而成不救，利济万物之功，毕于此矣。

今余闻阴阳之要，虚实之理，倾移之过，可治之属，愿闻病之变化，淫传绝败而不可治者，可得闻乎？岐伯曰：要乎哉，问道昭乎其如日醒，窘乎其如夜瞑，能被而服之，神与俱成，毕将服之，神自得之，生神之理，可著于竹帛，不可传于子孙。黄帝曰：何谓日醒？岐伯曰：明于阴阳，如惑之解，如醉之醒。黄帝曰：何谓夜瞑？岐伯曰：暗乎其无声，漠乎其无形，折毛发理，真气横倾，淫邪泮衍，血脉传流，大气入脏，腹痛下淫，可以致死，不可以致生。

此论形与神俱，病则无由入其腠理，不致血脉流传，而成不救之死证也。阴阳之要者，皮肤肌腠为阳，血脉为阴。肌腠者，三焦通会元真之处。血脉者，神气之所藏也。虚实者，血气之虚实也。如腠理固密，元真通畅，血脉和调，精神内守，邪气何由内入？虚则传溜入脏，而不可以致生。是以生神之理，可著于竹帛，以教化后世，不可传于子孙。盖言调养此神气者，乃自修之功也。倾移之过者，折毛发理，真气横倾也。可治之属者，邪尚在于皮肤肌腠之间，未至血脉传流，大邪入脏也。此言邪在于外，犹为可治之属，守一勿失，不使邪溜于内。故善治者，治皮毛，其次治肌肉，其次治经脉，其次治五脏。治五脏者半死半生，盖间传者生，传之于其所胜者不治也。若夫病之变化，淫传绝败而不可治者，乃淫邪泮衍，血脉流传，大气入脏，不可以致生也。明于阴阳，如惑之解，如醉之醒，毕将服之，神自得之。所谓上古之人，其知道者，法于阴阳，和于术数，食饮有节，起居有常，不妄作劳，故能形与神俱，而尽终其天年。"喑乎其无声，漠乎其无形"，谓不知道者，肤腠空疏，血脉虚脱。虚邪之中人也微，莫知其情，莫见其形，渐致淫邪入脏，不可以致生。夫邪之中于人也，始于皮毛，则毛发折而腠理开，开则邪从毛发入，入则抵深而入于腠理。腠理者，三焦通会元真之处，是以真气横倾，淫邪泮衍于肌腠之间，则传溜于血脉，而内入于脏矣。盖经脉内属于脏腑，外络于形身，是以经脉受邪，入脏腑为内所因也。淫邪泮衍于肌腠则伤气，传溜于血脉而入脏则伤神，神气并伤，故可以致死，而不可以致生。是以圣人之教下也，虚邪贼风，避之有时，恬淡虚无，精神内守，病从何来？故可著于竹帛，盖欲使天下后世子孙黎民，咸知此养生之道焉。〔眉批：神气也。〕

黄帝曰：大气入脏奈何？岐伯曰：病先发于心，一日而之肺，三日而之肝，五日而之脾，三日不已死，冬夜半，夏日中。

此论大邪入脏，传于其所不胜而死。盖五脏秉五方五行之气而生，故生于相生，而死于相胜也。病先发于心，一日而传之肺，三日而传之肝，五日而传之脾，皆逆传其所不胜，再至三日不已而死。夫心为火脏，冬主水，夏主火，冬夜半者，水胜而火灭也。夏日中者，亢极而自焚也。杨元如曰："按《素问·玉机真脏论》病入于五脏，逆传于所胜，尚可按、可浴、可药、可灸以救之，故曰三日不已死，谓邪入于脏，犹有可已之生机。故首言导引行气，乔摩灸熨，刺焫饮药，末言诸病以次相传者，皆有死期，不可刺也。盖邪在于形层者宜刺，入于脏者，只可按摩饮药以救之。圣人救民之心，无所不用其极。〔眉批：木生酸，酸生肝，肝生筋，筋生心，木生火，而火生土也。〕

病先发于肺，三日而之肝，一日而之脾，五日而之胃。十日不已死，冬日入，夏日出。

杨元如曰："肺主气，日出而气始隆，日入而气收引。冬日入者，气入而绝于内也。夏日出者，气出而绝于外也。按止言冬夏而不言春秋者，四时之气，总属寒暑之往来，夜半日中，阴阳之分于子午也。日出日入，阴阳之离于卯酉也。病传之一三五日者，乃天之奇数，盖五脏生于地之五行，而本于天干之所化。"

病先发于肝，三日而之脾，五日而之胃，三日而之肾。三日不已死，冬日入，夏早食。

杨元如曰："按《素问·标本病传论》云：'肝病头目眩，胁支满，三日体重身痛，五日而胀，三日腰脊小腹痛胫痠，三日不已死。冬日入，夏蚤食。'盖病先发于肝，故头目眩而胁支满，三日而之脾则体重身痛；五日而之胃则胀；三日而之肾则腰脊小腹痛胫痠。冬日入，夏蚤食，乃木气绝于卯酉金旺之时。"

病先发于脾，一日而之胃，二日而之肾，三日而之膂膀胱，十日不已死，冬人定，夏晏食。

杨元如曰："按《素问·标本病传论》云：脾病身重体痛，一日而胀，二日小腹腰脊痛胫痠，三日背膂筋痛小便闭，十日不已死。冬人定，夏晏食。盖病发于脾，则身痛体重，一日而之胃则胀，二日而之肾，则小腹腰脊痛胫痠。膂膀胱者，膀胱附于脊背之膂筋也。是以三日而之膂膀胱，则背膂筋痛，小便闭。人定在寅，木旺而土绝也。夏之晏食在亥，水泛而土败也。"

病先发于胃，五日而之肾，三日而之膂膀胱，五日而上之心，二日不已死，冬夜半，夏日昳。

"昳"，音笛，日昃也。按《素问·标本病传论》云：胃病胀满，五日小腹腰脊痛胻痠，三日背膂筋痛，小便闭，五日身体重，六日不已死。冬夜半，夏日昳。"盖病先发于胃，故胀满五日而之肾，则小腹腰脊痛胻痠，三日而之膂膀胱，则背膂筋痛，五日而上之心，则身体重。盖心主血脉，血脉者，所以濡筋骨而利关节者也。二乃人之生数，六日者，水之成数也。死于二日者，火之生气绝也；死于六日者，水乘而火灭也。故冬夜半者，即水乘火灭之义。夏日昃者，亦太阳之生气绝也。朱济公曰："冬主水，夏主火，日昃者，盛而始亏之时。"

病先发于肾，三日而之膂膀胱，三日而上之心，三日而之小肠，三日不已死，冬大晨，夏晏晡。

按《素问·标本病传论》曰：肾病者，少腹腰脊痛胻痠，三日背膂筋痛，小便闭，三日腹胀，三日两胁支痛，二日不已死。盖病先发于肾，故小腹腰脊痛胻痠，三日而之膂膀胱，则背膂筋痛、小便闭。三日而上之心，则腹胀。盖足少阴肾脉，下络膀胱，上从腹注胸中，入肺络心，此邪入于脏，亦从血脉流传也。上节病在心，故身体重，此从膀胱而上传于心，复从心而下传小肠，故腹胀也。冬大晨者，乃寅卯木旺之时，木旺则泄其水之气矣。"夏晏晡"，土气所主之时，土克水也。三日者，水火之生气并绝。二日者，火之生气绝也。盖病之且死，有死于先发之脏气绝者，有死于所传之脏气绝者，是以灵素经中少有不同，学者自当理会。

　　病先发于膀胱，五日而之肾，一日而之小肠，一日而之心，二日不已死，冬鸡鸣，夏下晡。

　　按《标本病传论》云："膀胱病小便闭，五日小腹胀，腰脊痛骱痠，一日腹胀，一日身体痛，二日不已死。"盖病发于膀胱，故小便闭，五日而之肾，则小腹胀，腰脊痛骱痠，一日而之小肠，则腹胀；一日而之心，故身体痛也。冬鸡鸣，夏下晡，即上节大晨晏晡之时也。按五脏相传，而有膀胱胃腑者，胃居中央为水谷之海，乃五脏之生原，太阳为诸阳主气也。

　　诸病以次相传，如是者，皆有死期，不可刺也；间一脏及二三四脏者，乃可刺也。

　　《玉机真脏论》曰："五脏相通，移皆有次，五脏有病，则各传其所胜。"病之且死，必先传行，至其所不胜病乃死。故如是者，乃逆传其所胜，皆有死期，不可刺也。如间一脏者，乃心传之肝，肺传之脾，子行乘母也；间二脏者，心传之脾，肺传之肾，乃母行乘子，子母之气互相资生者也。间三脏者，心传之肾，肺传之心，从所不胜来者，为微邪也。按五脏间传，止有间三而无间四，所谓间四脏者，以脏传之腑，而腑复传之于他脏，盖腑亦可以名脏也。杨元如曰："按《五脏别论》黄帝问曰：'余闻方士，或以脑髓为脏，或以肠胃为脏，'盖藏货物曰腑，故腑亦可以名脏。"

淫邪发梦第四十三

黄帝曰：愿闻淫邪泮衍奈何？岐伯曰：真邪从外袭内，而未有定舍，反淫于脏。不得定处，与营卫俱行，而与魂魄飞扬，使人卧不得安而善梦。气淫于腑，则有馀于外，不足于内；气淫于脏，则有馀于内，不足于外。黄帝曰：有馀不足有形乎？岐伯曰：阴气盛，则梦涉大水而恐惧，阳气盛则梦大火而燔焫，阴阳俱盛，则梦相杀。上盛则梦飞，下盛则梦堕，盛饥则梦取，甚饱则梦予。肝气盛则梦怒，肺气盛则梦恐惧哭泣飞扬。心气盛则梦善笑恐畏，脾气盛则梦歌乐，身体重不举，肾气盛，则梦腰脊两解不属。凡此十二盛者，至而泻之立已。

"焫"，与爇同。此承上章论淫邪泮衍，而有虚邪真邪之别也。虚邪者，虚乡不正之淫邪，中人多死。真邪者，风雨寒暑，天之真气也。夫虚邪之中人也，洒淅动形，真邪之中人也微，先见于色，不知于身，若有若无，若亡若存，有形无形，莫知其情。是以上章之淫邪泮衍，血脉传流，大气入脏，不可以致生者，虚邪之中人也。此章论真邪从外袭内，若有若无，而未有定舍，与营卫俱行于外内肌腠募原之间，反淫于脏，不得定处，而与魂魄飞扬，使人卧不得安而善梦。夫邪之折毛发理，邪从皮毛入而发于腠理之间。腠理者，在外肤肉之文理，在内脏腑募原之肉理，卫气所游行出入之理路也。是以淫邪泮衍，与营卫俱行，行于募原之肉理，则反淫于脏矣。夫心藏神，肾藏精，肝藏魂，肺藏魄，脾藏意。随神往来谓之魂，并精而出为之魄。志意者，所以御精神，收魂魄者也。与魂魄飞扬而善梦者，与五脏之神气飞扬也。腑为阳而主外，脏为阴而主内，邪气与营卫俱行于脏腑募原之间，故气淫于脏，则有馀于内，不足于外，气淫于腑，则有馀于外，不足于内。今反淫于脏，则有馀于内，而五脏之阴气盛矣。阴气盛则梦涉大水恐惧，阳气盛则梦大火燔焫，此心肾之有馀也。阴阳俱有馀，则心气并于肺肾气并于肝而梦相杀，相杀者，挺刃交击也。此肝肺之有馀也。夫魂游魄降，上盛则梦飞，下盛则梦堕，此魂魄之有馀于上下也。"饥则梦取，饱则梦予，"是脾胃之有馀不足也。此邪与五脏之神气游行，而形之于梦也。如肝气盛则梦怒，肺气盛则梦悲，心气盛则梦笑，脾气盛则梦歌乐，肾气盛则梦腰脊不属，此邪干五形脏，而形之于梦也。凡此十二盛者，乃气淫于脏，有馀于内，故泻之立已。〔眉批：大气，淫邪也。真邪，真气也。虚邪动形，故从血脉传溜而入脏。真邪病气，故与营卫俱行，与魂魄飞扬。又：邪气从外袭内，故曰反。又：挺刃者，金木交击也。〕

　　厥气客于心，则梦见邱山烟火；客于肺，则梦飞扬，见金铁之奇物；客于肝，则梦山林树木；客于脾，则梦见丘陵大泽，坏屋风雨；客于肾，则梦临渊，没居水中；客于膀胱，则梦游行；客于胃，则梦饮食；客于大肠，则梦田野；客于小肠，则梦聚邑冲衢；客于胆，则梦斗讼自刳；客于阴器，则梦接内；客于项，则梦斩首；客于胫，则梦行走而不能前，及居深地窌苑中；客于股肱，则梦礼节拜起；客于胞膔，则梦泄便。凡此十五不足者，至而补之立已也。"

　　"窌"，音教，地藏也。夫邪之所凑，其正必虚。上章论邪气之有馀，此论真气之不足。厥气者，虚气厥逆于脏腑之间；客者，迫于脏腑之外也。客于心，则梦邱山烟火，心属火而心气虚也。客于肺，则梦飞扬，肺主气而肺气虚也，金铁之奇物，金气虚而见异象也。客于肝，则梦山林树木，肝气之变幻也。客于脾，则梦丘陵大泽，土虚而水泛也。脾者营之居也，名曰器，夫形谓之器，脾主肌肉，形骸乃人之器宇，梦风雨坏屋者，脾气虚而为风雨所坏也。客于肾，则梦临渊，没居水中，肾气虚陷也。客于膀胱，则梦游行，太阳之气虚行也。客于胃，则梦饮食，虚则梦取也。客于大肠，则梦田野，田野者，水谷之所生也，大肠为传导之官，主受水谷之馀，济泌别汁，止梦见田野者，大肠之气虚也。客于小肠，则梦聚邑冲衢。夫聚邑冲衢乃通聚货物之处，小肠受盛化物，只梦见衢邑者，小肠之气虚也。胆为中正之官，决断出焉，故厥气客于胆，则梦斗讼自剖。客于阴器，则梦接内，精气泄也。三阳之气，皆循项而上于头，故头为诸阳之首。客于项，则阳气不能上于头，故梦斩截其首也。客于胫，则梦行走不前，胫气虚也。足为阴，深居地窌苑中，地气下陷也。客于股肱，则梦礼节拜起者，手足不宁也。客于胞，则梦泄前溺。客于膔肠，则梦后便。凡此十五不足者，至而补之，立已也。嗟乎！人生梦境耳，得其生神之理，则神与俱成，如醉之醒，如梦之觉，若迷而不寤，喑乎其无声，漠乎其无形矣。〔眉批：济公曰："心为丹邱。"〕

顺气一日分为四时第四十四

黄帝曰：夫百病之所始生者，必起于燥湿、寒暑、风雨、阴阳、喜怒、饮食、居处，气合而有形，得脏而有名，余知其然也。夫百病者，多以旦慧昼安，夕加夜甚，何也？岐伯曰：四时之气使然。

此章论阳气昼夜出入，应四时之生长收藏。五脏主五运于中，而外合木火土金水之五气，人之百病，不出于外内二因。燥湿风雨寒暑，外因于天之六气，气合于有形而为病，藉人气之生长以慧安。盖六淫之邪，外合于形而病形也。阴阳喜怒饮食居处，内因于人之失调，得之于脏而有病名。如伤喜则得之于心，而有心病矣；伤怒则得之于肝，而有肝病矣；伤悲则得之于肺，而有肺病矣；伤恐则得之于肾，而有肾病矣；伤于饮食侧得之脾胃，而有脾胃之病矣。是必以脏气之所胜时者起，盖内因之病，得之于脏而病脏也。此论人之真气，合天地之阴阳五行，人气盛，可以胜天之淫邪，得地之五行，可以起人之脏病，人与天地参合，而互相资助者也。

黄帝曰：愿闻四时之气。岐伯曰：春生夏长，秋收冬藏，是气之常也，人亦应之。以一日分为四时，朝则为春，日中为夏，日入为秋，夜半为冬。朝则人气始生，病气衰，故旦慧；日中人气长，长则胜邪，故安；夕则人气始衰，邪气始生，故加；夜半人气入脏，邪气独居于身，故甚也。"

春生夏长，秋收冬藏，一岁之四时，天地之阴阳出入也。朝则为春，日中为夏，日入为秋，夜半为冬，一日之四时，人气之阴阳出入也。人气生则病衰，气长则安，气衰则病加，气藏则甚，此邪正之气，交相胜负。人之真气，可以胜天之淫邪，是以圣人春夏养阳，秋冬养阴，以顺其根，养一日之气，以应天之四时，顺天地之四时，以调养其精气，可以寿敝天地。〔眉批：玉师曰："天有一日之四时，人有一岁之四时。"〕

黄帝曰：其时有反者，何也？岐伯曰：是不应四时之气，独脏主其病者，是必以脏气之所不胜时者甚，以其所胜时者起也。黄帝曰：治之奈何？岐伯曰：顺天之时，而病可与期。顺者为工，逆者为粗。

此言因于阴阳喜怒饮食居处者，五脏独主其病，是必以脏气之所不胜时者甚，以其所胜时者起也。如肝病，不能胜申酉时之金气；心病，不能胜亥子时之水气；脾病，不能胜寅卯时之木气；肺病，不能胜巳午时之火气；肾病，不能胜辰戌丑未时之土气，是脏气之所不胜时者甚也。如肝病，至辰戌丑未时而起；心病，至申酉时而起；脾病，至亥子时而起；肺病，至寅卯时而起；肾病，至巳午时而起，以其所胜时而起也。故良工顺天之时，以调养五行之气，则病之起，可与之期。若不知天地阴阳、四时五行之理者，不可以为工矣。

黄帝曰：善。余闻刺有五变，以主五输，愿闻其数。岐伯曰：人有五脏，五脏有五变，五变有五输，故五五二十五输，以应五时。黄帝曰：愿闻五变。岐伯曰：肝为牡脏，其色青，其时春，其音角，其味酸，其曰甲乙；心为牡脏，其色赤，其时夏，其曰丙丁，其音徵，其味苦；脾为牝脏，其色黄，其时长夏，其曰戊己，其音宫，其味甘；肺为牝脏，其色白，其音商，其时秋，其曰庚辛，其味辛；肾为牝脏，其色黑，其时冬，其曰壬癸，其音羽，其味咸。是为五变。

此言五脏之气，应天之四时五音五色五味也。五脏有五变者，有五时五行五音五色之变异。五变有五输者，一脏之中，有春刺荥，夏刺输，长夏刺经，秋刺合，冬刺井之五输。故五五有二十五输，以应五时也。肝属木，心属火，故为牡脏；脾属土，肺属金，肾属水，故为牝脏。

黄帝曰：以主五输奈何？岐伯曰：脏主冬，冬刺井；色主春，春刺荥；时主夏，夏刺输；音主长夏，长夏刺经；味主秋，秋刺合。是谓五变，以主五输。

此五脏之气，应天之五时，而取之五输，各有所主也。肾者，主封藏之本，藏主冬，此肾合冬藏之气也；肝主色，色主春，此肝合春生之气也；心者，生之本，神之变也，时主夏，心合夏长之气也；土数五，五者音也，音主长夏，脾合长夏之气也；五味入口，藏于肠胃，阳明主秋金之气，味主秋，肠胃合秋收之气也。此五脏之气，应五时之变，而取之五俞，各有所主也。春刺荥，夏刺输，长夏刺经，秋刺合，冬刺井，皆从子以透发母气。〔眉批：玉师曰："五俞者，井、荥、俞、经、合，而合于四时五脏之气。又：大肠乃肺之腑，与胃皆属阳明。"〕

黄帝曰：诸原安合，以致六输？岐伯曰：原独不应五时，以经合之，以应其数，故六六三十六腧。

此六腑之应五时也。春令木，夏令火，长夏主土，秋令金，冬令水，此五时之合于五行也。肝脏木，心脏火，脾脏土，肺脏金，肾脏水，此五脏之合于五行也。井主木，荥主火，腧主土，经主金，合主水，此五输之合于五行也。六腑有原穴，故不应五时，以经与原合之，则合于五行，以应六六三十六之数矣。盖木火土金水，地之五行也，以生人之五脏，地之五行，上呈天之六气，以合人之六腑。六气者，木火土金水火也，君火以明，相火以位，是以六气之中有二火，以六气合六腑，六腑有六腧，故应六六三十六之数，以经火与原火合之，则又合五行之数矣。此阴阳离合之道，五行变化之机，天地生成之妙用也。〔眉批：六腑之井荥腧经原合，乃金水木火土。又：王子方曰："地天相合而后成三十年之一纪，六十岁为一周。"〕

黄帝曰：何谓脏主冬，时主夏，音主长夏，味主秋，色主春？愿闻其故。岐伯曰：病在脏者，取之井；病变于色者，取之荥；病时间时甚者，取之输；病变于音者，取之经；经满而血者病在胃，及以饮食不节得病者，取之于合，故命曰味主阖。是谓五变也。

前节论五脏之气，应于五时，而取之五输，各有所主。此复论五脏之病，合于五输，而各有所取也。脏者，阴也，里也。肾治于里，故病在脏者，取之井，以泄冬藏之气；肝应春而主色，故病变于色者，取之荥；时间时甚者，火之动象，神之变也，故取之输；脾主土，其数五，其音宫，宫为五音之主音，故变于音者，取之经；肺与阳明主秋金之令，饮入于胃，上输于肺，食气于胃，淫精于脉，脉气流经，经气归于肺，肺朝百脉，输精于皮毛，毛脉合精，行气于腑，而通于四脏，是入胃之饮食，由肺气通调输布，而生此营卫血脉，故经满而血者病在胃，及饮食不节者，肺气不能转输而得病也。按《灵》《素》经中，凡论五脏，必兼论胃腑，以胃为五脏之生原也。肺与阳明，并主秋令，此章以腑合脏，而脏合于四时五行，味主秋，则秋令所主之脏腑，皆隶于中矣。〔眉批：《灵》《素》经中，多有复问，以补未尽之意者。〕

外揣第四十五

黄帝曰：余闻九针九篇，余亲受其调，颇得其意。夫九针者，始于一而终于九，然未得其要道也。夫九针者，小之则无内，大之则无外，深不可为下，高不可为盖，恍惚无穷，流溢无极，余知其合于天道人事四时之变也，然余愿杂之毫毛，浑束为一，可乎？

此章，帝以九针之道，合而为一，以应天道。夫九针者，始于一以应天，二以应地，三以应人，四以应时，五以应音，六以应律，七以应星，八以应风，九以应野，始于一而终于九者，合于天地人事四时之变也。然道之要，惟一而后能贯通，故九针者，小之则无内，大之则无外，深不可为下，高不可为盖，恍惚无穷，流散无极，今欲如毫毛之繁杂者，浑束为一，可乎？

岐伯曰：明乎哉问也！非独针道焉，夫治国亦然。黄帝曰：余愿闻针道，非国事也。岐伯曰：夫治国者，夫惟道焉。非道，何可小大深浅，杂合而为一乎？

夫治民与自治，治彼与治此，治大与治小，治国与治家，夫惟道而已矣，故非独针道，治国亦然。伯以九针之道，合于阴阳，推之可千可万，合之惟归于一，犹庖牺氏之卦象，有变易不易之理。所以修身齐家治国平天下，总不外乎此。

黄帝曰：愿卒闻之。岐伯曰：日与月焉，水与镜焉，鼓与响焉。夫日月之明，不失其影；水镜之察，不失其形；鼓响之应，不后其声；动摇则应和，尽得其情。

此言浑束而为一者，合于天之道也。日月丽天，绕地环转，不失其光明之影；司天在上，在泉在下，如水与镜，不失其照应之形；动静有常，刚柔推荡，如鼓与响，不失其传应之声，言天道也。动摇则应和，尽得其情者，外可以揣内，内可以揣外，外内相应，天地之道也。

黄帝曰：窘乎哉！昭昭之明不可蔽。其不可蔽，不失阴阳也。合而察之，切而验之，见而得之，若清水明镜之不失其形也。五音不彰，五色不明，五脏波荡，若是则内外相袭，若鼓之应桴，响之应声，影之应形，故远者司外揣内，近者司内揣外，是谓阴阳之极，天地之盖，请藏之灵兰之室，弗敢使泄也。

此言天地之道而合于人道也。夫六气主外，天之道也，五运主内，地之道也，而人亦应之。六气运行于上下，以应十二经脉，如升降息，则气立孤危；五运出入于外内，以应五脏之气，如出入废，则神机化灭。是以五音五色之彰明于外者，五脏之气著也。如五脏波荡于内，则五音不彰，五色不明矣。此外内相袭，若桴鼓影响之相应也。远者，司外揣内，应天之道也；近者，司内揣外，应地之道也。是谓阴阳之极，天地之盖，藏之灵兰密室，不敢妄泄也。杨元如曰："始云'高不可为盖'，谓天之覆盖于上也；又曰：'天地之盖'，谓天包乎地之外，上下合而为盖也。此章始论合束为一，以应天道，然后提出天地、阴阳、上下、外内，犹卦象之始于一而成两，奇偶相合而为三，三而三之成九，九九八十一，以起黄钟之数，是九针之道，合于天地、人事、四时之变。如杂之毫毛，若浑然为一，夏归于天道之无极也。"朱济公曰："九针者，有九针之名，有九针之式，合而为一，是为微针矣。此篇照应首章之义。"〔眉批：五气入鼻，藏于心肺，上使五色修明，音声能彰。此论外内若桴鼓之相应。〕

卷 六

五变第四十六

黄帝问于少俞曰：余闻百疾之始期也，必生于风雨寒暑，循毫毛而入腠理，或复还，或留止，或为风肿汗出，或为消瘅，或为寒热，或为留痹，或为积聚，奇邪淫溢，不可胜数，愿闻其故。夫同时得病，或病此，或病彼，意者天之为人生风乎，何其异也？少俞曰：夫天之生风者，非以私百姓也。其行公平正直，犯者得之，避者得无殆，非求人而人自犯之。

"胜"，平声。"数"，上声。马仲化曰：此言人之感邪同，而病否异者，非天之有私，而人有避不避之异也。

黄帝曰：一时遇风，同时得病，其病各异，愿闻其故。少俞曰：善乎哉问！请论以比匠人。匠人磨斧斤砺刀，削斩，材木之阴阳尚有坚脆，坚者不入，脆者皮弛，至其交节而缺斤斧焉。夫一木之中，坚脆不同，坚者则刚、脆者易伤，况其材木之不同，皮之厚薄，汁之多少，而各异耶？夫木之蚤花先生叶者，遇春霜烈风，则花落而叶萎；久曝大旱，则脆木薄皮者，枝条汁少而叶萎；久阴淫雨，则薄皮多汁者，皮溃而漉；猝风暴起，则刚脆之木，枝折杌伤；秋霜疾风，则刚脆之木，根摇而叶落。凡此五者，各有所伤，况于人乎？黄帝曰：以人应木奈何？少俞答曰：木之所伤也，皆伤其枝，枝之刚脆而坚未成伤也。人之有常病也，亦因其骨节、皮肤、腠理之不坚固者，邪之所舍也，故常为病也。

此章论因形而生病，乃感六气之化，有五变之纪也。夫形之皮肤肌腠筋骨，有厚薄坚脆之不同，故邪舍有浅深，而其病各异，即五脏之病消瘅，肠胃之有积聚，亦因形之皮肤肌肉，而病及于内也。故以木之皮汁坚脆多少方之。阴阳者，木之枝干皮肉也。交节而缺斧斤者，比人之皮弛肉脆，而骨节坚刚也。是以一木之中，尚有坚脆之不同，坚者则刚，脆者易伤，况其材木之不同耶？木之皮薄枝脆者，比人之皮不致密，肤腠疏也。木之多汁少汁者，比皮肤之津液多少也。木之蚤花先叶者，木气外敷而不禁风霜也。"溃"，散也。"漉"，渗也。皮薄多汁者，遇久阴淫雨，则溃而漉。刚脆之木，遇猝风暴起，则枝折机伤。盖汁多者不宜阴雨，刚脆者又忌暴风，以比人之腠理疏者漉汗，刚直多怒者消瘅也。木之所伤，皆伤其枝，枝之刚脆者易伤，而坚者未成伤也，故人之常病，亦因其骨节、皮肤、腠理之不坚固者，邪之所舍，而常为病也。朱永年曰："木枝者，比人之四肢。本经曰：'中于阴，常从跗臂始，'是以上古之人，起居有常，不妄作劳，养其四体也。"〔眉批：《宝命论》曰："木敷者，其叶发。"〕

黄帝曰：人之善病风厥漉汗者，何以候之？少俞答曰：肉不坚，腠理疏，则善病风。黄帝曰：何以候肉之不坚也？少俞答曰：䐃肉不坚而无分理，理者粗理，粗理而皮不致者，腠理疏。此言其浑然者。

朱永年曰：此言皮不致密，肉理粗疏，致风邪厥逆于内，而为漉漉之汗。盖津液充于皮腠之间，皮溃理疏，则津泄而为汗矣。委中之下曰䐃，太阳之部分也。盖太阳之气，主于皮肤，如䐃肉不坚，而无分理。无分理者，粗理也。理粗而皮不致密，则腠理疏，而浑然汗出矣。倪冲之曰：太阳之津气，运行于肤表，如天道之浑然，水随气行者也。故皮不密则气泄，气泄则津亦泄矣。〔眉批：《下经》曰："䐃肉不坚者皮缓。"又："经云：水道不行则形气消索。"〕

黄帝曰：人之善病消瘅者，何以候之？少俞答曰：五脏皆柔弱者，善病消瘅。黄帝曰：何以知五脏之柔弱也？少俞答曰：夫柔弱者，必有刚强，刚强多怒，柔者易伤也。黄帝曰：何以候柔弱之与刚强？少俞答曰：此人皮肤薄而目坚固以深者，长冲直扬。其心刚，刚则多怒，怒则气上逆，胸中蓄积，血气逆留，臗皮充肌，血脉不行，转而为热，热则消肌肤，故为消瘅。此言人之暴刚而肌肉弱者也。

消瘅者，瘅热而消渴消瘦也。《邪气脏腑篇》曰："五脏之脉，微小为消瘅。"盖五脏主藏精者也，五脏皆柔弱，则津液竭而善病消瘅矣。夫形体者，五脏之外合也，薄皮肤而肌肉弱，则五脏皆柔弱矣。"夫柔弱者，必有刚强"，谓形质弱而性气刚也。故此人薄皮肤而目坚固以深者，其气有长冲直扬之势。其心刚，刚则多怒，怒则气上逆，而血积于胸中。气逆留则充塞于肌肉，血蓄积则脉道不行，血气留积，转而为热，热则消肌肤，故为消瘅。此言其人暴刚而肌肉弱者也。盖肌肉弱则五脏皆柔，暴刚则多怒而气上逆矣。朱永年曰："按本经有五脏之消瘅，有肌肉之消瘅。五脏之消瘅，津液内消而消渴也；肌肉之消瘅，肌肉外消而消瘦也。

盖因于内者必及于外，因于外者必及于内，形体五脏外内之相合也。"高士宗曰：按《平脉篇》云：肾气微，少精血，奔气促迫，上入胸膈。盖精血少则逆气反上奔，故曰柔弱者必有刚强。谓五脏之精质柔弱，而气反刚强，是柔者愈弱，而刚者愈强，刚柔之不和也。

黄帝曰：人之善病寒热者，何以候之？少俞答曰：小骨弱肉者，善病寒热。黄帝曰：何以候骨之小大，肉之坚脆，色之不一也？少俞答曰：颧骨者，骨之本也。颧大则骨大，颧小则骨小。皮肤薄而其肉无月囷，其臂懦懦然，其地色殆然，不与其天同色，污然独异，此其候也。然后臂薄者，其髓不满，故善病寒热也。

"囷"，音窘。"懦"，音糯。此言骨小肉弱者，善病寒热也。夫肾主骨，颧者，肾之外候也。故颧骨为骨之本，颧大则周身之骨皆大，颧小则知其骨小也。月囷者，肉之脂标也。"懦懦"，柔弱也。"臂薄者"，股肱之大肉不丰也。地色者，地阁之色殆，不与天庭同色，此土气之卑污也。髓者，骨之充也，骨小则其髓不满矣。夫在外者皮肤为阳，筋骨为阴，骨小皮薄，则阴阳两虚矣。阳虚则生寒，阴虚则发热，故其人骨小皮薄者，善病寒热也。倪冲之曰："津液随三焦出气，以温肌肉，充腠理，淖泽注于骨，补益脑髓，润泽皮肤。如臂薄者，通体之皮肉薄弱矣，皮肉薄弱，则津液竭少。故曰：'臂薄者，其髓不满。'"高士宗曰："邪在皮肤则发热，深入于骨则发寒。"

黄帝曰：何以候人之善病痹者？少俞答曰：粗理而肉不坚者，善病痹。黄帝曰：痹之高下有处乎？少俞答曰：欲知其高下者，各视其部。

此言理粗而肉不坚者，善病痹也。理者，肌肉之文理，如粗疏而不致密，则邪留而为痹。夫皮脉肉筋骨，五脏之分部也。《痹论》曰："风寒湿三气杂至，合而为痹。以冬遇此者为骨痹，以春遇此者，为筋痹，以夏遇此者为脉痹，以至阴遇此者为肌痹，以秋遇此者为皮痹。"故各视其部，则知痹之高下，盖心肺之痹在高，肝肾脾痹在下也。

黄帝曰：人之善病肠中积聚者，何以候之？少俞答曰：皮肤薄而不泽，肉不坚而淖泽，如此则肠胃恶。恶则邪气留止，积聚乃伤。脾胃之间，寒温不次，邪气稍至，畜积留止，大聚乃起。

朱永年曰："此言善病肠中积聚者，以肠胃之恶也。夫皮肤薄，而气不充身泽毛；肉不坚，而津液不能淖泽，如此则肠胃恶。盖津液血气，肠胃之所生也，恶则邪气留止，而成积聚，乃伤脾胃之间。若再饮食之寒温不节，邪气稍至，即蓄积而大聚乃起。夫肠乃肺之合，而主皮主气；胃乃脾之合，而主肉主津。故皮肤薄而肉不坚，则气不充，而津液不淖泽矣；气不充而液不淖泽，则毫毛开，而腠理疏，疏则邪气留止，渐溜于肠胃之间，而成积聚矣。"〔眉批：马氏曰："恶者，俗云不好也。"〕

黄帝曰：余闻病形，已知之矣，愿闻其时。少俞答曰：先立其年，以知其时，时高则起，时下则殆。虽不陷下，当年有冲通，其病必起，是谓因形而生病，五变之纪也。

风雨寒暑，运行之六气也。六气在外以病形，故当先立其年，以知其时之六气。如辰戌之岁，太阳司天，二之客气，乃阳明燥金，主气乃少阴君火，此主气胜临御之气，值此时气高，而病必起。起者，即帝所谓或复还也。如三之客气，乃太阳寒水，主气乃少阳相火；四之客气，乃厥阴风木，主气乃太阴湿土；五之客气，乃少阴君火，主气乃阳明燥金；终之客气，乃太阴湿土，主气乃太阳寒水。值时气下，而为客气所胜，故其病必殆。"殆"，将也。时气下而不能胜，则病将留止，即帝所谓或留止也。盖风雨寒暑，乃临御之化，六期环转，客于形而为病。故必因时气以胜之，此论六气之在外也。陷下者，陷于肠胃之间，而成积聚也。冲通者，五运之气通出于外，而冲散其病气也。如太阳寒水司天，而五运乃太宫土运，此在内之运气胜之，故病亦不能留止也。盖六气在外，以应天之三阴三阳，五运主中，以应地之五行、人之五脏，此脏气胜岁气，故虽不陷下，病留止于外者，亦能冲通而散。盖六气主升降于上下，五运主出入于外内者也。是谓因形而生病，五变之纪也。夫皮肤肌腠曰形，腠者，皮肤肌肉之文理，乃营卫出入之道路，此病形而不病气者也。如病气则与营卫俱行，淫于内而与魂魄飞扬矣。如传溜于血脉，则入脏腑，为内所因矣。此病形而不病气，亦不溜于脉中，故为漉汗、消瘅、寒热、留痹、积聚五者之病，即陷于内，乃伤脾胃之间，郭郭之中，而不及于脏腑。此奇邪淫溢，或病形，或病气，或溜于血脉，或入于脏腑，病之变化，不可胜数也。是以《伤寒论》六篇，首论三阴三阳之气，以及六经之证，然亦有病形而不病气者。故《太阳篇》中曰："形作伤寒。"盖在天成气，在地成形，此天地之生命，所以立形定气，而视寿天者，必明乎此。临病人以观邪之中人，或病气，或病形，或溜于血脉，或入于脏腑，以知病之轻重，人之死生者，必明乎此。朱氏曰："《素问》岁运诸篇，有客气胜主气，而为民病者；主气胜客气，而为民病者。有六气胜五运，而为民病者；五运胜六气，而为民病者。此概论岁运之太过不及也。此篇论人之皮薄理疏，风雨寒暑之气，循毫毛而入腠理，为五变之病，故藉主气以胜之。主气者，吾身中有此六气，而合于天之四时也。"朱卫公曰："气者，三阴三阳之气，相将出入之营气卫气，三焦通会元真之气，所以充行于皮肤肌腠之间。此病形而不病气，故藉此形中之阴阳，合四时之六气以胜邪，若病气则又有气之变证矣。"倪冲之曰："按《阴阳别论》云：'气伤痛，形伤肿。先痛而后肿者，气伤形也；先肿而后痛者，形伤气也。'盖形舍气，气归形，故病形必及于气，病气必及于形。此章论病形而不病气。盖阴阳之道，有有形，有无形，有经常，有变易。"士宗曰："理者，皮肤脏腑之文理也。盖在外乃皮肤肌肉之文理，在内乃脏腑募原之文理，故留止而成积聚者，在脏腑外之募原，故乃伤脾胃之间，而不涉于脏腑募原者，连于肠胃之膏膜。"

本脏第四十七

黄帝问于岐伯曰：人之血气精神者，所以奉生而周于性命者也；经脉者，所以行血气而营阴阳，濡筋骨，利关节者也；卫气者，所以温分肉，充皮肤，肥腠理，司开阖者也；志意者，所以御精神，收魂魄，适寒温，和喜怒者也。是故血和则经脉流行，营复阴阳，筋骨劲强，关节清利矣；卫气和则分肉解利，皮肤调柔，腠理致密矣；志意和，则精神专直，魂魄不散，悔怒不起，五脏不受邪矣；寒温和则六腑化谷，风痹不作，经脉通利，肢节得安矣。此人之常平也。五脏者，所以藏精神、血气、魂魄者也。六腑者，所以化水谷而行津液者也。此人之所以具受于天也。无愚智贤不肖，无以相倚也。然有其独尽天寿，而无邪僻之病，百年不衰，虽犯风雨猝寒大暑，犹有弗能害也。有其不离屏蔽室内，无怵惕之恐，然犹不免于病何也？愿闻其故。岐伯曰：窘乎哉问也！五脏者，所以参天地，副阴阳，而运四时，化五节者也。五脏者，固有小大、高下、坚脆、端正、偏倾者，六腑亦有小大、长短、厚薄、结直、缓急。凡此二十五者各不同，或善或恶，或吉或凶，请言其方。

上章论在外之皮肤肌腠，因刚柔厚薄而生病。此章论在内之五脏六腑，有大小高下偏正厚薄之不同，亦因形而生病也。夫营卫血气，脏腑之所生也；脉肉筋骨，脏腑之外合也；精神魂魄，五脏之所藏也；水谷津液，六腑之所化也。是以血气神志和调，则五脏不受邪，而形体得安。然又有因于脏腑之形质，而能长寿不衰，虽犯风雨寒暑，邪勿能害者；有其不离屏蔽室内，内无怵惕之恐，然犹不免于病者。此缘脏腑有大小厚薄之不同，致有善恶凶吉之变异。盖五脏六腑，本于天地阴阳、四时五行之气，而成此形，故宜中正坚厚，以参符天地阴阳之真气。

心小则安，邪弗能伤，易伤以忧；心大，则忧不能伤，易伤于邪；心高，则满于肺中，悗而善忘，难开以言；心下则脏外，易伤于寒，易恐以言；心坚则脏安守固，心脆则善病消瘅热中，心端正则和利难伤，心偏倾，则操持不一，无守司也。

心小则神气收藏，故邪弗能害，小心故易伤以忧也。心大则神旺而忧不能伤，大则神气外弛，故易伤于邪也。肺者心之盖，故心高则满于肺中，在心主言，在肺主声，满则心肺之窍闭塞，故悗而善忘，难开以言也。经云心部于表。故心下则脏外易伤于寒，心卑下故易恐以言也。心坚则脏安守固，心脆则善病消瘅热中。按《邪气脏腑篇》五脏脉微小为消瘅。盖五脏主藏精者也，五脏脆弱则津液微薄，故皆成消瘅。心正则精神和利，而邪病难伤；心偏倾则操持不一，无守司也。

肺小，则少饮，不病喘喝；肺大，则多饮，善病胸痹喉痹逆气；肺高，则上气肩息咳；肺下，则居贲迫肺，善胁下痛；肺坚，则不病咳上气；肺脆，则苦病消瘅易伤；肺端正，则和利难伤；肺偏倾，则胸偏痛也。

"贲"，叶奔。肺主通调水道，故小则少饮，大则多饮。肺居胸中，开窍于喉，以司呼吸，故小则不病喘喝，大则善病胸痹喉痹。肺主气，故高则上气息肩而咳也。贲乃胃脘之贲门，在胃之上口，下则肺居贲间而胃脘迫肺，血脉不通，故胁下痛。胁下乃肺脉所出之云门中府处也。肺坚则气不上逆而咳。肺脆则苦病消瘅而肺易伤也。肺藏气，气舍魄，肺端正则神志和利，邪不能伤；肺偏倾则胸偏痛也。〔眉批：肺伤者，肺燥也。〕

肝小，则脏安，无胁下之痛；肝大，则逼胃迫咽，迫咽则苦膈中，且胁下痛；肝高，则上支贲切，胁悗为息贲；肝下，则逼胃，胁下空，胁下空则易受邪；肝坚，则脏安难伤；肝脆，则善病消瘅易伤；肝端正，则和利，难伤；肝偏倾，则胁下痛也。

肝居胁下，故小则脏安而无胁下之痛。肝居胃之左，故大则逼胃，而胃脘上迫于咽也；肝在膈之下，故大则苦于膈中，且胁下痛；肝脉贯膈，上注肺，故高则上支贲切，胁悗为息贲；肝居胃旁，故下则逼胃而胁下空，空则易受于邪，盖胁乃邪正出入之枢部也；肝坚则脏安，难伤，脆则善病消瘅，而易伤也；肝藏血，血舍魂，端正则神志和利；偏倾则胁痛也。〔眉批：咽从胃上膈而出喉，肝在膈之下，此迫在胃脘间，故曰："则苦膈中。"又：木侵土，故上迫胃咽。又：魂魄志意乃五脏之神。〕

脾小，则脏安难伤于邪也；脾大，则苦凑胁而痛不能疾行；脾高，则胁引季胁而痛；脾下，则下加于大肠，下加于大肠则脏苦受邪；脾坚，则脏安难伤；脾脆，则善病消瘅易伤；脾端正，则和利难伤；脾偏倾，则善满善胀也。

"胁"，音秒，与秒同。脾为中土而主于四旁，故小则脏安而难伤于邪也；脾居于腹，在胁骨之眇，故大则苦凑眇而痛，脾主四肢，故不能疾行也；胁在眇之上，故高则渺引季胁而痛；下则加于大肠，加于大肠，则脏苦受邪，盖脏虚其本位也；脾坚则脏安难伤；脾脆则善病消瘅，而易伤也；脾藏意，意舍荣，端正则神志和利，偏倾则善满善胀也。

肾小，则脏安难伤；肾大，则善病腰痛，不可以俯仰，易伤以邪；肾高，则苦背膂痛，不可以俯仰；肾下，则腰尻痛，不可以俯仰，为狐疝；肾坚，则不病腰背痛；肾脆，则苦病消瘅易伤；肾端正，则和利难伤；肾偏倾，则苦腰尻痛也。凡此二十五变者，人之所苦常病也。

"尻"，音敲，胛骨也。夫脏者，藏也，故小则脏安难伤，大则善病腰痛，腰乃肾之府也。夫腰脊者，身之大关节也，故腰痛背膂痛腰尻痛，皆不可以俯仰。肾附于腰脊间，故病诸痛也。狐疝者，偏有大小，时时上下，狐乃阴兽，善变化而藏，睾丸上下如狐之出入无时，此肾脏之疝也。肾坚则不病腰背痛，脆则苦病消瘅而易伤也。肾藏精，精舍志，脏体端正，则神志和利而难伤；偏倾，则苦腰尻痛也。夫身形，五脏之外合也，皮薄理疏，则风雨寒暑之邪，循毫毛而入腠理以病形，盖六气之客于外也。如在内之脏形薄脆偏倾，则人之所苦常病，常病者，五五二十五变病也。〔眉批：背膂在腰之上，尻在腰之下。〕

黄帝曰：何以知其然也？岐伯曰：赤色小理者，心小；粗理者，心大；无髑骬者，心高；髑骬小短举者，心下；髑骬长者，心下坚；髑骬弱小以薄者，心脆；髑骬直下不举者，心端正；髑骬倚一方者，心偏倾也。

"髑"，音结。"骬"，音于。小理者，肌肉之文理细密；粗理者，肉理粗疏。大肉髑脂，五脏之所生也，故候肉理之粗细，即知脏形之大小。"髑骬"，胸下蔽骨也。本经曰："膏人纵腹垂腴，肉人者上下容大。"盖人之䐃肉，本于脏腑募原之精液以资生。募原者，脏腑之膏肓也。五脏所藏之精液，溢于膏肓而外养于䐃肉，是以五脏病者，大肉陷下，破䐃脱肉。

白色小理者，肺小；粗理者，肺大；巨肩反膺陷喉者，肺高；合腋张胁者，肺下；好肩背厚者，肺坚；肩背薄者，肺脆；背膺厚者，肺端正；胁偏疏者，肺偏倾也。

肺居肩膺之内，胁腋之上，故视其肩背膺腋，即知肺之高下，坚脆，偏倾。倪冲之曰："肺属天而华盖于上，背为阳而形身之上也，故肺俞出于肩背。"朱永年曰：《脉要精微论》云：尺内两旁则季胁也，尺外以候肾，尺里以候腹中。推而外之，内而不外，有心腹积也。推而内之，外而不内，身有热也。盖形身之上下，即脏腑所居之外候也。

青色小理者，肝小；粗理者，肝大；广胸反骹者，肝高；合胁兔骹者，肝下；胸胁好者，肝坚；胁骨弱者，肝脆；膺腹好相得者，肝端正；胁骨偏举者，肝偏倾也。

"骹"，音交。骹者，胸胁交分之扁骨。内膈，前连于胸之鸠尾，旁连于胁，后连于脊之十一椎。肝在膈之下，故广胸反骹者，肝高，合胁兔骹者肝下。兔者，骨之藏伏也。肝脉下循于腹之章门，上循于膺之期门，在内者从肝别贯膈，故膺腹好相得者，肝端正。

黄色小理者，脾小；粗理者，脾大；揭唇者，脾高；唇下纵者，脾下；唇坚者，脾坚；唇大而不坚者，脾脆；唇上下好者，脾端正；唇偏举者，脾偏倾也。

倪氏曰："唇者，脾之候，故视唇之好恶，以知脾脏之吉凶。"

黑色小理者，肾小；粗理者，肾大；高耳者，肾高；耳后陷者，肾下；耳坚者，肾坚；耳薄不坚者，肾脆；耳好前居牙车者，肾端正；耳偏高者，肾偏倾也。凡此诸变者，持则安，减则病也。

倪氏曰："耳者，肾之候，故视耳之好恶，以知肾脏之高下偏正。凡此诸变者，神志能持则安，减则不免于病矣。"

帝曰：善。然非余之所问也。愿闻人之有不可病者，至尽天寿，虽有深忧大恐，怵惕之志，犹不能减也，甚寒大热，不能伤也；其有不离屏蔽室内，又无怵惕之恐，然不免于病者何也？愿闻其故。岐伯曰：五脏六腑，邪之舍也，请言其故。五脏皆小者，少病，苦焦心，大愁忧；五脏皆大者，缓于事，难使以忧。五脏皆高者，好高举措；五脏皆下者，好出人下。五脏皆坚者，无病；五脏皆脆者，不离于病。五脏皆端正者，和利得人心；五脏皆偏倾者，邪心而善盗，不可以为人平，反复言语也。

倪冲之曰："此总结五脏之形不同，而情志亦有别也。五脏者，所以藏精神、血气、魂魄、志意者也，故小则血气收藏而少病，小则神志畏怯，故苦焦心大忧愁也；五脏皆大者，神志充足，故缓于事，难使以忧；五脏皆高者，好高举措；五脏皆下者，好出人下。此皆因形而情志随之也。和于中则著于外，故得人心。善盗者，贪取之小人，语言反复，不可以为平正人也。"

黄帝曰：愿闻六腑之应。岐伯答曰：肺合大肠，大肠者，皮其应；心合小肠，小肠者，脉其应；肝合胆，胆者，筋其应；脾合胃，胃者，肉其应；肾合三焦膀胱，三焦膀胱者，腠理毫毛其应。

倪氏曰："五脏为阴，六腑为阳，脏腑雌雄相合，五脏内合六腑，六腑外应于形身，阴内而阳外也。故视其外合之皮脉肉筋骨，则知六腑之厚薄长短矣。肾将两脏，一合三焦，一合膀胱。"

黄帝曰：应之奈何？岐伯曰：肺应皮。皮厚者，大肠厚；皮薄者，大肠薄；皮缓，腹里大者，大肠大而长；皮急者，大肠急而短；皮滑者，大肠直；皮肉不相离者，大肠结。

倪氏曰："五脏内合六腑，外应于皮脉肉筋骨，是以肺应皮，而皮厚者大肠厚，皮薄者大肠薄，脏腑之形气，外内交相输应者也。"

心应脉。皮厚者脉厚，脉厚者小肠厚；皮薄者脉薄，脉薄者小肠薄；皮缓者脉缓，脉缓者小肠大而长；皮薄而脉冲小者，小肠小而短；诸阳经脉皆多纡屈者，小肠结。

《邪气脏腑篇》曰：脉急者，尺之皮肤亦急。脉缓者，尺之皮肤亦缓。皮脉之相应也。故皮厚脉厚；脉厚者小肠厚，皮薄者脉薄，脉薄者小肠薄。

脾应肉。肉䐃坚大者，胃厚；肉䐃麽者，胃薄；肉䐃小而麽者，胃不坚；肉䐃不称身者，胃下，胃下者，下管约不利；肉䐃不坚者，胃缓；肉䐃无小裏累者，胃急；肉䐃多小裏累者，胃结，胃结者，上脘约不利也。

"䐃"，音窘。"称"，去声。倪氏曰：'䐃'，肥脂也。'麽'，亦小也。'约'，约束也。胃有上脘、中脘、下管，故胃下则下管约不利，结则上脘约不利也。"

肝应爪。爪厚色黄者，胆厚；爪薄色红者，胆薄；爪坚色青者，胆急；爪濡色赤者，胆缓；爪直色白无约者，胆直；爪恶色黑多纹者，胆结也。

朱氏曰："爪者，筋之馀，故肝应爪，视爪之好恶，以知胆之厚薄缓急也。五脏六腑，皆取决于胆，故秉五脏五行之气色。"莫子瑜曰："胆属甲子，主天干地支之首，故备五行之色。"

肾应骨。密理厚皮者，三焦膀胱厚；粗理薄皮者，三焦膀胱薄；疏腠理者，三焦膀胱缓；皮急而无毫毛者，三焦膀胱急；毫毛美而粗者，三焦膀胱直；稀毫毛者，三焦膀胱结也。

倪氏曰："太阳之气主皮毛，三焦之气通腠理，是以视皮肤腠理之厚薄，则内应于三焦膀胱矣。又，津液随三焦之气，以温肌肉，充皮肤。三焦者，少阳之气也。本经云：熏肤充身泽毛，是谓气。是以皮毛皆应于三焦膀胱。"朱永年曰："经云'豁谷属骨'，是肌肉之属于骨也。又曰：脾生肉，肉生肺，肺生皮毛，是骨肉皮毛，交相资生者也。故曰：肾应骨，密理厚皮者，三焦膀胱厚。"

黄帝曰：厚薄美恶皆有形，愿闻其所病。岐伯答曰：视其外应，以知其内脏，则知所病矣。

倪氏曰："六腑内合五脏，外应于皮肉筋骨，故视其外应，以知其内脏，则知其所病矣。盖六腑之厚薄缓急大小而为病者，与五脏之相同也。"

禁服第四十八

雷公问于黄帝曰：细子得受业，通于九针六十篇，旦暮勤服之，近者编绝，久者简垢，然尚讽诵弗置，未尽解于意矣。《外揣》言浑束为一，未知所谓也。夫大则无外，小则无内，大小无极，高下无度，束之奈何？士之才力，或有厚薄，智虑褊浅，不能博大深奥，自强于学若细子。细子恐其散于后世，绝于子孙，敢问约之奈何？黄帝曰：善乎哉问也！此先师之所禁，坐私传之也，割臂歃血之盟也。子若欲得之，何不斋乎？雷公再拜而起曰：请闻命于是矣。乃斋宿三日而请曰：敢问今日正阳，细子愿以受盟。黄帝乃与俱入斋堂，割臂歃血。黄帝亲祝曰：今日正阳，歃血传方，有敢背此言者，反受其殃。雷公再拜曰：小子受之。黄帝乃左握其手，右授之书，曰：慎之慎之，吾为子言之。凡刺之理，经脉为始，营其所行，知其度量。内刺五脏，外刺六腑，审察卫气，为百病母。调其虚实，虚实乃止。泻其血络，血尽不殆矣。

夫气合于天，天合于地，血合于水，《外揣篇》论九针之道，浑束为一，而合于天道，故篇名《外揣》，言天道之运行于外，司外可以揣内也。此篇以气血约而为一，候其人迎气口，外可以知六气，内可以验其脏腑之病，盖经脉本于脏腑之所生，而合于六气也。故曰："凡刺之理，经脉为始，营其所行，知其度量，内刺五脏，外刺六腑，审察卫气，为百病母。"谓邪之中人，必先始于皮毛气分，而入于络脉，从经脉而入于脏腑，故泻其血络，血尽不殆。盖络脉络于皮肤之间，乃气血之交会，故视其血络，尽泻其血，则邪病不致传溜于经脉脏腑，而成危殆之证矣。虚实者，血气之虚实也。盖邪在气，则气实而血虚，陷于脉中，则血实而气虚，故必审察其本末以调之。夫血脉者，上帝之所贵，先师之所禁也。藏之金柜，非其人勿教，非其正勿授，故帝与歃血立盟，而后乃传方，篇名《禁服》者，诫其佩服而禁其轻泻也。莫子瑜问曰："此篇论约束气血为一，奚复引《外揣》而论？"曰："天与水相连，而运行于上下，水天之合一也。故曰'如水镜之察，不失其形。'《外揣篇》论九针之道，浑束为一，而合于天道。远者司外揣内，近者司内揣外，是谓阴阳之极，天地之盖，谓天地之合一也。天地相合，而水在其中矣。此篇论气血约而为一，应水天之相合，故引《外揣》而问者，补申明前章之义也。"〔眉批：首篇有禁服二字，因以名篇。〕

雷公曰：此皆细子之所以通，未知其所约也。黄帝曰：夫约方者，犹约囊也。囊满而弗约，则输泄；方成弗约，则神与弗俱。雷公曰：愿为下材者，弗满而约之。黄帝曰：未满而知约之以为工，不可以为天下师。

未满而知约者，知气与血合，候人迎气口，以知三阴三阳之气，而不知阴阳血气，推变无穷，可浑束为一，而合合于天之大数。故通人道于天道者，斯可以为天下师。"约方者"，约束血气之法。如约囊者，谓气与血合，犹气在囊篇之中，满而弗约，则输泄矣。故方成而弗约，则神与弗俱，谓血与气不能共居而合一也。满而弗约者，谓不知经治，脉急弗引也。约而为一者，脉大以弱，此血气已和，则欲安静也。〔眉批：血气，神气也。〕

雷公曰：愿闻为工。黄帝曰：寸口主中，人迎主外，两者相应，俱往俱来，若引绳大小齐等。春夏人迎微大；秋冬寸口微大，如是者名曰平人。

愿闻为工者，愿闻血气之相应，而后明合一之大道。是由工而上，上而神，神而明也。寸口主阴，故主中；人迎主阳，故主外。阴阳中外之气，左右往来，若引绳上下齐等。如脉大者，人迎气口俱大；脉小者，人迎气口俱小。春夏阳气盛，而人迎微大，秋冬阴气盛，而寸口微大。如是者阴阳相应，是谓平人。若不应天之四时，而更偏大于数倍，是为溢阴溢阳之关格矣。此论三阴三阳之气，而应于人迎气口之两脉也。高子曰："人迎气口，谓左右两寸口，所以分候阴阳之气，非寸关尺三部也。若以三部论之，则左有阴阳，而右有阴阳矣。"

人迎大一倍于寸口，病在足少阳，一倍而躁，病在手少阳；人迎二倍，病在足太阳，二倍而躁，病在手太阳；人迎三倍，病在足阳明，三倍而躁，病在手阳明。盛则为热，虚则为寒，紧则为痛痹，代则乍甚乍间。盛则泻之，虚则补之，紧痛则取之分肉，代则取血络，且饮药。陷下则灸之，不盛不虚，以经取之，名曰经刺。人迎四倍者，且大且数，名曰溢阳，溢阳为外格，死不治。必审按其本末，察其寒热，以验其脏腑之病。

"间"，去声。"数"，叶朔。此论阴阳之气偏盛，而脉见于人迎气口，及病之在气在脉，以证明血气之相应相合也。三阳之气偏盛，则人迎大二倍三倍，此气血之相应也。脉大以弱，则欲安静，此血气之相合也。痛痹者，病在于皮腠之气分，气伤故痛。气血相搏，其脉则紧，此病在气而见于脉也。代则乍甚乍间、乍痛乍止者，病在血气之交，或在气，或在脉，有交相更代之义，故脉代也。盛则泻之者，气盛宜泻之也。虚则补之者，气虚宜补之也。紧痛之在气分，故当取之分肉。代则病在血气之交，故当刺其血络。且饮药者，助其血脉脏腑，勿使病从络脉而入于经脉，从经脉而入于脏腑也。陷下则灸之者，气之下陷也。不盛不虚者，气之和平也。以经取之者，病不在气，而已入于经，则当取之于经矣。若人迎大于四倍，且大且数，名曰溢阳，溢阳者，死不治。〔眉批：躁者，阴之动象。阴阳六气皆从阴而生，自下而上，故止合足之六经，在下之气躁动，而后上合于手。又：相应者未合，而相应相合者，已合为一也。又：伤寒病太阳之气，其脉则紧。又：气伤则痛，入于络则止矣。又：络脉外交于皮肤，内通于经脉。又：气应于脉，若大气入于脉，则兼数矣。〕夫始言人迎大一倍二倍三倍者，此阳气太盛而应于脉也，后言以经取之，名曰经刺。人迎四倍者且大且数，名曰溢阳。此阳盛之气，溢于脉中，气血之相合也。此以阴阳气之偏盛，病之在气在脉，以明气之应于脉，而合于脉也。故必审按其本末，察其寒热，以验其脏腑之病。本者，以三阴三阳之气为本；末者，以左右之人迎气口为标。盖言阴阳血气，浑束为一，外可以候三阴三阳之六气，内可以候五脏六腑之有形，此阴阳离合之大道，天运常变之大数也。〔眉批：盛气并于脉中则死，和气合于脉中则欲安静也。〕

　　寸口大于人迎一倍，病在足厥阴，一倍而躁，病在手心主。寸口二倍，病在足少阴，二倍而躁，病在手少阴；寸口三倍，病在足太阴，三倍而躁，病在手太阴。盛则胀满、寒中、食不化，虚则热中、出糜、少气、溺变色，紧则痛痹，代则乍痛乍止。盛则泻之，虚则补之，紧则先刺而后灸之，代则取血络而后调之，陷下则徒灸之。陷下者，脉血络于中，中有着血，血寒，故宜灸之。不盛不虚，以经取之，名曰经刺。寸口四倍者，名曰内关，内关者，且大且数，死不治。必审察其本末之寒温，以验其脏腑之病。

　　夫在天苍黅丹素、玄之气，经于十干之分，化生地之五行。地之五行，上呈天之六气，六气合六经，五行生五脏，是六气本于五脏之所生。故阴气太盛，则胀满寒中；虚则热中，出糜溺色变。气从内而外，由阴而阳也。是以候人迎气口，则知阴阳六气之盛虚，内可以验其脏腑之病，阴阳外内之相通也。夫痛痹在于分腠之气分，腠者，皮肤脏腑之肉理，故病在阳者，取之分肉；病在阴者，先刺而后灸之。宜灸。盖灸者，所以启在内在下之气也。代则气分之邪，交于脉络，故先取血络，而后饮药以调之。"陷下则徒灸之"，盖言气陷下者宜灸，今入于脉中，又当取之于经矣。如陷于脉而宜灸者，乃脉受络之留血而陷于中，中有著血，血寒故宜灸。若气并于血，又非灸之所宜也。此盖因气之盛虚，病之外内，以证明血气之有分有合，有邪病、有和调，反复辨论，皆所以明约束之道。所谓邪病者，中有着血，犹囊满而弗约，则输泄矣。和调者，气并于血，神与气俱，浑束为一，阴阳已和，则欲安静，毋用力烦劳，不可灸也。朱永年曰："本经中论人迎寸口大一二三倍之文凡四见，其中章旨不同，学者各宜体会。若仅以三阴三阳论之，去经义远矣。马氏以六气增注脏腑，更为蛇足。"〔眉批：痹于脏腑血络之肉里者。〕

通其营输，乃可传于大数。大数曰："盛则徒泻之，虚则徒补之，紧则灸刺且饮药，陷下则徒灸之，不盛不虚，以经取之。所谓经治者饮药，亦曰灸刺。脉急则引，脉大以弱，则欲安静，用力无劳也。

此总结上文，以申明约束为一之道。通其荥输者，谓血气之相合，从营输而溜注于脉也。大数者，谓合一之道，通天道也。故知其大数，则曰盛则徒泻之，虚则徒补之，陷下则徒灸之。盖谓气盛者宜泻，气虚者宜补，气陷下者宜灸。今气与血合，浑束为一，有病者则当取之于经，气盛于脉中者，又当引而伸之，血气和平而相合者，则欲安静调养，是以徒泻、徒补、徒灸也。"所谓经治者，饮药，亦曰灸刺"，此病入于经，所当以经治之。脉急则引者，阴阳偏盛之气，并于脉中，故脉数急，又当引而伸之，盖囊满勿约则输泄矣。若脉大以弱者，此平和之气，与血相合而已，和调则欲安静以调养，无用力以伤其血脉，无烦劳以伤其气也。此章藉人迎气口之盛躁，以明气血之合一，故曰脉急则引者，先言盛躁之气而合于脉中也。继言脉大以弱者，乃平和之气血，浑束于一也。气并于脉中，故脉大，血气和调，故柔软也。《外揣篇》论浑束为一，而合于天道，天地有外内上下之气交，故司外可以揣内，司内可以揣外，此天地之合一也。此篇论阴阳六气，与血脉浑束为一，应司天在上，在泉在下，如水镜之察，不失其形，此水天之合一也。〔眉批：脉中有著血者，亦宜灸，故曰亦。〕愚按此篇大义，谓阴阳六气，外合于手足六经，内合于五脏六腑，可分可合，可外可内者也。候人迎气口者，候六气之在外，而不涉于经也。陷下则灸之者，谓气陷于内，而不陷于脉也。故曰："审察卫气，为百病母。"卫气外行于皮肤分肉，内行于脏腑之募原，六气在外，同卫气而在肤表之间，陷于内则入于脏腑之募原矣。故曰："审察其本末之寒温，以验其脏腑之病。"盖以内为本而外为末，血为本而气为标，审其病之在气在脉、在外在内也。如病在外之六气，有不涉于六经者；有病在气，而转入于经者；有陷于内，而不干于脏腑者；有陷于募原之中，而病及于脏腑者。此六气之于经脉脏腑，可分而可合也。紧则为痛痹者，病形而伤气也。代则乍甚乍间者，气始入于脉也。盖六气本于五脏之所生，而外出于肤表，合而为一，则从络而脉，脉而经，经而脏腑也。六气出入于脏腑经脉之间，有离有合，运行无息者也。春夏人迎微大，秋冬寸口微大，此六气行于脉外也。脉大以弱，则欲安静，此气与血合，混束而为一矣。即如中风伤寒，六经相传，七日来复，此病在六气而不涉于经也。如病一二日，即见呕吐泄泻诸证者，此陷于内而入腑也。有病一二日，即见神昏、气促、烦躁诸证者，此陷于脏腑之募原而为半死半生之证矣。盖客于脏外者生，干脏者死，干脏而脏真完固，不为邪伤者生，脏真伤而神昏躁盛者死。故曰治五脏者，半死半生也。如伤寒之黄连阿胶桃花小陷胸证，此病在气而溜于经也。盖邪入于经，其脏气实，不必动脏则溜于腑。若血脉传溜，大气入脏，腹痛下淫，可以致死，而不可以致生矣。夫邪气淫泆，不可胜数，有病一二日，或即溜于经，或即陷于内，或即干脏入腑者；有病多日而渐次溜经陷内，干脏入腑者；有病久而止在气在形，不入于内者。此邪病之有重轻，真气之有虚实也。此篇论血气之离合出入，审病气之轻重死生，大有关于至道。故帝令斋宿而始授其书，予亦不厌琐赘而复明之，以勉后学，知真气之出入，则知邪病之浅深，治其始蒙，救其未逆，弗使邪气内入而成不救，此医道中修身善后之大功德也。高子曰："《外揣篇》论气与形合，此篇论气与血合，《五变》章论病在形而不病气，《本脏篇》论病在脏腑而不病气，本经厥逆诸篇，有病气者、有病血者、有血气之兼病者。此阴阳离合之道，变化之不测也。"〔眉批：经云："营为根，卫为叶。"又：假病以分气血之离合。又：痹证只在营。〕

五色第四十九

雷公问于黄帝曰："五色独决于明堂乎？小子未知其所谓也。黄帝曰：明堂者，鼻也；阙者，眉间也；庭者，颜也；蕃者，颊侧也；蔽者，耳门也。其间欲方大，去之十步，皆见于外，如是者，寿必中百岁。

此承三十七章之五阅五使，复辨明五脏之气，见色于明堂，见脉于气口，察其色，切其脉，以知病之间甚，人主寿夭也。《五阅》章曰："五官已辨，阙庭必张，乃立明堂。明堂广大，蕃蔽现外，方壁高基，引垂居外，五色乃治。平博广大，寿中百岁。"故帝复释之曰："明堂者，鼻也。阙者，眉间也；庭者，颜也；蕃者，颊侧也；蔽者，耳门也。其间欲方大，去之十步，皆见于外，如是者寿必中百岁。"盖言面部之形色，应天地之形气，欲其清明而广厚也。夫五脏生于地之五行，地之五行上呈天之五色及三阴三阳之六气，故色见于明堂，脉出于气口，乃五脏之气见于色而应于脉也。故曰五气者，五脏之使也，五时之副也。气口者，左之人迎，右之寸口，所以候三阴三阳之气。三阴三阳者，五脏六腑之气也。朱氏曰："按《五脏生成篇》云，凡相五色之奇脉，面黄目青、面黄目赤、面黄目白、面黄目黑者，皆不死也；面青目赤、面赤目白、面青目黑、面黑目白、面赤目青，皆死也。盖五脏之气色见于面，五脏之血色见于目也。《脉要精微论》曰：尺外以候肾，中附上，左外以候肝，右以候脾，上附上，右外以候肺，左外以候心。是五脏之有形候，见于左右三部之寸关尺；五脏之气候，见于气口也。故曰：脉之浮沉及人迎与寸口气小大等者，病难已。此五脏之形气，各有所候也。夫天地之生命，所以立形定气，故视人之寿夭，决病之死生者，必明乎此。"〔眉批：王子方曰："照应后之目有所见。"又：五脏之形，候三部之浮沉；五脏之气，候在气口。〕

雷公曰：五官之辨奈何？黄帝曰：明堂骨高以起，平以直，五脏次于中央，六腑挟其两侧。首面上于阙庭，王宫在于下极，五脏安于胸中，正色以致，病色不见，明堂润泽以清，五官恶得无辨乎？

"恶"，叶乌。五官者，五脏之外候也。明堂者，鼻也。鼻之准骨，贵高起而平直者也。五脏次于中央，阙庭之中，肺也；阙下者，心也；直下者，肝也；再下者，脾也。脏为阴而主中，故候次于中央也。"六腑挟其两侧"，肝左者，胆也；方上者，胃也；中次者，大肠也；面王以上者，小肠也；面王以下者，膀胱子处也。腑为阳而主外，故位次于两侧也。肾为水脏，故挟大肠而位于蕃蔽之外，应地居中而海水之在外也。首面上于阙庭，王宫在于下极，应天阙在上，王宫在下，有天地人之三部也。阙庭者，肺也，肺主天而居上也；极下者，脾也，脾主地而居下也；王宫者，心之部也，心为君主而居中也。五脏安居于胸中，而脏正之色，致见于外，五官恶得无辨乎？

雷公曰：其不辨者，可得闻乎？黄帝曰：五色之见也，各出其色部，部骨陷者，必不免于病矣。其色部乘袭者，虽病甚，不死矣。

朱永年曰："不辨者，谓不辨其正色，而辨其病色也。五色之现，各出其色部者，谓五脏之病色，各见于本部也。《刺热论》曰：色荣颧骨，热病也。部骨陷者，谓本部之色，隐然陷于骨间者，必不免于病矣。盖病生于内者，从内而外，色隐见于骨者，病已成矣。'承袭者'，谓子袭母气也。如心部现黄，肝部见赤，肺部现黑，肾部现青，此子之气色承袭于母部，虽病甚不死，盖从子以泄其母病也。"

雷公曰：官五色奈何？黄帝曰：青黑为痛，黄赤为热，白为寒，是为五官。

倪冲之曰："此察五部之色，而知外淫之病也。青黑者，风寒之色，故为痛；黄赤者，火土之色，故为热；白者，清肃之气，故为寒。是为五色之所司，而为外因之病也。"莫子瑜曰："上节论五脏之病色，各出其部。此论天之风寒，见于五色，审别外内，是为良工。"

雷公曰：病之益甚，与其方衰如何？黄帝曰：外内皆在焉。切其脉口滑小紧以沉者，病益甚，在中；人迎气大紧以浮者，其病益甚，在外。其脉口浮滑者，病日进；人迎沉而滑者，病日损。其脉口滑而沉者，病日进，在内；其人迎脉滑盛以浮者，其病日进，在外。脉之浮沉及人迎与寸口气小大等者，病难已；病之在脏，沉而大者，易已，小为逆；病在腑，浮而大者，其病易已。人迎盛坚者，伤于寒；气口盛坚者，伤于食。

此切其脉口人迎，以知病之间甚外内也。夫外因之病，从外而内，自阳而阴；内因之病，从内而外，由阴而阳。脉口主内，人迎主外，故曰外内皆在，谓候其脉口人迎，而外感内伤之病，皆可以知其甚衰也。故切其脉口滑小紧以沉者，病甚在内也。人迎气大紧以浮者，病甚在外也。夫浮为阳，沉为阴，其脉口浮滑者，阳气在阴，故病主日进。人迎沉而滑者，阴气出阳，故病日损也。其脉口滑以沉者，病日进，在内也。其人迎滑以浮者，病日进，在外也。脉之浮沉，谓左右寸关尺三部之脉，与人迎寸口之气大小浮沉等者，此脏腑之形气俱病，故为难已。病之在脏沉而大者，此阴病现阳脉，故为易已，是以小则为逆。病在腑，浮而大者，阳病在外，故其病易散也。人迎主外，是以人迎盛坚者，伤于寒，病因于外也。气口主中，是以气口盛坚者，伤于食，病因于内也。人迎气口，主脏腑阴阳之气，故候其两脉，而外内之病皆在焉。〔眉批：人迎寸口在左右之两脉口，而不兼关尺。〕

雷公曰：以色言病之间甚奈何？黄帝曰：其色粗以明，沉夭者为甚；其色上行者，病益甚；其色下行如云彻散者，病方已。五色各有脏部，有外部，有内部也。色从外部走内部者，其病从外走内；其色从内走外者，其病从内走外。病生于内者，先治其阴，后治其阳，反者益甚；其病生于阳者，先治其外，后治其内，后者益甚。

朱永年曰："此察其色而知病之间甚外内也。粗明主阳，沉夭主阴，阴阳交见，故为病甚。夫色乃五脏五行之气，从内而出，自下而上，以见于面。其色上行者，病气方殷，故为益甚。夫地气升而为云，得天气降而彻散，故病方已也。"脏部"，脏腑之分部也。五脏次于中央为内部，六腑挟其两侧为外部。色从外部走内部者，外因之病，从外走内也；其色从内走外者，内因之病，从内走外也。盖腑为阳而主外，脏为阴而主内也。故病生于内者，先治其阴，后治其阳，反者益甚；其病生于阳者，先治其外，后治其内，反者益甚也。"〔眉批：内外阴阳，错综而言。又：五脏，地气之所生也。〕

其脉滑大以代而长者，病从外来，目有所见，志有所恶，此阳气之并也，可变而已。

承上文而言气分之病，并于血脉也。上文之所谓阴阳外内者，病在气也。故脉见于气口，色见于明堂，若气并于血，则脉现寸关尺之三部，而色见于目矣。滑者寒水之象；大者，暑热之象；代者，湿土之象；长者，风木之象。此外因风、寒、暑、湿之气，并于血脉而现此诊。故曰以代曰而长，谓或滑大或代或长，皆病从外来，非四气之同并而同现此脉也。目有所见者，色见于目也。志有所恶者，五脏之神志有所不安也。此阳气之

并也，可变而已。谓先治其外，后治其内，使之通变于外，而病可已也。〔眉批：诸经中论脉，内用衬贴字者，俱宜分看。〕

雷公曰：小子闻风者，百病之始也；厥逆者寒湿之起也。别之奈何？黄帝曰：常候阙中，薄泽为风，冲浊为痹，在地为厥，此其常也，各以其色言其病。

地者，面之下部，名地阁也。风乃天气，故常候于阙庭；寒湿者地气，故候在地部。风乃阳邪，故其色薄泽。寒湿者阴邪，故其色冲浊。此承上启下之文，言风寒湿邪，可并于脉中，可入于脏腑，而为猝死之不救。故邪风之至，疾如风雨，而为百病之长。故善治者，治皮毛，其次治肌肤，其次治筋脉，其次治脏腑。治脏腑者，半死半生也。是以医者当明于分部，审察外内，用阴和阳，用阳和阴，勿使邪入于脏而成不救，斯谓之良工而万举万当也。朱永年曰："气并于脉，则血脉传流，大气入脏，不可以致生。盖邪在血脉，尚可变而已，已入于脏，不亦晚乎？是故圣人之教人察色辨脉，盖欲其不治已病而治未病，不治已乱治未乱也。"倪冲之曰："扁鹊望见桓侯之色，正欲其治未病也。所谓未病者，病未传溜于深隧也。"

雷公曰：人不病猝死，何以知之？黄帝曰：大气入于脏腑者，不病而猝死矣。雷公曰：病小愈而猝死者，何以知之？黄帝曰：赤色出两颧，大如指者，病虽小愈，必猝死。黑色出于庭，大如拇指，必不病而猝死。

此承上文而言外因内因之病，并于血脉而入脏者，皆为猝死也。大气入脏者，外淫之邪入于脏腑，故不病而猝死矣。不病者，无在外之形证也。"病小愈而猝死者"，内因之病，脏腑相乘也。赤色出两颧，黑色出于庭，即下文之所谓肾乘心，心先病，肾为应，色皆如是。盖赤者火之色，黑者水之色也。小愈者，水济其火也。猝死者，水淫而火灭也。盖五行之气，制则生化，淫胜则绝灭矣。夫病在气者，其色散而不聚，乘于脉中者，其色聚而不散。大如拇指者，血脉之聚色也。肾脉注胸中，上络心，赤色出两颧者，肾上乘心，而心火之气外出也。黑色出于庭者，肾乘心而心先病，肾为应而亦随之外出，故色皆如是。皆如是者，色皆如拇指也。盖脏者藏也，五色之见于面者，五脏之气见于色也。聚色外见者，脏正之外泄也。倪冲之曰："水上乘心，则心先病，故曰病、曰小愈，肾气上乘，则自虚其本位矣，复为后应而上出，故不病而猝死。不病者，不为他脏所乘而自脱也。"朱永年曰："五行之气，有相生、有承制，制则生化，胜制太过则绝灭矣。故病之稍愈者，制则生化也，稍愈而猝死者，胜制太过也。举心肾而五脏皆然。"高士宗曰："庭者，天庭也，水通于天，上下环转，黑色出于庭，乃水归于天，而无施转之机矣。在人则猝死，在天为混濛。"

雷公再拜曰：善哉！其死有期乎？黄帝曰：察色以知其时。雷公曰：善乎！愿卒闻之。黄帝曰：庭者，首面也；阙上者，咽喉也；阙中者，肺也；下极者，心也；直下者，肝也；肝左者，胆也；下者，脾也；方上者，胃也；中央者，大肠也；夹大肠者，肾也；当肾者，脐也；面王以上者，小肠也；面王以下者，膀胱子处也；颧者，肩也；颧后者，臂也；臂下者，手也；目内眦上者，膺乳也；夹绳而上者，背也；循牙车以下者，股也；中央者，膝也；膝以下者，胫也；当胫以下者，足也；巨分者，股里也；巨屈者，膝膑也。此五脏六腑肢节之部也，各有部分。有部分，用阴和阳，用阳和阴，当明部分，万举万当，能别左右，是谓大道，男女异位，故曰阴阳。

察色以言其时者，察五脏五行之色，以知所死之时也。如赤色出于两颧者，所死之期，其日壬癸，其时夜半也；黑色出于庭而死者，其日戊己，其时辰戌丑未时也。脏腑各具五行之色，各有所主之部，故当时其部分，用阴和阳，用阳和阴，阴阳和调，万举万当矣。左右者，阴阳之道路，阳从左，阴从右，能别左右，是谓天地之大道。男子之色，从左而右；女子之色，从右而左。男女异位，故曰阴阳。倪冲之曰："男从左，女从右，气之顺也，顺则散。如男从右，女从左，气之逆也，逆则聚，聚则有胜克绝灭之患。"此节论内因之色，有阴阳、左右、死生、逆顺之分。〔眉批：脏腑之肢节，见于面部者，形见于色也。又：天道从左而右，地道从右而左。〕

审察泽夭，谓之良工。沉浊为内，浮泽为外，黄赤为风，青黑为痛，白为寒，黄而膏润为脓，赤甚者为血，痛甚为挛，寒甚为皮不仁。五色各见其部，察其浮沉，以知浅深；察其泽夭，以观成败；察其散搏，以知远近；视色上下，以知病处；积神于心，以知往今。故相气不微，不知是非，属意勿去，乃知新故。色明不粗，沉夭为甚；不明不泽，其病不甚。

此言审察其色，以知外因之病也。沉浊为内，浮泽为外，谓外因之病，从外而内，察其色之浮沉，则知病之外内也。风乃天之阳邪，故色见黄赤；痛为阴痹，故色见青黑。色白为寒，色黄而膏润为痛脓。赤甚者为留血。痛在筋骨，故甚则为拘挛。寒伤皮肤，故甚为皮不仁。此外因之邪见于五色，而各见其部。察其色之浮沉，以知病之浅深；察其色之泽夭，以观人之成败；察其色之散搏，以知病之远近；视其色之上下，以知病之所在。夫色脉者，上帝之所贵，先师之所传也。上古使僦贷季理色脉而通神明，合之四时五行，八风六合，不离其常。是以积神于心，然后以知往古来今。故相气不微，不知是非，属意勿去，乃知新故。若色明不粗而反是沉夭者，其病为甚；其色虽不明泽而不沉夭者，其病不甚。盖外因之病，宜从外散而不宜内入也。

　　其色散驹驹然未有聚，其病散而气痛，聚未成也。肾乘心，心先病，肾为应，色皆如是。

　　此复申明内因之病，有聚散死生之别。夫脏病之散而不聚，则其色散如驹驹然，而病未有聚也。若搏聚于脏，血脉相乘，则见搏聚之色，而为猝死之病矣。驹驹然者，如驹之过隙，行而不留者也。其色行散，故病未有聚也。夫气伤痛，其病散于气分而痛者，聚未成于血脉也。若脏病不出于气分，如肾乘心，则心先病而搏聚之，赤色出于两颧，大如拇指矣。肾即为应，而黑色出于庭，亦大如拇指矣。此脏邪聚于脏，从血脉相乘，故色皆如是之聚而不散也。《金柜要略》云：“血气入腑即死，入脏即愈。非为一病，百病皆然。”在外者可治，入里者即死。〔眉批：上句言未聚在脏，下句言未聚脉中。〕

　　男子色在于面王，为小腹痛，下为卵痛，其圆直为茎痛，高为本，下为首，狐疝㿗阴之属也。女子在于面王，为膀胱子处之病，散为痛，搏为聚，方圆左右，各如其色形。其随而下至胝为淫，有润如膏状，为暴食不洁。左为左，右为右，其色有邪，聚散而不正，面色所指者也。

　　此言外因之病色，见于腑部者，其病在腑，色虽搏聚，非死证也。面王以上者，小肠也；面王以下者，膀胱子处也。故男子色见于面王，为小腹痛，其圆直为茎痛。夫外因之病，从外而内，其色从上而下，故以高为本，下为所行之首，其病乃在下，狐疝阴癫之属也。女子色见于面王，为膀胱子处之病。男女之病，散在气分则为痛，搏于血分则为聚。夫狐疝阴癫之属，乃有形之证，其形之或方或圆，或左或右，各如其色形。盖病聚于内则见聚色于外，形方则色方，形圆则色圆，此病形而不病脏，虽有聚色，非死色也。此五脏六腑各有部分，有外内，能明乎部分，知其外内，万举万当矣。〔眉批：此即下文，所谓首空。又：男子为狐疝，女子为阴癀。又：病形者，有形之病在于肠胃之分。〕胘者，面王之下部也，其面王之色，随而下至胘者，主有淫浊之证；其色润如膏状者，为暴食不洁之物。盖腑为阳而主外，主受纳水谷，传导糟粕，是以或外受风寒，或内伤饮食，皆为病腑而色见于腑部也。色见于左，则为病在左；色见于右，则为病在右。其所见之色，或聚或散，皆斜而不正，其搏聚之面色，所谓如拇指者也。夫血脉传溜，大邪入脏则为猝死。今腑病而为狐疝阴癀之属，因邪搏而为聚病，故见其聚色，非入脏之死证也。〔眉批：左为左，右为右，形见于色也。男左女右者，气见于色也。又：散为痛，则其色散；搏为聚，则其色聚。〕

色者，青黑赤白黄，皆端满有别乡。别乡赤者，其色赤大如榆荚，在面王为不日。

此言色之搏聚而满端者，乃大气入脏，而为猝死矣。青黄赤白黑，五脏五行之色也。别乡者，如小肠之部在面王，而面王者，乃心之别乡也；胆之部在肝左，胆部者，肝之别乡也。大如榆荚者，血分之聚色，即如拇指之状也。不日者，不终日而猝死也。此言五脏之病色，见于本部；五脏之死色，见于别乡。如心受外淫之邪，而猝死者，其色见于面王；心受内因之病，而猝死者，其色出于颧，皆非心脏之本部。但在脏者，其色端满而不斜；在腑者，其色斜而不正，此脏腑死生之有别也。高士宗曰："脏真藏于内，绝则从腑而脱于外，故色见于腑部。"〔眉批：此申明大气入脏之色。又：篇内只提肾乘心，此言五脏相乘，各具五色，各有别乡，亦如心脏。〕

其色上锐，首空上向，下锐下向。在左右如法。

此承上文以申明端斜之色状也。"锐"，尖也。"空"，虚也。其色上行者，上锐首虚，浮而上行；其色下行者，下锐首虚，浮而下行。盖病从内而外者，其本在下，其首在上；病从外而内者，其本在上，其首在下。是以本沉实而首虚浮，此端满之色状也。有斜而不端者，其本在左，其首向右行；其本在右，其首向左行。皆如上锐首空、下锐首空之法，此病在腑而搏聚为聚之色也。朱永年曰："榆荚上下皆锐，但虚浮者，其锐形外见，所沉之本，不现其锐形也。故曰：'察其浮沉以知浅深。'"〔眉批：上节单论外因，故以高为本下为首，此总论外内二因，故有上下之别。〕

以五色命脏，青为肝，赤为心，白为肺，黄为脾，黑为肾。肝合筋，

心合脉，肺合皮，脾合肉，肾合骨也。

　　此总结五脏各具五色，而各有外内之形层也。上文言赤色出于两颧，黑色出于庭，赤色在面王，此心肾之色也。若以五色命脏，则五脏各有五者之色矣。至于肩臂膺背膝胫手足之部，俱各有五脏所合之皮脉肉筋骨，视其五色，则知病在内之五脏，在外合之形层，此五脏内合五行，外见五色，若外因风寒暑湿之邪，而见于色者，六气之应于色也。倪冲之曰："病五脏于内，则外见五色，邪中外合之皮脉肉筋骨，则内入于五脏，此外内出入之道也。按《病传》章曰：'血脉传溜，大邪入脏，可以致死，不可以致生。'帝曰：'大气入脏奈何？'伯曰：'病先发于心，一日而之肺，三日而之肝。'盖血脉传溜，故先发于心，若邪中皮而内入，则先发于肺矣。夫邪从形层，次第而入于内者，先皮毛而肌腠，腠而络，络而脉，脉而经，经而腑脏。此邪在外之皮脉，即中内合之五脏，故曰人不病而猝死，谓不病在外之形层，而即入于脏也。"

论勇第五十

黄帝问于少俞曰：有人于此，并行并立，其年之长少等也，衣之厚薄均也，猝然遇烈风暴雨，或病或不病，或皆病，或皆不病，其故何也？少俞曰：帝问何急？黄帝曰：愿尽闻之。少俞曰：春青风、夏阳风、秋凉风、冬寒风，凡此四时之风者，其所病各不同形。黄帝曰：四时之风，病人如何？少俞曰：黄色薄皮弱肉者，不胜春之虚风；白色薄皮弱肉者，不胜夏之虚风；青色薄皮弱肉，不胜秋之虚风；赤色薄皮弱肉，不胜冬之虚风也。黄帝曰：黑色不病乎？少俞曰：黑色而皮肤肉坚，固不伤于四时之风。其皮薄而肉不坚，色不一者，长夏至而有虚风者病矣；其皮厚而肌肉坚者，长夏至而有虚风不病矣；其皮厚而肌肉坚者，必重感于寒，外内皆然，乃病。黄帝曰：善。

朱永年曰："上章论五脏之气见于色，而分别于明堂。此论五脏之气充于形，而审其虚实。盖皮肤肌腠之间，五脏元真之所通会，是以薄皮弱肉，则脏真之气虚矣。五脏之气虚，则不能胜四时之虚风矣。虚风者，虚乡不正之邪风也。黑者，水之色，论肾气之厚薄也。不伤于四时之风者，谓土旺于四季也。不病长夏之风者，谓土主于长夏也。设有皮厚肉坚，而伤于四时之风者，必重感于寒也。夫在地为水，在天为寒，肾为水脏，上应天之寒气，是以色黑而皮厚肉坚之为病者，必重感于寒，外内皆然乃病，谓外受天之寒邪，内伤肾脏之水气，此言人之五脏与天之六气相合，是以五色之薄弱者，不能胜四时之风气也。"倪冲之曰："《五变》章论形之厚薄坚脆。此章论形中之气，有强弱之不同。"〔眉批：《伤寒》小青龙、真武汤证，即此义也。〕

黄帝曰：夫人之忍痛与不忍痛者，非勇怯之分也。夫勇士之不忍痛者，见难则前，见痛则止；夫怯士之忍痛者，闻难则恐，遇痛不动。夫勇士之忍痛者，见难不恐，遇痛不动；夫怯士之不忍痛者，见难与痛，目转面盻，恐不能言，失气惊，颜色变化，乍死乍生。余见其然也，不知其何由？愿闻其故。少俞曰：夫忍痛与不忍痛者，皮肤之薄厚，肌肉之坚脆缓急之分也，非勇怯之谓也。

倪冲之曰："此言形气之有别也。夫忍痛与不忍痛者，因形之厚薄坚脆也。勇怯者，气之强弱也。上节论因形而定气，此论形气之各有分焉。盖形舍气，气归形，形气之可分可合而论者也。"

黄帝曰：愿闻勇怯之所由然。少俞曰：勇士者，目深以固，长冲直扬，三焦理横，其心端直，其肝大以坚，其胆满以傍，怒则气盛而胸张，肝举而胆横，眦裂而目扬，毛起而面苍，此勇士之由然者也。黄帝曰：愿闻怯士之所由然。少俞曰：怯士者，目大而不减，阴阳相失，其焦理纵，䯏骬短而小，肝系缓，其胆不满而纵，肠胃挺，胁下空，虽方大怒，气不能满其胸，肝肺虽举，气衰复下，故不能久怒，此怯士之所能然者也。

朱永年曰："此言勇怯者，本于心之端小，气之盛衰，肝胆之强弱也。目深以固，长冲直扬，肝气强也。理者，肌肉之文理，乃三焦通会之处，三焦理横，少阳之气壮而胆横也。其心正直，自反而缩也。肝大以坚，脏体之坚大也。胆满以傍，胆之精汁，充满于四旁，此肝胆之形质壮盛也。气盛而胸张，气之盛大也。肝举胆横，眦裂毛起，肝胆之气强也。夫心者君主之官，神明出焉；肝者将军之官，谋虑出焉；胆者中正之官，决断出焉。是以心直气壮，肝举胆横，此勇士之所由然者也。目大不减者，目虽大而不深固也。阴阳相失者，血气不和也。焦理纵者，三焦之理路纵弛也。䯏骬短而小者，心小而下也。肝系缓，胆不满，肠胃缓，胁下空，肝胆之体质薄也。夫肺和主气，气不能满其胸，故虽方大怒，肝肺虽举，气衰复下，此怯士之所由然者也。"

黄帝曰：怯士之得酒，怒不避勇士者，何脏使然。少俞曰：酒者，水谷之精，熟谷之液也。其气慓悍，其入于胃中则胃胀，气上逆满于胸中，肝浮胆横。当是之时，固比于勇士，气衰则悔，与勇士同类，不知避之，名曰酒悖也。

朱氏曰："此复申明人之勇怯，本于气之弱强，气之壮盛，由胃府水谷之所生也。酒者，水谷之精，熟谷之液也。其气慓悍，故能助气之充满，而使肝胆浮横。然酒散则气衰，气衰则悔矣。故善养乎气者，饮食有节，起居有常，则形气充足矣。暴喜伤阳，暴怒伤阴，和其喜怒，则阴阳不相失矣。形气壮盛，虽遇烈风暴雨，无由入其腠理，而况四时之虚风乎？"倪氏曰："气之敢勇，本于心之端直，肝之大坚，胆之汁满，是气生于形也。气满胸中，而使肝浮胆横，是形本乎气也。形不离乎气，气不离乎形，此天之生命，所以立形定气，以观人之寿夭者也。"高士宗曰：

"怯士之得酒，与勇士同类，即虽方大怒，肝肺举，而气衰复下相同。盖因酒因怒以壮其气，酒散气衰则复怯矣。故无暴其气，此善养乎大勇者也。"〔眉批：肝性急，不足则缓。"胸中"，膻中也，为气之海。〕

背俞第五十一

黄帝问于岐伯曰：愿闻五脏之腧出于背者。岐伯曰：背中大腧在杼骨之端，肺腧在三焦之间，心腧在五焦之间，膈腧在七焦之间，肝腧在九焦之间，脾腧在十一焦之间，肾腧在十四焦之间，皆挟脊相去三寸所，则欲得而验之，按其处，应在中而痛解，乃其输也。灸之则可，刺之则不可。气盛则泻之，虚则补之。以火补者，毋吹其火，须自灭也；以火泻者，疾吹其火，傅其艾，须其火灭也。

倪冲之曰："五脏六腑之俞，皆在于背，帝止问五脏之俞者，脏腑雌雄相合，论地之五行也。焦，椎也，在脊背骨节之交，督脉之所循也。大杼在第一椎端之两旁，肺俞在三椎之间，心俞在五椎之间，膈俞在七椎之间，肝俞在九椎之间，脾俞在十一椎之间，肾俞在十四椎之间，皆平脊相去三寸所，左右各间中行一寸五分也。按其俞，应在中而痛解者，太阳与督脉之相通也。是以问五脏之俞，而先言大杼者，乃项后大骨之端，督脉循于脊骨第一椎也。问五脏而言七焦之膈俞者，五脏之气，皆从内膈而出，故曰七节之旁，中有小心。中膈者，皆为伤中，其病虽愈，不过一岁必死。夫五脏之俞，皆附于足太阳之经者，膀胱为水腑，地之五行本于天乙之水也。按太阳之经而应于督脉者，太阳寒水之气，督脉总督一身之阳，阴阳水火之气交也。灸之则可者，能启脏阴之气也。刺之则不可者，中心者环死，中脾者五日死，中肾者七日死，中肺者五日死，盖逆刺其五脏之气皆为伤中，非谓中于脏形也。以火补之者，以火济水也。以火泻之者，艾名冰台，能于水中取火，能启发阴脏之气，故疾吹其火，即传上其艾，以导引其外出也。"〔眉批：督脉应天道之环转一周，水随天气而运行。〕朱氏曰："太阳之上，寒水主之，是以标阳而本寒，秉水火阴阳之气者也。督脉环绕于周身之前后，从阴而上行者，循阴气，别绕臀上股内后廉，贯脊属肾，从阳而下行者，与太阳起于目内眦，上额交巅，入络脑，还出别下项，挟脊抵腰中，下循膂络肾，是督脉环绕于前后上下，而属络于两肾也。天乙生水，地二生火，此太极始分之阴阳，人秉先天之水火，化生五行以成此形，是以五脏之俞，皆本于太阳而应于督脉也。"

卫气第五十二

黄帝曰：五脏者，所以藏精神魂魄者也。六腑者，所以受水谷而化行物者也。其气内于五脏，而外络支节。其浮气之不循经者，为卫气；其精气之行于经者，为营气。阴阳相随，外内相贯，如环之无端，亭亭淳淳乎，孰能穷之？然其分别阴阳，皆有标本虚实所离之处。能别阴阳十二经者，知病之所生。候虚实之所在者，能得病之高下；知六腑之气街者，能知解结契绍于门户；能知虚实之坚软者，知补泻之所在；能知六经标本者，可以无惑于天下。

此章论营行脉中，卫行脉外，然经脉皮肤之血气，外内出入，阴阳相贯，环转之无端也。其气者，谓水谷所生之营卫，内荣于五脏，以养精神魂魄，外络于支节，以濡筋骨关节，此言脏腑阴阳十二经脉之外内也。其浮气之不循经者为卫气，其精气之行于经者为营气，谓营行脉中，卫行脉外，各走其道，交相逆顺而行者也。"阴阳相随，外内相贯"，谓脉内之血气出于脉外，脉外之气血贯于脉中，阴阳相随，外内出入，如环无端，莫知其纪也。合天地之亭毒，乃阴阳之化淳，亭亭淳淳，孰能穷之？然其分别阴阳，皆有标本虚实所离之处。盖以经脉所起之处为本，所出之处为标。虚实者，谓血气出于气街，离经脉而荣于肤腠，则经脉虚而皮肤实矣。高下者，谓本在下而标出于上也。气街者，气之径路，络绝则径通，乃经脉之血气，从此离绝，而出于脉外者也。"契"，合也。"绍"，继也。门户者，血气所出之门户。知六腑之气街，则知血气之结于脉内者，解而通之，脉内之血气与脉外之气血，相合相继而行，则知出于气街之门户矣。脉内之血气，从气街而出于脉外；脉外之气血，从井荣而溜于脉中；出于气街，则经脉虚软，而皮肤石坚；溜于脉中，则经脉石坚，而皮肤虚软。故能知虚实，则知补泻之所在矣。皮肤之气血，犹海之布云气于天下，经脉之血气，合经水之流贯于地中，故能知六经之标本，可以无惑于天下。篇名《卫气》者，谓脉内之营气出于气街，与卫气相将，昼行阳而夜行于阴也。夫营卫者，水谷之精气，营行脉中，卫行脉外，乃无形之气也。水谷之津液，化而为血以奉生身，命曰营气，乃有形之血，行于经隧皮肤者，皆谓之营气。夫充肤热肉之血，有从冲脉而散于皮肤者，有从大络而出于脉外者，有随三焦出气之津液，化而为赤者，皆谓之营气。盖以血为营，血之气为营气也，此章论行于脉中之营气，出于气街与卫气相将而行，故篇名《卫气》。曰：阴阳相随，外内相贯，血气之生始出入，阴阳离合，头绪纷纭，学者当于全经内细心穷究，庶可以无惑矣。〔眉批：人之经脉如长江大海，人之络脉如水之支流，至梢杪而尽绝。〕

　　岐伯曰：博哉！圣帝之论。臣请尽意悉言之。足太阳之本，在跟以上五寸中，标在两络命门，命门者，目也；足少阳之本，在窍阴之间，标在窗笼之前，窗笼者，耳也；足少阴之本，在内踝下上三寸中，标在背俞与舌下两脉也；足厥阴之本，在行间上五寸所，标在背俞也；足阳明之本，在厉兑，标在人迎颊夹颃颡也；足太阴之本，在中封前上四寸之中，标在背俞与舌本也。

　　此分别十二经脉之本，出于手足之腕踝，其标在于胸腹头气之街。标者，犹树之梢杪，杪绝而出于络外之径路也。本者，犹木之根干，经脉之血气，从此而出也。足太阳之本，在跟以上五寸中，其标在于两目，而出于头气之街。夫气在头者，止之于脑，两目之脉入于脑，而绝于内也。足少阳之本，在足窍阴之间，其标在耳窗笼之前，而出于头气之街。足少阴之本，在内踝下上三寸中，其标在于背俞与舌下之两脉，而出于胸气之街。盖气在胸者，止之膺与背俞，谓络脉之循于胸者，或绝于膺胸之间，或行至背俞而始绝也。《根结篇》曰："少阴结于廉泉。"舌下两脉，廉泉，玉英也。盖少阴主先天之精气，及受藏水谷之精，故从本经之络脉，而出于胸气之街，复从任脉而上出于廉泉，从冲脉而下出于胫气之街，少阴为水脏，而富于精血者也。足厥阴之本，在行间上五寸所，标在背俞，而出于胸气之街。足阳明之本，在足之厉兑，标在人迎颊夹颃颡，而出于头气之街。颃颡者，鼻之上窍，以收洞涕者也。足太阴之本，在中封前上四寸之中，标在背俞与舌本，而出于胸气之街。盖三阳之经，上循于头，是以络脉亦上出于头而始绝。三阴之脉，止于膺胸之间，故络脉亦至膺与背俞而止。按此章与《根结篇》大义相同，而各有分别。《根结篇》论三阴三阳之开阖枢，此章论十二络脉之标本出入。倪氏曰："开阖枢者，三阴三阳之气也。入于脉中为阖，出于肤表为开，出入于皮肤经脉之外内为枢，此论气而及于脉络也。此章论血气出入于十二经脉之中，以合三阴三阳之气，故曰太阳少阳阳明太阴少阴厥阴，而不言脏腑之经脉，此论络脉而及于气也。盖血气之行于肤表者，应六气之司天在泉，运行于地之外。肤表之气血，溜注于脉中，应天泉之复通贯于地内。《五运行篇》之所谓燥胜则地干，暑胜则地热，风胜则地动，湿胜则地泥，寒胜则地裂，火胜则地固也。十二经脉，应经水之流行于地中，经脉之血气，从络脉而出于肤表，犹经水之从支流而注于海，海之云气复上通于天。是以论阴阳六气，不离乎经脉，论十二经脉，不离乎阴阳，人与天地参也。"

手太阳之本，在外踝之后，标在命门之上一寸也。手少阳之本，在小指次指之间，上二寸，标在耳后上角下外眦也。手阳明之本，在肘骨中，上至别阳，标在颜下合钳上也。手太阴之本，在寸口之中，标在腋内动也。手少阴之本，在锐骨之端，标在背俞也。手心主之本，在掌后两筋之间二寸中，标在腋下下三寸也。

手太阳之本，在外踝之后，标在命门之上一寸，而出于头气之街。手少阳之本，在小指次指之间上二寸，标在耳后上角下外眦，而出于头气之街。手阳明之本，在肘骨上至别阳，标在颜下合钳上，而出于头气之街。钳上者，耳上也。手太阴之本，在寸口之中，标在腋内之动处，而出于胸气之街。手少阴之本，在锐骨之端，标在背俞而出于胸气之街。手心主之本，在掌后两筋之闻二寸中，标在腋下三寸，而出于胸气之街。按十二经脉之终始，出于井，溜于荥，注于俞，行于经，入于合，而内属于脏腑，此脏腑之十二经脉也。十二络脉之本标，乃经脉之支别，故曰此气之大络也，络绝则径通。盖血气从络脉之起处为本，尽处为标，而出于气街也。然支络乃经脉之分派，故曰足太阳之本，在跟以上五寸中；足少阴之本，在内踝下三寸中。盖以本支所分之处为本，而不定在于经输之穴会也。至于标在头气之街者，止之于脑，如太阳之在目内，少阳之在耳中，阳明之在颃颡，乃三阳之络脉，绝于头脑之中，亦非头面之穴会也。经脉之内属脏腑，外络形身，应神机之出入；血气之从络脉出于气街，运行于肤表，应精气之降升。出入废则神机化灭，升降息则气立孤危。故曰："亭亭淳淳，孰能穷之？"言血气之升降出入，合天地之化育运行无息者也。〔眉批："绝"，尽也，血气从络脉之尽处。〕

凡候此者，下虚则厥，下盛则热；上虚则眩，上盛则热痛。故实者绝而止之，虚者引而起之。

虚实者，谓十二络脉之血气，有虚而有实也。下虚下盛者，虚实之在本也，是以下虚则厥，下盛则热；上虚上盛者，虚实之在标也，是以上虚则眩，上盛则热痛。"故实者绝而止之"，谓绝之于下，而止之盛于上也。"虚者引而起之"，谓引之于上，而起之出于下也。此候手足之十二络脉，上出于头气胸气之街者也。朱氏曰："绝者，绝其经脉之血气，溢于络脉之中。起者，起其经脉之血气，而引出于气街也。此盖以申明血脉之贯通，非补泻之谓也。"〔眉批：血气从经脉出于络脉，而上出于气街。〕

请言气街：胸气有街，腹气有街，头气有街，胫气有街。故气在头者，止之于脑；气在胸者，止之膺与背俞；气在腹者，止之背俞，与冲脉于脐左右之动脉者；气在胫者，止之于气街，与承山踝上以下。取此者，用毫针，必先按而在久应于手，乃刺而予之。所治者，头痛眩仆，腹痛中满暴胀，及有新积。痛可移者，易已也；积不痛，难已也。

"街"，路也。气街者，气之径路。"络绝则径通"，乃络脉之尽绝处，血气从此通出于皮腠者也。"止"，尽也。止之于脑者，言头气之街，络脉尽于脑也。止之膺与背俞者，谓胸气之街，络脉有尽于膺胸之间者，有从胸上循肩背而始绝者，脉内之血气，或从膺腋之络脉尽处，而出于皮肤，或从背俞之络脉尽处，而出于皮肤也。夫十二经脉，只出于头气之街，胸气之街者，血气从下而上出于标也。经云："冲脉者，经脉之海也。主渗灌谿谷，与阳明合于宗筋，阴阳总宗筋之会，会于气街，而阳明为之长，皆属于带脉，而络于督脉。"是阳明之血气，又从冲脉而出于腹气之街，故与冲脉会于脐之左右动脉也。本经《动输篇》曰："冲脉与少阴之大络起于肾，下出于气街，循阴股内廉，斜入腘中。"腘中乃足太阳之部分，故与足太阳之承山，交会于踝上以下，此足少阴又同冲脉，而出于胫气之街也。"毫针"，微细之针，取气之出于皮毛者也。按之在久者，候气之至也。夫少阴阳明为血气之生始，少阴之血气，逆于脉气之街，则不能上行，而为头痛眩仆；阳明之血气，逆于腹气之街，则不能布散，而为腹痛中满。此因少阴阳明之气厥逆，故用毫针久按以候气，故所治者，头痛眩仆中满也。"及有新积痛可移者"，积在气分，故为易已；积不痛者，积在血分，故难已也。此盖假积以申明经络之营血出于气街，与卫气偕行，环转无端，或有因于气逆，或有因于血逆也。阳明为血气所生之腑，少阴乃先天精气之脏，故复从冲脉出于腹气之街、胫气之街，而充布于皮肤肌腠。是以《动输篇》论足少阴阳明独动不休者，乃血气之盛也。〔眉批：与者，谓阳明少阴之血气，出于头气胸气之街，而复与冲脉，出于腹气、胫气之街。又：暴胀新积，谓腹内亦有络绝之处，血气从络绝处而出于郭郭之中，则成积矣。又：脉内之血气上行，脉外之血气下行，外内相贯，环转无端。又：带脉横束于腹，督脉从少腹直上者，贯脐中央。曰暴曰新，非久积也。谓血气之偕行，而各有所阻也。又：气逆血逆，皆能为头痛、眩仆、腹痛、中满。玉师曰："积者，邪出于腹内也。"〕

论痛第五十三

　　黄帝问于少俞曰：筋骨之强弱，肌肉之坚脆，皮肤之厚薄，腠理之疏密各不同，其于针石火焫之痛如何？肠胃之厚薄坚脆亦不等，其于毒药何如？愿尽闻之。少俞曰：人之骨强、筋弱、肉缓、皮肤厚者耐痛，其手针石之痛，火焫亦然。黄帝曰：其耐火焫者，何以知之？少俞答曰：加以黑色而美骨者，耐火焫。黄帝曰：其不耐针石之痛者，何以知之？少俞曰：坚肉薄皮者，不耐针石之痛，于火焫亦然。

　　"焫"，蒸同。此承上文复申明人之皮肉筋骨，皆藉少阴阳明之所资生，而资养者也。少阴秉先天之精气，阳明化水谷之精微，是以筋骨之强弱，肌肉之坚脆，皮肤之厚薄，腠理之疏密，皆秉气于少阴阳明者也。黑色而美骨者，少阴之血气盛也。肉缓皮肤厚者，阳明之血气盛也。莫子晋曰："肾为水脏，故少阴之气盛者，能耐火焫。阳明秉秋金之气，故气弱则不能耐针石火焫矣。"

　　黄帝曰：人之病，或同时而伤，或易已，或难已，其故何如？少俞曰：同时而伤，其身多热者易已，多寒者难已。

　　此分论少阴之气。少阴者，至阴也，而为生气之原。故其身多热者，少阴之生气盛也；多寒者，少阴之生气虚也。人之形气，生于后天之水谷，始于先天之阴阳，形气盛则邪散，形气虚则邪留，是以病之难易已者，由少阴生气之盛衰也。朱氏曰："少阴先天之精气，藉后天水谷以资培，两火并合，故曰阳明，阳明秉燥热之气者也。"其身多热者，少阴之气盛也，少阴之气盛，受阳明之所资也。此节论少阴受阳明之气以资培，下节论阳明受少阴之气以合化。〔眉批：《厥论》曰："气因于中。"〕

　　黄帝曰：人之胜毒，何以知之？少俞曰：胃厚色黑、大骨及肥者，皆胜毒；故其瘦而薄胃者，皆不胜毒也。

　　"胜"，平声。此复论少阴与阳明之相合也。阳明居中土，主受纳水谷，藉少阴之气上升，戊癸相合，化大火土之气，而后能蒸泌水谷之精微，是以胃厚色黑、大骨及肥者，少阴阳明之气并盛，故皆能胜毒。倪氏曰："中下二焦，互相资生，然后筋骨强坚，肌肉丰厚，此注与《素问·厥论》合看。"

天年第五十四

黄帝问于岐伯曰：愿闻人之始生，何气筑为基，何立而为要楯，何失而死，何得而生？岐伯曰：以母为基，以父为楯，失神者死，得神者生也。

倪冲之曰："此篇论人之生死寿夭，皆本于少阴阳明也。夫阳为父，阴为母，基，始也，言人本于少阴而始生也。"楯者，干盾之属，所以扞御四旁，谓得阳明之气，而能充实于四体也。两精相搏谓之神，两精者，一生于先天之精，一生于水谷之精；相搏者，搏聚而合一也。谓得先后天之精气充足，然后形与神俱，度百岁乃去。〔眉批：神者，水谷之精气也。〕

黄帝曰：何者为神？岐伯曰：血气已和，营卫已通，五脏已成，神气舍心，魂魄毕具，乃成为人。

朱永年曰："此言有生之初，得先天之精气，生此营卫气血，五脏神志，而后乃成人。"

黄帝曰：人之寿夭各不同，或夭寿，或猝死，或病久，愿闻其道。岐伯曰：五脏坚固，血脉和调，肌肉解利，皮肤致密，营卫之行，不失其常，呼吸微徐，气以度行，六腑化谷，津液布扬，各如其常，故能长久。

朱氏曰："此言已生之后，藉水谷之精气，资生营卫津液，资养脏腑形身，而后能长久。"

黄帝曰：人之寿百岁而死，何以知之？岐伯曰：使道隧以长，基墙高以方，通调营卫，三部三里起，骨高肉满，百岁乃得终。

此总论人秉先后天之精气充足，营卫通调，骨肉丰满，可长享其天年。使道者，血脉之道路，《本输篇》之所谓"间使之道"，盖心包络之主血脉也。隧，行列也。长者，环转之无端也。此言血气充足，循序而流通也。土基高以方者，肌肉厚而充于四体也。脉道流长，肌肉高厚，则营卫通调矣。三部者，形身之上、中、下。三里者，手足阳明之脉，皆起发而平等也。骨高者，少阴之气足也。肉满者，阳明之气盛也。如此者，寿之证也。〔眉批：经脉之血气本于足，皮肤之血气本于手。莫子曰："身半以上，手阳明主之；身半以下，足阳明主之。"〕倪氏曰："心包络主脉，包络三焦，乃肾脏所生之气，出归于心，下为有形之脏腑而主血脉，此先天之精气也。"基墙者，土基厚而四壁坚固，此后天水谷之精气也。

黄帝曰：其气之盛衰，以至其死，可得闻乎？"岐伯曰："人生十岁，五脏始定，血气已通，其气在下，故好走；二十岁，血气始盛，肌肉方长，故好趋；三十岁，五脏大定，肌肉坚固，血脉盛满，故好步；四十岁，五脏六腑十二经脉，皆大盛以平定，腠理始疏，荣华颓落，发颇颁白，平盛不摇，故好坐；五十岁，肝气始衰，肝叶始薄，胆汁始灭，目始不明；六十岁，心气始衰，善忧悲，血气懈惰，故好卧；七十岁，脾气虚，皮肤枯；八十岁，肺气衰，魄离，故言善误；九十岁，肾气焦，四脏经脉空虚；百岁，五脏皆虚，神气皆去，形骸独居而终矣。

此言人之生长，从阴而生，自下而上，故曰其气在下。好走好趋好步者，春夏生动之气也。人之衰老，从上而下，自阳而阴，故肝始衰而心，心而脾，脾而肺，肺而肾。好坐、好卧者，秋冬收藏之气也。肌肉坚固，血脉盛满，少阴阳明之气盛也。腠理空疏，发颇颁白，阳明少阴之气衰也。朱氏曰："人之生长，先本于肾脏之精气，从水火而生木金土，先天之五行也。人之衰老，从肝木以及于火土金水，后天之五行也。"〔眉批：《方盛衰论》曰："老从上，少从下。"〕

黄帝曰：其不能终寿而死者，何如？岐伯曰：其五脏皆不坚，使道不长，空外以张，喘息暴疾；又卑基墙，薄脉少血，其肉不实；数中风寒，血气虚，脉不通；真邪相攻，乱而相引，故中寿而尽也。"

"数"，叶朔。此言人秉先天之气虚薄，而后天犹可资培，更能无犯贼风虚邪，亦可延年益寿。若秉气虚弱，而又不能调养，兼之数中风寒，以致中道夭而不能尽其天年矣。五脏不坚，使道不长，空外以张，喘息暴疾，先天之气不足也。又卑基墙，薄脉少血，其肉不石，又失其饮食起居之调养矣。数中风寒，又不知虚邪贼风，避之有时矣，致使真邪相攻，乱而相引，故中寿而尽也。倪冲之曰：先天者，肾脏之精气也，然有生之后，惟藉后天以资培。水谷入口，其味有五，津液各走其道，酸先入肝，苦先入心，甘先入脾，辛先入肺，咸先入肾，五脏主藏水谷之精者也。肾为水脏，受五脏之精而藏之，是以先天之精气不足，得后天以资养，亦可以享其永年。故曰：六腑化谷，津液布扬，各如其常，故能久长。

卷 七

逆顺第五十五

黄帝问于伯高曰：余闻气有逆顺，脉有盛衰，刺有大约，可得闻乎？伯高曰：气之逆顺者，所以应天地阴阳四时五行也。脉之盛衰者，所以候血气之虚实有馀不足也。刺之大约者，必明知病之可刺，与其未可刺，与其已不可刺也。

余伯荣曰："此论病气亦随血气，出入于皮肤经脉之外内，而刺之有法也。"气有逆顺者，谓经脉外内之气，交相逆顺而行，所以应天地阴阳四时五行之升降出入。脉有盛衰者，谓经脉外内之血气，有出有入，是以有虚有实，有有馀有不足也。"刺之大约者"，必明知病之方来之可刺也，与其方盛之未可刺也，与其已过之不可刺也。〔眉批：出则内虚外实，入则内有馀外不足也。大气已过，刺之则真气脱。〕

黄帝曰：候之奈何？伯高曰：兵法曰：无迎逢逢之气，无击堂堂之阵。刺法曰：无刺熇熇之热，无刺漉漉之汗，无刺浑浑之脉，无刺病与脉相逆者。黄帝曰：候其可刺奈何？伯高曰：上工，刺其未生者也；其次，刺其未盛者也；其次，刺其已衰者也。下工，刺其方袭者也，与其形之盛者也，与其病之与脉相逆者也。故曰：方其盛也，勿敢毁伤，刺其已衰，事必大昌。故曰：上工治未病，不治已病，此之谓也。

"逢"，音彭。此言刺法有如兵法，当避其来锐，击其惰归。按《史记》轩辕之时，神农时世衰，诸侯相侵伐，及蚩尤作乱，轩辕乃习用干戈，以征不享，故即以用兵之法，而为刺之大约。夫战，勇气也，一鼓作气，再而衰，三而竭。是以无迎逢逢之气，无击堂堂之阵，俟其气衰辄乱，然后击之，无有不克者矣。"熇熇之热"，热盛于皮肤也。"漉漉之汗"，邪盛在肌腠也。"浑浑之脉"，邪入于经脉也。病与脉相逆者，真邪相攻也。《离合真邪论》曰："夫邪去络入于经也，舍于血脉之中，其寒温未相得，如涌波之起也，时来时去。方其来也，必按而止之，无逢其冲而泻之，知机之道，不可挂以髪。"盖邪之方盛不可迎，邪之已往不

灵枢集注

八九五

可追，俟其来去之时，如发机之速，不可差之毫髮者也。刺其未生者，未生于脉中也。未盛者，邪来之未盛。已衰者，邪去之已衰。故曰：方其盛也，勿敢毁伤，谓邪气方盛，则真气大虚，故勿敢泻邪以伤真气。刺其已衰，事必大昌。上工治未病者，未病于脉中也。盖传溜于血脉，则有入腑肝脏之患矣。余伯荣曰："按此篇篇名《逆顺》，而伯高曰气之逆顺，所以应天地阴阳四时五行也。是虽论刺之大约，而重在气之逆顺。夫天道右迁，地道左转，四时之气，寒往则暑来，暑往则寒来，升降出入于天地之外内者也。五脏者，生长化收藏之气，此皆阴阳相贯，环转无端。夫人皮以应天，肌肉应地，血脉应地之经水。气之逆顺，谓气之环转于经脉、皮肤之外内，交相逆顺而行，以应天地阴阳四时五行之气。是以下工刺其方袭者，谓病之方袭于脉中也；与其形之盛者，谓病之盛于皮腠，而为熇熇之热、漉漉之汗也；与其病之与脉相逆者，谓病邪始入于脉也。盖脉气之出于皮肤，从经而脉，脉而络，络而孙，孙络绝而后出于气街。邪之入于经脉，去皮肤而入于络，去络而入于经，是以病与脉之相逆也。夫邪去络入于经也，如涌波之起，时来时去，无有常在，其病气已衰，则顺脉而行矣。故曰刺其已衰，事必大昌。此篇重在知人气之逆顺，应天地四时五行，则知邪病之盛虚出入矣。〔眉批：始入于脉则相逆，真邪已合，则涌波不起，顺脉而行。〕

五味第五十六

黄帝曰：愿闻谷气有五味，其入五脏，分别奈何？伯高曰：胃者，五脏六腑之海也，水谷皆入于胃，五脏六腑皆禀气于胃。五味各走其所喜：谷味酸，先走肝；谷味苦，先走心；谷味甘，先走脾；谷味辛，先走肺；谷味咸，先走肾。谷气津液已行，营卫大通，乃化糟粕，以次传下。

任谷庵曰："此章论五脏六腑，津液营卫，皆秉气于胃腑水谷之所生养。夫谷入于口，其味有五，各归所喜，津液各走其道。谷气津液已行，营卫大通，所化之糟粕，乃传于小肠大肠，循下焦而渗入膀胱也。"

黄帝曰：营卫之行奈何？伯高曰：谷始入于胃，其精微者，先出于胃之两焦，以溉五脏，别出两行营卫之道。其大气之抟而不行者，积于胸中，命曰气海，出于肺，循喉咽，故呼则出，吸则入。天地之精气，其大数常出三入一，故谷不入，半日则气衰，一日则气少矣。

"抟"，音团。任氏曰：此言入胃水谷所生之精气，先出于胃之两焦，以溉五脏。两焦，上焦中焦也。上焦出胃上口，中焦亦并胃中，故曰：胃之两焦。谷入于胃以传于肺，五脏六腑，皆以受气，别出两行，营卫之道，其清者为营，浊者为卫，营行脉中，卫行脉外。大气，宗气也。胸中，膻中也。其宗气之抟而不行者，积于胸中，命曰气海，上出于肺，循喉咽以司呼吸，呼则气出，吸则气入也。天食人以五气，地食人以五味，谷入于胃，化其精微，有五气五味，故为天地之精气。五谷入于胃也，其糟粕、津液、宗气分为三隧，故其大数常出三入一。盖所入者谷，而所出者乃化糟粕，以次传下，其津液溉五脏，而生营卫；其宗气积于胸中，以司呼吸。其所出有三者之隧道，故谷不入，半日则气衰，一日则气少矣。余伯荣曰："按本篇言大气之抟而不行者，积于胸中，命曰气海，出于肺，循喉咽，故呼则出，吸则入，此宗气之行于脉外也。盖肺主皮毛，人一呼则气出，而八万四千毛窍皆合；一吸则气入，而八万四千毛窍皆开，此应呼吸而司开阖者也。《邪客篇》云：宗气积于胸中，出于喉咙，以贯心脉，而行呼吸。此宗气之行于脉中也。一呼一吸脉行六寸，昼夜一万三千五百息，脉行八百十丈为一周，此应呼吸而脉行循度环转者也。故曰：'宗气溜于海，其下者注于气街，其上者走于息道。'盖行于脉外者，直下注于气街，而充遍于皮毛也。"

黄帝曰：谷之五味，可得闻乎？伯高曰：请尽言之。五谷：秔米甘，麻酸，大豆咸，麦苦，黄黍辛；五果：枣甘，李酸，栗咸，杏苦，桃辛；五畜：牛甘，犬酸，猪咸，羊苦，鸡辛；五菜：葵甘，韭酸，藿咸，薤苦，葱辛；五色：黄色宜甘，青色宜酸，黑色宜咸，赤色宜苦，白色宜辛。凡此五者，各有所宜。所谓五宜者，脾病者，宜食秔米饭牛肉枣葵；心病者，宜食麦羊肉杏薤；肾病者，宜食大豆黄卷猪肉栗藿；肝病者，宜食麻犬肉李韭；肺病者，宜食黄黍鸡肉桃葱。

秔，同粳。余伯荣曰："五谷为养，五果为助，五畜为益，五菜为充，气味合而服之，以补精益气，是以五色合五味，而各有所宜也。五脏内合五行，外合五色，五味入胃，各归所喜，津液各走其道，以养五脏，故五脏病者，随五味所宜也。"〔眉批：色合于气，气合于味。〕

五禁：肝病禁辛，心病禁咸，脾病禁酸，肾病禁甘，肺病禁苦。

余氏曰："五味五气，有生有克，有补有泻，故五脏有病，禁服胜克之味。"

肝色青，宜食甘，秔米饭牛肉枣葵皆甘；心色赤，宜食酸，犬肉麻李韭皆酸；脾色黄，宜食咸，大豆豕肉栗藿皆咸；肺色白，宜食苦，麦羊肉杏薤皆苦；肾色黑，宜食辛，黄黍鸡肉桃葱皆辛。

《脏气法时论》曰："肝苦急，急食甘以缓之；心苦缓，急食酸以收之；脾苦湿，急食苦以燥之；肺苦气上逆，急食苦以泄之；肾苦燥，急食辛以润之。"夫色者，气之华也。缓、急、燥、湿，脏气之不和也。五脏有五气之苦，故宜五味以调之，用阴而和阳也。愚按脾苦湿，急食苦以燥之。而又曰：脾色黄，宜食咸，大豆、豕肉、栗、藿皆咸。盖脾为阴中之至阴，而主湿土之气，乃喜燥而恶寒湿者也，故宜食苦以燥之。然灌溉于四脏，土气润湿而后乃流行，故又宜食咸以润之。是以《玉机真脏论》曰："脾者，土也。孤脏以灌四旁者也。"其来如水之流者，此谓太过，病在外，故宜急食苦以燥之。如鸟之喙者，此谓不及，病在中，谓如黔喙之属，艮止而不行，是以食咸，以滋其润湿而灌溉也。盖脾为土脏，位居中央，不得中和之气，则有太过不及之分，是以食味之有两宜也。〔眉批：苦乃火之味，故主燥热。〕

水胀第五十七

黄帝问于岐伯曰：水与肤胀鼓胀肠覃石瘕石水，何以别之。

余伯荣曰："此章论寒水之邪而为水，是肤胀、鼓胀、肠覃、石瘕诸证。经云：太阳之上，寒水主之。寒者，水之气也。肾与膀胱，皆积水也，故曰石水。石水者，肾水也。如水溢于皮间则为皮水，寒乘于肌肤则为肤胀，留于空郭则为鼓胀，客于肠外则为肠覃，客于子门则为石瘕，皆水与寒气之为病也。夫邪之所凑，其正必虚，外之皮肤肌腠，内之脏腑募原，肠胃空郭，皆真气之所循行，气化则水行，气伤则水凝聚而为病。是以凡论水病，当先体认其真气，知真气之循行出入，则知所以治之之法矣。"

岐伯答曰：水始起也，目窠上微肿，如新卧起之状，其颈脉动，时咳，阴股间寒，足胫肿，腹乃大，其水已成矣。以手按其腹，随手而起，如裹水之状，此其候也。

余氏曰：此太阳膀胱之水，溢于皮肤而为水胀也。太阳之气，运行于肤表，此水随气溢而为病也。太阳之脉，起于目内眦，上额交巅，循颈而下。目窠上微肿，水循经而溢于上也；其颈脉动，水伤气而及于脉也。咳者，水邪上乘于肺也；阴股寒，足胫肿，太阳之气虚，而水溜于下也；腹大者，水泛而土虚也；水在皮中，故按之随手而起，如裹水之状。此其候也。

黄帝曰：肤胀何以候之？岐伯曰：肤胀者，寒气客于皮肤之间，壡壡然不坚，腹大，身尽肿，皮厚，按其腹窅而不起，腹色不变，此其候也。

壡，音空，鼓声。窅，音杳。余氏曰：寒者，水之气也，此无形之气，客于皮肤而为虚胀也。无形之气，故壡壡然不坚；气胀，故腹大身尽肿也。寒气在于肌腠，故皮厚窅深也。夫水在皮中，故按之即起，此病在气，故按其腹，窅而不起，腹色不变者，寒气在皮肤，而脾土未伤也。

黄帝曰：鼓胀何如？岐伯曰：腹胀身皆大，大与肤胀等也，色苍黄，腹筋起，此其候也。

余氏曰："此寒气乘于空郭之中，所谓脏寒生满病也。脏寒者，水

脏之寒气盛，而火土之气衰也。身皆大者，脾主肌肉也。色苍黄，腹筋起者，土败而木气乘之也。"〔眉批：肝木主筋。〕

黄帝曰：肠覃何如？岐伯曰：寒气客于肠外，与卫气相搏，气不得营，因有所系，癖而内着，恶气乃起，瘜肉乃生。其始生也，大如鸡卵，稍以益大，至其成，如怀子之状，久者离脏，按之则坚，推之则移，月事以时下，此其候也。

脏，旧文岁，今改正。此寒气客于肠外而生覃也。夫卫气夜循脏腑之募原，行阴二十五度，寒气客于肠外，与卫气相搏，则卫气不得营行矣。因有所系癖而内著者，此无形之气，相搏于肠外空郭之中，而著于有形之膏募也。是以血肉之恶气乃起，瘜肉乃生，而成此覃，久则离于脏腑之脂膜，如怀子之虚悬，按之则坚，推之则移，不涉于脏腑，故月事以时下，此其候也。〔眉批："离脏"，故如怀子之状，推之则移。〕

黄帝曰：石瘕何如？岐伯曰：石瘕生于胞中，寒气客于子门，子门闭塞，气不得通，恶血当泻不泻，衃以留止，日以益大，状如怀子，月事不以时下，皆生于女子，可导而下。

余氏曰："胞中，血海也，在小腹内。男子之血，上唇口而生髭须。女子月事以时下，寒气客于子门，则子门闭而胞中之血，当泻不泻，留积而成衃块，日以益大，状如怀子。血留胞中，故月事不以时下。覃瘕皆生于女子，治之者可导而下之。"〔眉批：留积一月而下，不主妊娠，故曰恶血。〕

黄帝曰：肤胀鼓胀可刺耶？岐伯曰：先泻其胀之血络，后调其经，刺去其血络也。

余氏曰："肤胀者，寒气客于外；鼓胀者，寒气客于内。故先泻其胀之血络，后调其经，刺去其血络。盖先泻其外，后调其内，而复治其外，外内之相通也。"任氏曰："肠覃石瘕，乃有形之血积，可从气分而导之；肤胀鼓胀，乃无形之气胀，可从血络而泻之，血气之相通也。"

贼风第五十八

黄帝曰：夫子言贼风邪气之伤人也，令人病焉。今有其不离屏蔽，不出室穴之中，猝然病者，非不离贼风邪气，其故何也？岐伯曰：此皆尝有所伤于湿，气藏于血脉之中，分肉之间，久留而不去；若有所堕坠，恶血在内而不去。猝然喜怒不节，饮食不适，寒温不时，腠理闭而不通。其开而遇风寒，则血气凝结，与故邪相袭，则为寒痹；其有热则汗出，汗出则受风。虽不遇贼风邪气，必有因加而发焉。

此篇论病形而伤其精气神也。三邪杂至，合而为痹，在内而伤其精气神者，有似乎鬼神可祝由而已也。篇名《贼风》者，言往古之人，恬淡虚无，精神内守，邪不能深入，故可移精祝由而已。当今之世不然，忧患缘其内，苦形伤其外，贼风数至，虚邪朝夕，内至五脏骨髓，外伤空窍肌肤，故祝由不能已也。夫心主脉，诸血者皆属于心，尝有所伤于湿，气藏于血脉之中，则伤心藏之神矣。分肉者，三焦通会元真之处，留于分肉之间，则伤其气矣。若有所堕坠，则有伤于筋骨。筋即为肝，骨即为肾，血即为心。恶血在内，则伤心藏之神；有伤于筋，则伤肝藏之魂；有伤于骨，则伤肾藏之精。猝然喜怒不节，则更伤所藏之神魂；饮食不适，则更伤水谷之精液；寒温不时，则伤在外之形气。形气伤则腠理闭而不通，其开而遇风寒，则血气凝结，与故之湿邪相袭，则风寒湿三气杂合而为痹矣。其开而遇风者，以有热则汗出，盖热乃火之气，汗乃精血之液，因伤其精神，是以热则气弛，汗出而开也。汗出则受风，虽不遇贼风邪气，必有因加于风寒而发焉。任谷庵曰："贼风邪气，不正之邪气也。风寒，天之真气也。因有故邪，开而汗出，故因加而合为邪病焉。"王子方曰："风伤气，寒伤神，湿伤精。盖风伤卫，寒伤营，而寒水之气又伤心火也。湿乃土之邪气，故伤肾脏之精，是以伤于湿者则为痿厥。痿者，骨痿；厥者，肾脏之生气厥逆而四肢清冷也。"

黄帝曰：夫子之所言者，皆病人之所自知也。其毋所遇邪气，又无怵惕之所志，猝然而病者，其故何也？惟有因鬼神之事乎？岐伯曰：此亦有故邪，留而未发，因而志有所恶，及有所慕，血气内乱，两气相搏。其所

从来者微，视之不见，听而不闻，故似鬼神。

"恶"，去声。此言病在内而伤其精气神也。故邪留而未发者，留于脏腑募原之间，则有伤于气矣。水之精为志；火之精为神。志有所恶，则伤肾藏之精；心有所慕，则伤心藏之神。血气内乱，真邪相搏，其所由来者渐矣。此病气而不病形，故视之不见，听而不闻，若有似乎鬼神。夫魂游为神，魄降为鬼，随神往来谓之魂，并精而出谓之魄。精神内伤，则魂魄飞扬，而有似乎鬼神也。〔眉批：内之募原，与外之分肉相通。又：肝藏魂，肺主气而藏魄。〕

黄帝曰：其祝而已者，其故何也？岐伯曰：先巫者，因知百病之胜，先知其病之所从生者，可祝而已也。

知百病之胜者，知精气神三者能胜其百病也。知其病之所从生者，知先伤其精气神，而病之所由生也。可祝而已者，先巫之能移精变气，而通神明也。王子方曰：上古有十三科，祝由乃其一也。先巫者，言上古之能祝由而愈病者，谓之巫医，故古之医字从巫，非与师巫之贱役比也。南人有言曰：人而无恒，不可以作巫医，即上古祝而已病之医，非医巫之有二也。

卫气失常第五十九

　　黄帝曰：卫气之留于腹中，蓄积不行，郁蕴不得常所，使人支胁胃中满，喘呼逆息者，何以去之？伯高曰：其气积于胸中者，上取之；积于腹中者，下取之；上下皆满者，傍取之。黄帝曰：取之奈何？伯高对曰：积于上，泻大迎天突喉中；积于下者，泻三里与气街；上下皆满者，上下取之，与季胁之下一寸。重者，鸡足取之。诊视其脉大而弦急，及绝不至者，及腹皮急甚者，不可刺也。黄帝曰：善。

　　菀，音郁。此篇论卫气失常，以明卫气所出所主之常所，有浮沉浅深太过不及之别。按第七十六之《卫气行》章论卫气昼行于阳，夜行于阴，外内出入之循度，此篇论卫气始生始出之道路，主于皮肉筋骨之间，所以温分肉充皮肤肥腠理而司开阖者也。〔眉批：前论有馀于内，后论有馀于外，皆谓之失常。〕夫卫气者，阳明水谷之悍气也。谷入于胃，其精微者，先出于胃之两焦，以溉五脏，别出两行，营卫之道，营行脉中，卫行脉外。所谓别出者，与谷入于胃，乃传之肺，流溢于中，布散于外，精专者行于经隧，常营无已，终而复始之营气，所出之道路各别也。卫气与宗气，所出之道路各别也。两行者，谓营气出于气分，而行于脉中；卫气出于脉中，而散于脉外。此阴阳血气，交互之妙道也。〔眉批：营卫血气之生始出入，乃本经之宗旨，而营血流行，更有多歧，学者宜细心体析。〕夫精专者行于经隧之营血，始于手太阴肺，终于足厥阴肝，脏腑相通，外内相贯，环转无端，终而复始，与营行脉中一呼一吸，脉行六寸，日行二十五度，夜行二十五度之道路各别也。所谓营行脉中，以应呼吸漏下者，乃中焦所生之津液，随三焦出气，外注于皮肤谿谷之气分，渗入于孙脉、络脉，化而为赤者也。《五癃篇》之所谓"三焦出气，以温肌肉，充皮肤，为其津，其流而不行者，为液。"《决气》章之所谓"糟粕津液宗气，分为三隧，营气者泌其津液，注之于脉，化而为血，以营四末，内注五脏六腑，以应刻数。"《痈疽》章之所谓中焦出气如露，上注谿谷而渗孙脉，津液和调，变化而赤为血，血和则孙脉先满溢，乃注于络脉，皆盈，乃注于经脉，阴阳已张，因息乃行，行有经纪，周有道理，与天合同，不得休止。是行于脉中以应呼吸之营气，乃中焦所生之津液，随三焦之出气，注于皮肤分肉之气分，渗于孙络，变化而赤为血，因息乃行，行有经纪。与《营气篇》之始于手太阴肺，终于足厥阴肝之道路各别也。宗气积于胸中，上出于肺，循喉咽，呼则出，吸则入。夫肺主皮毛，人一呼则气出，而八万四千毛窍皆阖；一吸则气入，而八万四千毛窍皆开。此宗气之应呼吸，而司开阖者也。卫气者，出其悍气之慓疾，而先行于四末分肉皮肤之间，昼日行于阳，夜行于阴，司昼夜之开阖者也。呼吸之开阖，人之开阖也；昼夜之开阖，应天之开阖也。是以营气卫气之所出所行，各有其道，故日别出两行营卫之道。此篇论卫气之始生始出，从阳明之脉络分行于上下四旁，而布散于形身之外。蓄积郁蕴者，犹草木之生长茂盛于内也。不得常所者，不得所出所主之常处也。故内积于上者，取之大迎、天突，盖卫气之上出者，从胃之大迎，任之天突，而外出于皮肤也；积于下者，取之三里，盖卫气之下出者，从胃之三里而外出于皮肤也；"积于中者"，取之气街与季胁之带脉，盖卫气之布于四旁者，从腹之气街，带脉之章门，而外出于四旁也。夫卫气乃胃腑水谷所生之气，足阳明与任脉会于中脘，上会于承浆，与带脉会于脐之左右，而出于腹气之街，是阳明所生之气，从阳明之经脉而出，散于皮肤，此卫气始出之常所也。夫卫为阳，从脉而出，由内而外，自阴而出于阳；营为阴，从谿谷气分，而入于孙脉经脉，自外而内，由阳而入于阴。此阴阳血气外内交互之妙道也。鸡足者，以足缓伸缓缩，如鸡足之践地，盖以疏阳明之经脉，以通卫气之所出也。诊视其脉大而弦急，及绝不至者，及腹皮急甚者，此卫气留滞于始生之处，非蓄蕴于所行所出之道路，故不可取之外穴也。此论卫气始生始出之常所，与行阳行阴之度数不同，故反论其失常以证明之。

黄帝问于伯高曰：**何以知皮肉气血筋骨之病也？**伯高曰：**色起两眉薄泽者，病在皮；唇色青黄赤白黑者，病在肌肉；营气濡然者，病在血气；目色青黄赤白黑者，病在筋；耳焦枯受尘垢，病在骨。**

此言卫气从内之脉络，布散于皮肉筋骨之间，而各有所在也。色者，气之彰也。两眉间即阙中，乃肺之部，肺合于皮，故色起两眉薄泽，知卫气之病在皮也。肌肉者，脾土之外合，土灌四脏，故观唇色青黄赤白黑者，知卫气之病在肌肉也。营者，血之气也。濡，润也。血之液为汗，汗出而濡然者，知卫气之病在血气也。肝主筋而开窍在目，视目色之青黄赤白黑者，知卫气之病在筋也。筋合于三阴三阳十二经脉，故五色之并见也。耳者肾之窍，耳焦枯受尘垢者，知卫气之病在骨也。夫皮肉筋骨，脉外之气分，卫气出于形身，而各在其处也。〔眉批：血气者，充肤热肉之气血。〕

黄帝曰：病形何如，取之奈何？伯高曰：夫百病变化，不可胜数，然皮有部，肉有柱，血气有输，骨有属。黄帝曰：愿闻其故。伯高曰：皮之部，输于四末。肉之柱，在臂胫诸阳分肉之间，与足少阴分间。血气之输，输于诸络，气血留居，则盛而起。

筋部无阴无阳，无左无右，候病所在。骨之属者，骨空之所以受益，而益脑髓者也。

黄帝曰：取之奈何？伯高曰：夫病变化，浮沉深浅。不可胜穷，各在其处，病间者浅之，甚之深之，间者少之，甚之众之，随变而调气，故曰上工。

"数"，上声。"胜"，平声。"间"，去声。此承上文而言卫气行于皮肉筋骨之间，各有所主之部属也。卫气行于皮，输于四末，为所主之部，盖卫气出于阳，从头目而下注于手足之五指，故以四末为部也。行于肌肉，在臂胫诸阳分肉之间为肉之柱，柱之为言主也。盖肉之大分为谷，小分为豀，分肉之间，豀谷之会，以行营卫，以会大气，臂胫之大肉，肉之大分也，营卫大气，先会于大分之间，故以臂胫之肉为主，犹屋宇之有四柱也。足少阴分间，乃足少阴出于气街，行于分肉之间。卫气者，后天水谷之所生也，会少阴先天之气于分间，此气之大会也。诸络者，孙脉络脉也。营气从络而行于经脉，卫气从络而出于皮肤，血气输转于诸络之间，故气血留居，则络脉盛而起矣。卫气之行于骨者，在骨空之所以受益而益脑髓者也，骨空者，津液淖泽注于骨，骨属屈伸，补益脑髓，髓空在脑后三分颅际锐骨之下，盖髓之所以补益脑者，从尾骶而渗于脊骨，从脊骨而上渗于髓空以入脑。卫气一日一夜大会于风府，其明日日下一节，二十一日下至尾骶，二十二日入脊内，其行九日出于缺盆，故卫气之行于骨者，以脊骨为所属也。卫气之行于筋者，无分阴阳左右，如留滞于手足某经之筋，即为病之所在。盖卫气者，应天之气也。筋者，厥阴风气之所主也。风者，大块之噫气，充满于天地之间，故于卫气相合，阴阳左右，无处不有。若夫皮之部，肉之柱，犹天之四方，骨之属，犹天之道也。百病变化者，审察卫气为百病母，行于皮肉筋骨之间，是以浮沉浅深，各在其处。余伯荣曰："卫气司昼夜之开阖，以应天之气也。一日一夜，大会于风府，明日日下一节，二十一日下至尾骶，二十二日入脊内，其行九日上出缺盆，一月而环转一周，是又应月之一月而一周天也。是以月郭空则海水东盛，卫气去，形独居。盖水与天气，上下相通，日月运行，随天道环转。日日行一度，故一岁而一周天；月行十三度有奇，故一月而一周天。此阴阳之运行无息者也。人与天地相参，一息不运，则失其旋转之机，而为奇恒之病。学者玩索而有得焉，非惟临病人以观死生，更可以通玄门，为养生之秘要。"〔眉批：曰血气，曰气血，谓外内出入主交互。又：南北为道，东西为度。又：卫气去形而独居于内。〕

黄帝问于伯高曰：人之肥瘦大小寒温，有老壮少小，别之奈何？伯高对曰：人年五十以上为老，二十以上为壮，十八以上为少，六岁以上为小。

此论卫气之有盛衰也。年少小者，卫气始长；年壮者，卫气正盛；五十以上，卫气渐衰。盖应天之气，而有四时生长收藏之盛衰也。《方盛衰论》曰："老从上，少从下。"老者，应秋冬之气，从上而方衰于下；少者，应春夏之气，从下而方盛于上。王子芳曰："数始于一，成于三，三而两之为六，三而三之成九。十八者，二九之数也；二十者，阴阳之生数始也；五十者，五行之生数终也。"马玄台曰："十八以上，六岁以上，俱当作以下。"

黄帝曰：何以度知其肥瘦？伯高曰：人有肥有膏有肉。黄帝曰：别此奈何？伯高曰：䐃肉坚，皮满者，肥；䐃肉不坚，皮缓者，膏；皮肉不相离者，肉。

"䐃"，音国。此以下论卫气之所以温分肉、充皮肤；肥腠理者也。腠理者，肌肉之文理，如豕之精肉，条分而有理路，理中之白膜曰脂，肉外连皮之肥肉曰肥，故曰䐃肉坚而皮满者肥。盖肥在皮之内，肉之外，故肉坚而皮满也。膏者，即肥之脂膏，谓如豕肉之红白相间，而有数层者为膏。盖肥膏之间于肉内，故肉不坚而皮缓也。此论卫气之肥腠理，故止论膏而不论肥。然先言人有肥者，以明膏肥之有别也。皮肉不相离者，谓肉胜而连于皮，内无膏而外无肥，此亦卫气之盛于肉理者也。任谷庵曰："䐃肉者，俗名腿肚也。盖肉之柱在臂胫诸阳分肉之间，故䐃肉坚则通体之肉坚矣。又止言胫而不言臂者，气从下而上也。"

黄帝曰：身之寒温何如？伯高曰：膏者，其肉淖，而粗理者身寒，细理者身热。脂者，其肉坚，细理者热，粗理者寒。

任谷庵曰："此言卫气之所以温分肉也。膏者，肉不坚，故其肉淖。淖，和也。言膏与肉之相间而相和者也。脂者，腠理固密，故其肉坚。粗理者，卫气外泄，故身寒；细理者，卫气收藏，故身热。"

黄帝曰：其肥瘦大小奈何？伯高曰：膏者，多气而皮纵缓，故能纵腹垂腴；肉者，身体容大；脂者，其身收小。

任氏曰："此复申明卫气之所以肥腠理温分肉也。卫气盛则腠理肥，是以膏者多气而皮纵，缓故能纵，腹垂腴。腴者，脐下之小腹也。肉者，身体容大，此卫气盛而满于分肉也。'脂者，其身收小'，此卫气深沉，不能充于分肉，以致脂膜相连，而肌肉紧充，故其身收小也。"余伯荣曰："卫气之所以温分肉者，充实于肉之理路。所谓血气盛则充肤热肉，盖非止温肌肉，而能使肌肉盛满，身体容大，故反复以申明之。"

黄帝曰：三者之气血多少何如？伯高曰：膏者多气，多气者热，热者耐寒；肉者多血，多血则充形，充形则平；脂者，其血清，气滑少，故不能大。此别于众人者也。

任谷庵曰："此言卫气与营血相将，充盈于分肉之文理，其膏肥之内，止有卫气而血不营也。膏者，卫气盛，故热而耐寒；肉者，肌肉隆盛，故多血，血气盛则充肤热肉，故充形，血随气行，血气皆盛，是为营卫和平；脂者，肌肉紧密，是以血清气少，故不能大。此三者，有肥瘦大、小之不同，故与平人之有别也。"王子方曰："脂者，卫气不充于分肉，是以血亦清少，血气相将而行者也。"

黄帝曰：众人奈何？伯高曰：众人皮肉脂膏不能相加也，血与气不能相多，故其形不小不大，各自称其身，命曰众人。

余伯荣曰："此言卫气之浮沉浅深，而各有常所者，其形不大不小也。众人者，平常之大众也。不能相加者，谓血气和平，则皮肉脂膏，不能相加于肥大也。血气之浮沉浅深，各有常所，不能相多于肌肉间也。皮肉筋骨，各自称其身，故其形不大不小也。"

黄帝曰：善。治之奈何？伯高曰：必先别其三形，血之多少，气之清浊，而后调之，治无失常经。是故膏人，纵腹垂腴；肉人者，上下容大；脂人者，虽脂不能大也。

此言人之血气，当使之无过不及也。三者，人之有肥大之太过，瘦小之不及，故当审其血之多少，气之清浊，而后调之，无失卫气之常经，期为平和之人矣。此因卫气失常，是故膏人纵腹垂腴，肉人者上下容大，脂人者虽脂不能大也。盖卫气主于皮肉筋骨之间，浮沉浅深各在其处，若独充盛于皮肤分肉之间，而使纵腹垂腴，上下容大，或深沉于筋骨之间，以致脂不能大，皆卫气之失常也。是以浮沉深浅，不可胜穷，随变而调其气，命曰上工。此篇论卫气失常，以明卫气所出所循之常所，使后学知阴阳血气之生始出入，为治道之张本也。〔眉批：浊者为卫，故浊为气多，清为气少。〕

玉板篇第六十

黄帝曰：余以小针为细物也，夫子乃言上合之于天，下合之于地，中合之于人，余以为过针之意矣，愿闻其故。岐伯曰：何物大于天乎？夫大于针者，惟五兵者焉。五兵者，死之备也，非生之具。且夫人者，天地之镇也，其不可不参乎！夫治民者，亦惟针焉。夫针之与五兵，其孰小乎？

此章论充溢于皮肤分肉之气血，从脏腑之大络，而出于孙络皮肤，应天气之出于地中，而布散于天下，逆之则伤其所出之机，胜五兵之杀人矣。大络者，手太阴之络，名曰列缺；手少阴之络，名曰通里；手心主之络，名曰内关；手太阳之络，名曰支正；手阳明之络，名曰偏历；手少阳之络，名曰外关；足太阳之络，名曰飞扬；足少阳之络，名曰光明；足阳明之络，名曰丰隆；足太阴之络，名曰公孙；足少阴之络，名曰大钟；足厥阴之络，名曰蠡沟。此十二脏腑之大络，阳走阴而阴走阳，左注右而右注左，与经脉缪处，其气血布散于四末，溢于皮肤分肉间，不入于经俞，以应天气之运行于天表，故曰所谓夺其天气。夫九针之道，一者天，二者地，三者人。小针，微针也，亦所以合于天地人者也。且夫人者，天地之镇也，其不可不参乎！故治天下之万民者，亦惟针道所合之三才而已。余伯荣曰："上章论卫气从阳明之脉络，而出于皮肉筋骨之间，此章论皮肤分肉之血气，从胃之经隧脏腑之大络而出于外，即与卫气相将之营气也。"营卫血气，虽皆生于胃腑水谷之精，然外内出入之道路不一。学者非潜心玩索，不易得也。按《管子》曰："蚩尤受卢山之铜，而作五兵。"是黄帝时即有五兵矣。一弓、二殳、三矛、四戈、五戟，一云，东方矛，南方弩，中央剑，西方戈，北方锻。

黄帝曰：病之生时，有喜怒不测，饮食不节，阴气不足，阳气有馀，营气不行，乃发为痈疽。阴阳不通，两热相搏，乃化为脓，小针能取之乎？岐伯曰：圣人不能使化者，为其邪不可留也。故两军相当，旗帜相望，白刃陈于中野者。此非一日之谋也，能使其民，令行禁止，士卒无白刃之难者，非一日之教也须臾之得也。夫至使身被痈疽之病，脓血之聚者，不亦离道远乎。夫痈疽之生，脓血之成也，不从天下，不从地出，积微之所生也。故圣人自治于未有形也,愚者遭其已成也。黄帝曰:其已形不予遭,脓已成不予见。为主奈何?岐伯曰:脓已成,十死一生,故圣人勿使已成,而明为良方,著之竹帛,使能者踵而传之后世,无有终时者,为其不予遭也。

此言皮肤分肉之气血,从内而出于外,稍有留滞,则渐积而成痈脓。如发于外而小者易愈,大者多害,若留积在内,成痈脓而不见者,十死一生也。喜怒不测,饮食不节,内因之所伤也。是以痈疽之生,脓血之成,不从天地之风寒暑湿,乃积微之所生也。是犹两军相当,旗帜相望,白刃陈于中野者,此非一日之谋也。能使其民令行禁止,士卒无白刃之难者,非一日之教也,非须臾之可得也。故圣人勿使已成,而明为良方,著之竹帛,使后学之能者,踵而传之后世,无有终时者,为其不予遭,而成十死一生之证也。"遭",遇也。言其已形而不予遭,脓已成而不予见。此痈生于脏腑之间,而不与我见,乃多死少生之候也。余伯荣曰:"按本经及《素问》论所生痈脓,多因于风寒外邪,有伤营卫,留积而成痈脓。此因内伤喜怒饮食,故曰不从天下。不从地出。"

黄帝曰:其已有脓血而后遭乎,不道之以小针治乎。岐伯曰:以小治小者,其功小;以大治大者,多害。故其已成脓血者,其惟砭石铍锋之所取也。

余伯荣曰:"此言痈发于外而予见者,有大小之难易也。痈小而以小针治之者,其功小而易成;痈大而以大针治之者,多有逆死之害。故其已成脓血者,其惟砭石铍锋之所取也。盖小而浅者,以砭石取脓,大而深者,以铍锋取之。铍锋,大针也。"

黄帝曰:多害者,其不可全乎?岐伯曰:其在逆顺焉。黄帝曰:愿闻逆顺。岐伯曰:以为伤者,其白眼青,黑眼小,是一逆也;内药而呕者,是二逆也;腹痛渴甚,是三逆也;肩项中不便,是四逆也;音嘶色脱,是五逆也。除此五者为顺矣。

"内",音纳。此言痈发于外而大者,有逆顺死生之分焉。夫皮脉肉筋骨,五脏之外合也,痈发于皮肉筋骨之间,其气外行者为顺,若反逆于内,则逆伤其脏矣。如白眼青,黑眼小,肺肝肾,三脏之气伤也;内药而呕,胃气败也;脾主为胃行其津液,腹痛渴甚,脾气绝也;太阳为诸阳主气,肩项中不便,阳气伤也;在心主言,心之合脉也,其荣色也;音嘶色脱,心脏伤也。犯此五逆者死,除此五者为顺矣。

黄帝曰：诸病皆有逆顺，可得闻乎？岐伯曰：腹胀，身热，脉大，是一逆也；腹鸣而满，四肢清泄，其脉大，是二逆也；衄而不止，脉大，是三逆也；咳且溲血，脱形，其脉小劲，是四逆也；咳，脱形身热，脉小以疾，是谓五逆也。如是者，不过十五日而死矣。

此言血气之逆于经脉者，不过半月而死也。夫血气留滞而成痈脓者，积微之所生，其所由来者渐矣。若失其旋转之机，又不待成痈，而有遽死之害。诸病者，谓凡病多生于营卫血气之不调，非独痈脓也。如腹胀身热脉大者，逆伤于脾也；腹鸣而满，四肢清泄，其脉大者，逆伤于肾也；肝主藏血，衄而不止，逆伤肝也；肺朝百脉，输精于皮毛，咳而溲血形脱，其脉小劲，逆伤肺也；夫心主血脉，肺者心之盖，咳，形脱身热，脉小以疾，逆伤心也。夫血脉者，五脏之所生也，血气逆则失其旋转之机，而反伤其脏正矣。经脉应地之经水，水以应月，不过十五日而死者，随月之盈虚而死，不能终周天之数矣。王子方曰："堪舆家凿井，度月影以取泉。"〔眉批：月一月而一周天。〕

其腹大胀，四末清，形脱泄甚，是一逆也；腹胀便血，其脉大，时绝，是二逆也；咳溲血，形肉脱，脉搏，是三逆也；呕血，胸满引背，脉小而疾，是四逆也；咳呕腹胀，且飧泄，其脉绝，是五逆也。如是者，不过一时而死矣。工不察此者而刺之，是谓逆治。

"飧"，音孙。此言气血之逆于气分者，不过一周时而死矣。夫皮肤分肉之气血，从胃腑而注于脏腑之大络，从大络而出于孙络，从孙络而外渗于皮肤。如腹大胀，四肢清，形脱泄甚，是逆于胃之大络，不得出于皮肤，充于四体也。腹胀便血，其脉大时绝，逆于肾络也；咳溲血，形肉脱，脉搏，逆于肺络也；呕血胸满引背，脉小而疾，逆于心络也；咳呕腹胀，且飧泄，其脉绝，逆于肝脾之络也。夫胃者，水谷血气之海也。五脏之大络，海之所以行云气于天下之道路也。水天之气，上下相通，一昼一夜，绕地环转一周，如逆而不行，则开阖已息，是以不过一周而死矣。夫人皮以应天，皮肤之气血逆而不行，不过一周而死，工不察此天运之大道，如逆伤其气，迟则死于家中，速则死于堂上矣。任谷庵曰："以上论人之气血，参合天地之道，运行无息者也。少有留滞，或渐积而成痈脓，或一息不续，即为霄壤之判。"〔眉批：经脉有络脉孙脉，大络有络脉孙脉。当与《缪刺篇》合看。〕

黄帝曰：夫子之言针甚骏，以配天地，上数天文，下度地纪，内别五脏，外次六腑，经脉二十八会，尽有周纪，能杀生人，不能起死者，子能反之乎？岐伯曰：能杀生人，不能起死者也。黄帝曰：余闻之则为不仁，然愿闻其道，弗行于人。岐伯曰：是明道也，其必然也，其如刀剑之可以杀人，如饮酒使人醉也，虽勿诊犹可知矣。黄帝曰：愿卒闻之。岐伯曰：人之所受气者，谷也。谷之所注者，胃也。胃者，水谷气血之海也。海之所行云气者，天下也；胃之所出气血者，经隧也。经隧者，五脏六腑之大络也，迎而夺之而已矣。黄帝曰：上下有数乎？岐伯曰：迎之五里，中道而止，五至而已，五往而脏之气尽矣，故五五二十五而竭其输矣。此所谓夺其天气者也，非能绝其命而倾其寿者也。黄帝曰：愿卒闻之。岐伯曰：阚门而刺之者，死于家中；入门而刺之者，死于堂上。黄帝曰：善乎方，明哉道，请著之玉板，以为重宝，传之后世，以为刺禁，令民勿敢犯也。

　　阚，同窥。此言胃腑所生之气血，如云气之布散于天下者，从脏腑之经隧布于四末，充于皮肤分肉之间，不入于经输者也。骏，大也。言针道之大，配乎天地也。上数天文，应天之数也；下度地纪，应地之经也。内别五脏，应五运之在中也；外次六腑，应六气之在外也。经脉二十八会，脉度之十六丈二尺也。此言小针者，上合于天，下合于地，中合于人，通其经脉，调其血气，营其顺逆，出入之会，可传于后世，无有终时者。若不察此三才之大道，反逆伤其旋转之机，又胜五兵之杀人矣。大络者，十二脏腑之经别也。五里者，手阳明之穴，在肘上三寸，盖脏腑之大络与经相干而布于四末，手阳明之大络，与手阳明之经相干，循五里而散于尺肤。夫脏为阴，腑为阳，经脉为阴，皮肤为阳。手阳明者，手太阴之腑也。五脏之血气行于脉中者，因胃气而至于手太阴，以应尺寸之脉；五脏之气血，行于脉外者，因胃气而出于手阳明之络，以应于尺肤。是以脉急者，尺之皮肤亦急；脉缓者，尺之皮肤亦缓。善调尺者，不待于寸，此十二脏腑之血气，行于经脉皮肤之外内者，大会于手太阴阳明也，故迎之五里，中道而止。至者，迎其气之至也；往者，追其气之行也。故五至而迎其五脏之气至即已，若五往而追之，则五脏之气，尽泄于外矣。五脏各有五输，五五二十五输，若皆取之，则竭其输矣。此所谓夺其天气者也，非由命之自绝、寿之自倾，实所以杀生人也。阚者，阚俟其所出也。门者，《卫气篇》之所谓契绍之门户，乃气血从孙络而出于皮肤之门也。故俟其气之出门而刺之者，稍缓而死于家中。入门而逆刺于络内者，即死于医者之堂上也。夫天气一日一夜，绕地环转一周，逆则不过一周而死，况针刺之伤乎？是以著之玉板，以为重宝，传之后世，以为刺禁，令民勿敢犯也。任谷庵曰："人之皮表以应天，经脉应地之经水，天气运行于地之外，而复通贯于地中，升降出入，环转无端，而人亦应之。肤表之气血，从五脏之大络，而出于皮肤分肉之外，复从手足之指井而溜于荣，注于腧，行于经，而与经脉中之血气，相合于肘膝之间，此人合天地阴阳，环转出入之大道也。故曰：五往而脏之气尽矣，谓迎之五里，复五往而追之，则五脏之气尽泄于外。盖谓皮肤之气血，由五脏之所出也。五五二十五而竭其输，此谓夺其天气，谓手足五输之气血，从皮肤之所入也，若尽取其五脏之五输，则竭其输中之血，而夺其皮表之天气也。血气之生始出入，参合天地阴阳，乃端本澄源之学，大有裨于治道，学者当以为首务焉。"余伯荣曰："按《内经》论经脉之血气，曰藏之金柜；论皮肤分肉之血气，曰著之玉板。盖因金玉之黄白，而分血气之阴阳也。类而推之，如金银花王不留行，花开黄白，陶隐君即用之以行气血；张仲祖以鸡卵黄治血，卵白治气。此皆体先圣之遗意，学者引而伸之，触类而长之，天下事物之理，用之不穷矣。"

五禁第六十一

黄帝问于岐伯曰：余闻刺有五禁，何谓五禁？岐伯曰：禁其不可刺也。黄帝曰：余闻刺有五夺。岐伯曰：无泻其不可夺者也。黄帝曰：余闻刺有五过。岐伯曰：补泻无过其度。黄帝曰：余闻刺有五逆。岐伯曰：病与脉相逆，命曰五逆。黄帝曰：余闻刺有九宜。岐伯曰：明知九针之论，是谓九宜。

余伯荣曰："此承上章，复论刺有五禁五夺五过五逆，以为刺禁，令民勿犯者也。五过者，五脏外合之皮脉肉筋骨，有邪正虚实，宜平调之，如补泻过度，是为五过。九宜者，九针之论各有所宜，神而明之，是为九宜。"

黄帝曰：何为五禁？愿闻其不可刺之时。岐伯曰：甲乙日自乘，无刺头，无发矇子耳内；丙丁日自乘，无振埃于肩喉廉泉；戊己日自乘，四季无刺腹，去爪通水；庚辛日自乘，无刺关节于股膝；壬癸日自乘，无刺足胫。是谓五禁。

余氏曰："天之十干，始于甲乙，终于壬癸，故甲乙以应头，壬癸以应足，丙丁应身半以上，庚辛应身半以下，配天之四时也。戊己属土，故乘于四季。夫甲为阳木，乙为阴木，自乘者，阴阳自合，非化气也。发矇振埃者，所以通气也。天之十干，化生地之五行，通气者，通五运之化气。此天干自乘，故为取气之禁。"〔眉批：发矇振埃去爪，论神气之所出。针取神气，谓毋犯尻神。〕

黄帝曰：何谓五夺？岐伯曰：形肉已夺，是一夺也；大夺血之后，是二夺也；大汗出之后，是三夺也；大泄之后，是四夺也；新产及大血，是五夺也。此皆不可泻。

余氏曰："形肉血气已虚脱者，虽有实邪，皆不可泻。"

黄帝曰：何谓五逆？岐伯曰：热病脉静，汗已出，脉盛躁，是一逆也；病泄，脉洪大，是二逆也；著痹不移，䐃肉破，身热，脉偏绝，是三逆也；淫而夺形，身热，色夭然白，及后下血衃，血衃笃重，是谓四逆也；寒热夺形，脉坚搏，是谓五逆也。

余氏曰："热病脉静者，阳病现阴脉也。汗已出脉盛躁者，阳热之邪，不从汗解，阴液去而邪反盛也。病泄者，脉宜沉弱，反洪大者，阴泄于下，阳盛于上，阴阳上下之相离也。着痹不移，月围肉破，身热者，湿邪伤形，久而化热。脉偏绝者，脾胃之气败也。淫者，酷疟之邪。夺形者，邪伤形也。"如但热不寒之疟气，内藏于心而外淫于分肉之间，令人消烁脱肉。夫心主血而血脉荣于色，色天然白，及后下虾血笃重者，形气消于外，血液脱于内，血气外内之离脱也。寒热夺形，脉坚搏者，寒热之邪盛，而真气伤也。此为五逆，皆不可刺也。

动腧第六十二

　　黄帝曰：经脉十二，而手太阴足少阴阳明独动不休，何也？岐伯曰：是明胃脉也。胃为五脏六腑之海，其清气上注于肺，肺气从太阴而行之，其行也，以息往来，故人一呼脉再动，一吸脉亦再动，呼吸不已，故动而不止。黄帝曰：气之过于寸口也，上十焉息？下八焉伏？何道从还？不知其极。岐伯曰：气之离脏也，猝然如弓弩之发，如水之下岸，上于鱼以反衰，其馀气衰散以上逆，故其行微。

　　此章论营卫宗气，循度行于经脉之外内，冲脉行于足少阴、阳明之经，而出于腹气、胫气之街，以明血气之行于经脉、皮肤之间，交相和平输应者也。帝问手太阴、足少阴、阳明独动不休者，谓手太阴之太渊、经渠，足阳明之人迎、冲阳，足少阴太谿之动脉也。伯言是明胃脉者，谓胃为五脏六腑之海，其营卫宗气，皆胃腑谷精之所生也，清气上注于肺者，营气宗气也。肺气从太阴而行之者，脉气随三阴三阳之气而行也。其行也，以息往来者，人一呼一吸，脉行六寸，日夜一万三千五百息，脉行八百十丈为一周也。〔眉批：脏腑通于十二经脉，十二经脉外合于三阴。〕帝问气之过于寸口，上十焉息者，乃营气卫气宗气，尽走于息道，而变见于寸口也。下八焉伏者，谓流溢于中之营血，下伏于胞中，故如水之下岸也。按本经《营气篇》曰："营气之道，内谷为宝，谷入于胃，乃传之肺，流溢于中，布散于外，精专者行于经隧，常营无已，终而复始。"夫帝言下伏之营血有八，是精专而行经隧之营，只二分矣。夫营气行于脉中，卫气行于脉外，宗气两行营卫之道，此经脉外内之气，相为和平，而有形之营血，分行于外内，亦相为匀等者也。〔眉批：有形之血，流如水。〕夫冲脉起于胞中，上循背里为经络之海，其浮而外者，循腹右上行，至胸中而散，充肤热肉，澹渗皮毛，此下伏于胞中之血，半随冲脉而行于脉内，半随冲脉而散于皮肤。又足阳明之脉，与冲脉于脐左右之动脉，而出于腹气之街；冲脉与少阴之大络，循阴股而下出于胫气之街。夫精专者，二分行于经隧；随冲脉者，二分出于气街，是经脉外内之气血，相为匀等矣。皮肤之气血，从指井而溜注于营俞；脉中之血气，从本标而外出于肤表，从道往还，莫知其极矣。〔眉批：三分行于脉内，三分充于皮肤，二分行于经隧，二分出于气街，则经脉外内之血匀等矣。〕伯言气之离脏，猝然如弓弩之发者，谓五脏之气，至于手太阴而变见于寸口者，应手而动，若弓弩之发弦，上于鱼际则动气衰而无动脉矣。其馀气衰散以逆上者，谓馀气分散而上注于手阳明大肠之经，故其脉上鱼而其行微缓也。此言五脏之气，因胃气而至于手太阴，腹走手而手走头，头走足而足走腹，常营无已，终而复始，环转之无端也。〔眉批：此乃营气之行，与应呼吸漏下之行各别，故帝复问而伯复答之。〕

黄帝曰：足之阳明，何因而动？岐伯曰：胃气上注于肺，其悍气上冲头者，循咽上走空窍，循眼系，入络脑，出顑，下客主人，循牙车，合阳明，并下人迎，此胃气别走于阳明者也。故阴阳上下，其动也若一。故阳病而阳脉小者，为逆；阴病而阴脉大者为逆。故阴阳俱静俱动，若引绳相倾者病。

"顑"，音坎。此言阳明之气盛，而独动不休者也。《阴阳系日月论》曰："两阳合于前，故曰阳明。"又曰："两火合并，故为阳明。"是阳明主燥金之气，而又有悍热之火气也。胃气上注于肺者，胃腑所生之营气宗气上注于肺，而行于经脉之外内，以应呼吸漏下。其悍热之气，上冲头者，循咽上走空窍，循眼系，入络脑，出顑下客主人，循牙车，此阳明之悍气，上走空窍，行于皮肤之气分，而下合于阳明之脉中，并下人迎。此胃腑所生之悍气，别走于阳明者也。故阴阳上下，其动也若一。盖身半以上为阳，身半以下为阴，谓在上之人迎，在下之冲阳，其动之相应也。故阳病而阳脉小，阴脉大者为逆；阴病而阴脉大，阳脉小者为逆。故阴阳上下，静则俱静，动则俱动，若引绳墨，如相倾而不相应者，则为病矣。按上章曰：胸气有街，腹气有街，头气有街，胫气有街。气在腹者止之背俞，与冲脉于脐左右之动脉间。夫足阳明之脉，其支者下人迎，入缺盆，从缺盆下乳内廉，挟脐入气街中；其支者下循腹里，至气街中而合，以下髀关，循股外廉至足跗上。夫胃之悍气，合阳明之脉而下人迎，挟脐入气街中，则与冲脉相合，而出于腹气之街矣。其下行而出于足跗者，动于冲阳而上与人迎之相应也。〔眉批：十二脏腑之本标，止出于头气、胸气之街。〕

黄帝曰：足少阴何因而动？岐伯曰：冲脉者，十二经之海也，与少阴之大络，起于肾，下出于气街，循阴股内廉，斜入腘中，循骨内廉，并少阴之经，下入内踝之后，入足下；其别者，斜入踝，出属跗上入大趾之间，注诸络，以温足胫。此脉之常动者也。

此言流溢于中之血气，一从冲脉与足少阴之大络，而下出于足胫之气街。循阴股内廉者，血气出于皮肤，仍循少阴之经而行也。斜入腘中者，与太阳之承山踝上以下也。其别者，乃少阴之支络，别走于踝跗，上入大趾之间，而散于十趾之络，是以阳气起于足五趾之表，阴气起于足五趾之里。盖阴阳二气，本于先天之水火，藏于肾脏，出于下而升于上也。夫卫气者，阳明所生之气也。上节论卫气之别走阳明，合于人迎，是从膺胸脐腹而下至跗上，如左右之动脉，与冲脉会于脐间，则阳明之血气，随冲脉而出于腹气之街矣。此节论冲脉与少阴出于胫气之街，盖手足十二经之本标，止出于头气之街，胸气之街，营卫之行，从本而入，从标而出，上下相贯，如环无端。其腹气之街，胫气之街，乃别出阳明、少阴之血气，不在十二经脉本标之内，故别提出阳明、少阴之动腧焉。〔眉批：阳气亦下出于五趾，此后天所生之阳气也。〕

黄帝曰：营卫之行也，上下相贯，如环之无端，今有其猝然遇邪气，及逢大寒，手足懈惰，其脉阴阳之道，相输之会，行相失也，气何由还？岐伯曰：夫四末阴阳之会者，此气之大络也；四街者，气之径路也。故络绝则径通，四末解则气从合，相输如环。黄帝曰：善。此所谓如环无端，莫知其纪，此之谓也。

此申明经脉之血气，从四街而出行于脉外。皮肤分肉之气血，从四末而入行于脉中。上下相贯，环转之无端也。四末者，四肢之杪末，手足之指井也。其脉者，谓手足三阴三阳之经输。阴阳之道者，血气从此所行之道路也。相输之会气从合者，谓皮肤之气血，从四末而溜于脉中，输行于经，而与脉中之血气相会，入于肘膝之间，而与脉中之血气相合，故曰四末解，则气从合。盖假风寒之邪，以明四末乃阴阳之会，气从此而所入之大络也。如因邪气所阻，则手足懈惰，而道路不通，气何由而环转？如四末和解，则气血输会于脉中，而还转于气街矣。夫经脉者，内连于脏腑，外络于形身，外内出入，常营无已。络脉者，乃经脉之支别，如江河之支流，至杪末而有尽也。四街者，气之径路也，故络绝则径通。手足十二经之本标，出于头气之街，胸气之街，阳明所生之血气，复出于腹气之街，少阴所藏之血气，复出于胫气之街。此经脉中之血气，复从络脉之尽处，出于气街，而行于皮肤分肉之外也。此营卫之行于皮肤经脉之外内，上下相贯，如环无端，莫知其纪也。王子方曰："本经云营行脉中，卫行脉外。又曰：浮气之不循经者，为卫气；精气之营于经者，为营气。今复言营卫之行，环转于经脉之外内，岂经义自相矛盾欤？"曰："卫气昼行于阳，夜行于阴，应天气之晦明，天道右旋，地道左转，天运于地之外，交相逆顺而行，应营气行于脉中，卫气行于脉外，外内清浊之不相干也。然天气运行于地之外，而复通贯于地中，有四时之寒暑往来，生长收藏。此天地阴阳之气，上下升降，外内出入，有分的合，环转无端，是以营卫之行，环转于皮肤经脉之外内者，应天地之气交也。夫所谓营行脉中者，始于手太阴肺，终于足厥阴肝，腹走手而手走头，头走足而足走腹，一脉流通，终而复始，此营血之行于脉中也。又别出两行营卫之道，清者为营。浊者为卫，营行脉中，卫行脉外。营于脉中者，循手足之十二经脉，及阴跷阳跷任脉督脉，合十六丈二尺为一周，昼行二十五度，夜行二十五度，应呼吸漏下者，此营气之行于脉中也。卫气昼行阳二十五度，夜行阴二十五度，此营气卫气各走其道，清浊外内之不相干也。若夫手足之三阴三阳，十二经脉，皆从指井所出，而营于五脏之二十五输，六腑之三十六腧。夫指井离爪甲如韭许，乃血肉筋骨之尽处，血气皆从何来，而曰所出为井耶？盖受皮肤之气血，从此而溜注于脉中，十二经脉之血气，始从此而生出，故曰所出为井，所溜为荥，所注为腧，所行为经也。充肤热肉之气血，妇随夫唱，相将而行，同溜于经脉之中，故曰营卫之行也，上下相贯，四末阴阳之会者，此气之大络也。夫宗气半行于脉中，半行于脉外。营血半营于经隧，半营于皮肤；营气行于脉中，卫气行于脉外。阴中有阳，阳中有阴，犹两仪四象之定体，血气贯通于外内，应天地之气交，一息不运则生化灭矣。夫皮肤气分为阳，经脉血分为阴，阳走阳而阴走阴，此阴阳之相离也。阴出于阳，阳入于阴，此阴阳之相合也。阴阳之道，有离而有合也。若行于阳者，止行于阳；行于阴者，止行于阴，无外内出入之神机，而生化亦灭矣。阴阳之奥，会心者明之。"余伯荣曰："《五乱》《胀论》，言卫气乱脉，是谓大恍，卫气逆为脉胀，卫气并脉循分为肤胀，若卫气行于脉内，岂非乱脉乎？"曰：卫气之在路也，常然并脉循分肉，行有逆顺，阴阳相随，乃得天和，谓脉内之血气顺行，而脉外之气血逆转，行有逆顺，乃得天地之和。卫气乱脉者，谓卫气顺脉而行也。若夫环转于皮肤经脉之外内，正所谓交相逆顺而行，又何乱之有？〔眉批：营血行于脉中，止营督脉，而无任脉跷脉。〕

五味第六十三

黄帝问于少俞曰：五味入于口也，各有所走，各有所病。酸走筋，多食之令人癃；咸走血，多食之令人渴；辛走气，多食之令人洞心；苦走骨，多食之令人变呕；甘走肉，多食之令人悗心，余知其然也，不知其何由，愿闻其故。

任谷庵曰："按《五运行大论》云：东方生风，风生木，木生酸，酸生肝，肝生筋；南方生热，热生火，火生苦，苦生心，心生血。是五脏本于五味之所生，而生外合之筋骨血肉也。是以五味入口，而各有所走。夫心主血，肾主骨，苦乃火之味，咸乃水之味，苦走骨而咸走血者。阴阳水火之交济也。肺主气，故辛走气。"

少俞答曰：酸入于胃，其气涩以收，上之两焦，弗能出入也，不出即留于胃中，胃中和温，则下注膀胱，膀胱之脆薄以懦，得酸则缩绻，约而不通，水道不行，故癃。阴者，积筋之所终也，故酸入而走筋矣。

任氏曰："五味阴阳之用，辛甘发散为阳，酸苦涌泄为阴；咸味涌泄为阴，淡味渗泄为阳。六者或收或散，或缓或急，或燥或润，或软或坚，是发散涌泄之中，而又有收散缓急之性矣。上焦开发，宣五谷味；中焦出气如露，以行水谷之津。酸气收涩，故弗能出于上之两焦，不出则留于胃，而溜于下焦，注于膀胱矣。膀胱为胂之室，胂居于中，故膀胱之体质脆薄以懦，得酸则易于缩绻，缩则约而不通，水道不行，故为癃闭。阴者，前阴。积筋者，骨宗筋也。宗筋者，筋之主也。酸入于宗筋，故走筋也。"按《经筋》章云：足厥阴之筋，上循阴股，结于阴器，络诸筋，其病阴股痛转筋，阴器不用，伤于内则不起，伤于寒则阴缩入，伤于热则纵挺不收。是足厥阴肝经主宗筋，而外合于通体之筋。

黄帝曰：咸走血，多食之，令人渴，何也？少俞曰：咸入于胃，其气上走中焦，注于脉，则血气走之，血与咸相得则凝，凝则胃中汁注之，注之则胃中竭，竭则咽路焦，故舌本干而善渴。血脉者，中焦之道也，故咸入而走血矣。

任氏曰："中焦并胃中，出上焦之后，此所受气者，泌糟粕，蒸津液，化其精微，上注于肺脉，乃化而为血，咸入于胃，其气上走中焦，注于脉者，咸性之上涌也，注于脉则走于血气矣。血者，中焦之汁，奉心神而化赤，咸乃寒水之味，故血与咸相得则凝，凝则燥结，而胃中之汁以滋之，胃中汁竭，则咽路焦枯，故舌本干而善渴。血脉者，中焦之道路，咸气上走于中焦，故走血。"王子方曰："胃腑水谷之精汁，化而为赤，营于脉中，人一呼一吸，脉行六寸者，血气之流行也。呼吸不已，血气之行，无少停息，故血凝则胃中之汁注之，以资其流行。"

黄帝曰：辛走气，多食之令人洞心，何也？少俞曰：辛入于胃，其气走于上焦，上焦者，受气而营诸阳者也，姜韭之气薰之，营卫之气，不时受之，久留心下，故洞心。辛与气俱行，故辛入而与汗俱出。

任氏曰："上焦开发，宣五谷味，薰肤充身泽毛，若雾露之溉，是谓气。辛走气，故其气走于上焦，上焦者，受中焦之气，而营诸表阳者也。夫营卫之气生于中焦，皆从上而出，故姜韭之气上薰，则营卫之气不时受之，久留心下，则为洞心。辛与上焦之气，俱行于表阳，则开发皮腠而汗出。"余伯荣曰："辛气留于心下而上薰，则为洞心，与气俱行则与汗共并而出，盖汗乃中焦水谷之液也。"王子方曰："论五味而曰气者，味之性也。"

黄帝曰：苦走骨，多食之，令人变呕，何也？少俞曰：苦入于胃，五谷之气，皆不能胜苦，苦入下管，三焦之道，皆闭而不通，故变呕。齿者骨之所终也，故苦入而走骨，故入而复出，知其走骨也。

任谷庵曰："炎上作苦，君主之味也，故五谷之气，皆不能胜之。苦性下泄，故入于下管。三焦者，少阳相火也，苦性寒，故三焦之道，皆闭塞不通。三焦不通，则入胃之水谷，不得通调布散，故变而为呕也。夫肾主骨，肾为寒水之脏，苦性寒故走骨，同气相感也。然苦乃火味，故入于下而复出于上，以其性下泄而上涌也。"余伯荣曰：少阴之上，君火主之，标阳而本寒也。炎上作苦，而苦寒下泄，此少阴之味也，故能从本从标。天食人以五气，地食人以五味，地之五行，上呈天之六气，是以味合五行，气合三阴三阳之六气。

黄帝曰：甘走肉，多食之，令人悗心，何也？少俞曰：甘入于胃，其气弱小，不能上至于上焦，而与谷留于胃中者，令人柔润者也，胃柔则缓，缓则虫动，虫动则令人悗心。其气外通于肉，故甘走肉。

任谷庵曰："稼穑作甘，坤土之味也。坤德柔顺，故其气弱小。太阴湿土，主气，故令人柔润。柔者土之性，润乃湿之气也。夫虫乃阴类，胃秉阳明燥热之气，若胃柔而缓，则虫动而上入于胃矣，虫上食，故令人悦心。土气外主于肌肉，故甘走肉。"马玄台曰："蛊，当作虫。"

卷 八

阴阳二十五人第六十四

　　黄帝曰：余闻阴阳之人何如？伯高曰：天地之间，六合之内，不离于五，人亦应之。故五五二十五人之政，而阴阳之人不与焉，其态又不合于众者五，余已知之矣。愿闻二十五人之形，血气之所生，别而以候，从外知内何如？岐伯曰：悉乎哉问也，此先师之秘也，虽伯高犹不能明之也。黄帝避席遵循而却曰：余闻之，得其人弗教，是谓重失，得而泄之，天将厌之。余愿得而明之，金柜藏之，不敢扬之。岐伯曰：先立五形，金木水火土，别其五色，异其五行之人，而二十五人具矣。黄帝曰：愿卒闻之。岐伯曰：慎之慎之。臣请言之。

　　仇汝霖曰："天地之间，不离于五者，天有五色五气五时五音，地有五方五行五运五味也。《五运行论》曰：'东方生风，风生木，木生酸，酸生肝，在脏为肝，在体为筋；南方生热，热生火，火生苦，苦生心，在脏为心，在体为脉；中央生湿，湿生土，土生甘，甘生脾，在脏为脾，在体为肉；西方生燥，燥生金，金生辛，辛生肺，在脏为肺，在体为皮毛；北方生寒，寒生水，水生咸，咸生肾，在脏为肾，在体为骨。'风寒热湿燥，天之五气也；木火土金水，地之五行也。在天成气，在地成形，天地合气，命之曰人。〔眉批：苍黅丹素玄，天之气色也；青黄赤白黑，五行之色也。〕人之形体，秉在地五行之所生，然本于天之五气，是以形合五行，而气合五色五音也。五阴而合五阳者，在地之阴而合天之阳也。五五二十五者，合天之数也。阴阳之人不与者，《通天论》之所谓'少阴、太阴、少阳、太阳之人'也。'其态又不合于众者'，不合五行全备之人也。夫三阴三阳者，天之阴阳也；五人之形者，地之所成也。是以此章论形合五行，而上应天之五气，下章论阴阳之人，应天气之所生，故篇名《通天论》。"

　　木形之人，比于上角，似于苍帝。其为人苍色，小头长面，大肩背直身，小手足，好有才，劳心少力，多忧劳于事。能春夏不能秋冬，感而病生，足厥阴佗佗然。太角之人，比于左足少阳，少阳之上遗遗然。左角之人，比于右足少阳，少阳之下随随然。钛角之人，比于右足少阳，少阳之上推推然。判角之人，比于左足少阳，少阳之下栝栝然。

能，与耐义同。"钛"，音大。马仲化曰："木主东方，其音角，其色苍，故木形之人，当比之上角，似于上天之苍帝。色苍者，木之色苍也；头小者，木之巅小也；面长者，木之体长也。肩背大者，木之枝叶繁生，其近肩之所阔大也；身直者，木之体直也；小手足者，木之枝细，而根之分生者小也。此自其体而言耳。好有才者，木随用而可成材也。力少者，木易动摇也。内多忧而外劳于事者，木不能静也。耐春夏者，木春生而夏长也。不耐秋冬者，木至秋冬而雕落也。故感而病生焉，此自其性而言耳。"足厥阴风木主气。"佗佗"，美也，如木之美材也。比，量也，和也。夫五音主五运之化气，三阳应六气之司天，五音之合于三阳者，应岁运之干支相合也。足厥阴与足少阳相合，以一阴而合左右太少之四阳者，应地居天之中，而天运于上下左右也。"大"，谓之钛，即太角也。太角之人，比于左足少阳。钛大角之人，比于右足少阳。少阳之上遗遗推推然者，下文之所谓足少阳之上，血气盛则通髯美长也。"遗遗"，谦下之态，如枝叶之下垂也。"推推"，上进之态，如枝叶之上达也。半谓之判，即少角也。左角之人，比于右足少阳。判角之人，比于左足少阳。少阳之下随随栝栝然者，下文之所谓足少阳之下，血气盛则胫毛美长，外踝肥也。"随随"，从顺之态，如木体之委曲也。"栝栝"，正直之态，如木体之梃直也。仇汝霖曰："左右手足，即《阴阳系日月论》之手合十干，足合十二支也。"〔眉批：马莳字仲化，别号玄台。本经止有马氏注释。又：枝叶应上，根干应下。〕

火形之人，比于上徵，似于赤帝。其为人赤色，广䏶锐面小头，好肩背髀腹，小手足，行安地，疾心行摇，肩背肉满，有气轻财，少信多虑，见事明，好颜急心，不寿暴死。能春夏不能秋冬，秋冬感而病生，手少阴核核然。质徵之人，比于左手太阳，太阳之上肌肌然。少徵之人，比于右手太阳，太阳之下慆慆然。右徵之人，比于右手太阳，太阳之上鲛鲛然。质判之人，比于左手太阳，太阳之下支支颐颐然。

火主南方，其音徵，其色赤，故火形之人，似于上天之赤帝。色赤者，火之色赤也；"䏶"，脊肉也；广䏶者，火之中势炽而大也；面锐头小者，火之炎上者，锐且小也；好肩背髀腹者，火之自下而上，光明美好也；手足小者，火之旁及者，其势小也；行安地者，火从地而起也；疾心者，火势猛也；行摇者，火之动象也；肩背肉满者，即月引广也；有气者，火有气势也。此自其体而言耳。轻财者，火性易发而不聚也；少信者，火性不常也；多虑而见事明者，火必通明而旁烛也；好颜者，火色光明也；急心者，火性急也；不寿暴死者，火性不久也。此自其性而言耳。耐春夏者，木火相生之时；不耐秋冬者，火畏凉寒也，故秋冬感而病生焉。手少阴君火主气，"核核"，真实之义，如火之神明正直也。手少阴与手太阳相合，质者，火之形质也。质徵，即太徵；质判，即少徵也。质徵之人，比于左手太阳；右徵之人，比于右手太阳。太阳之上，肌肌鲛鲛然者，下文之所谓手太阳之上，血气盛，则有多须，面多肉以平也。肌肌然者，肉之充满也，鲛鲛然者，性之踊跃也。少徵之人，比于右手太阳。质判之人，比于左手太阳。太阳之下慆慆支支然者，下文之所谓手太阳之下，血气盛则掌肉充满也。慆慆，喜悦之态。支支颐颐，上下之相应也。

土形之人，比于上宫，似于上古黄帝。其为人黄色，圆面大头，美肩背，大腹，美股胫，小手足，多肉，上下相称，行安地，举足浮，安心好利人，不喜权势，善附人也。能秋冬不能春夏，春夏感而病生，足太阴敦敦然。太宫主人，比于左足阳明，阳明之上婉婉然。加宫之人，比于左足阳明，阳明之下坎坎然。少宫之人，比于右足阳明，阳明之上枢枢然。左宫之人，比于右足阳明，阳明之下兀兀然。

"称"、"好"，皆去声。中央主土，其音宫，其色黄。故土形之人比于上宫，似于上古之黄帝。曰上古者，以别于本帝也。色黄者，土之色黄也；面圆者，土之体圆也；头大者，土之高阜也；肩背美者，土之体厚也；腹大者，土之阔充也；股胫美者，充于四体也；小手足者，土溉四旁，至四末而土气渐微也；多肉者，土主肉也；上下相称者，土丰满也；行安重者，土体安重也；举足浮者，土扬之则浮也。此自其体而言耳。安心者，土性静也；好利人者，土以生物为德也；不喜权势，善附人者，土能藏垢纳污，不弃贱趋贵也；耐秋冬者，土得令也；不耐春夏者，受木克而土燥也，故春夏感而病生焉。此自其性而言耳。足太阴湿土主气，敦敦然者，有敦厚之道也。足太阴与足阳明相合。太宫之人，比于左足阳明；少宫之人，比于右足阳明。阳明之上，婉婉枢枢然者，下文之所谓足阳明之上，血气盛则髯美长也。"婉婉"，和顺之态，土之德也。"枢枢"，如枢转之持重，土之体也。"加宫"，土之加厚，比上宫也。加宫之人，比于左足阳明；左宫之人，比于右足阳明。阳明之下，坎坎兀兀然者，下文之所谓足阳明之下，血气盛则下毛美长至胸也。坎坎然者，行地之或安或浮，如山路之不平也。"兀兀"，不动貌，如平陆之安夷也。仇汝霖曰："东南为左，西北为右，天阙西北，地陷东南。加宫者，右宫也，盖西北之地，高厚而多山岳，故曰加宫。"

金形之人，比于上商，似于白帝。其为人方面，白色小头小肩背小腹小手足，如骨发踵外，骨轻身清廉，急心静悍，善为吏。能秋冬不能春夏，春夏感而病生，手太阴敦敦然。钛商之人，比于左手阳明，阳明之上廉廉然。右商之人，比于左手阳明，阳明之下脱脱然。左商之人，比于右手阳明，阳明之上监监然。少商主人，比于右手阳明，阳明之下严严然。

西方主金，其音商，其色白，故金形之人，比于上商，似于上天之白帝。面方者，金之体方也；色白者，金之色白也；头腹肩背俱小者，金质收敛而不浮大也。小手足如骨发踵外骨轻者，金体坚刚而骨胜也；身清廉者，金之体冷而廉洁，不受污也。此自其体而言耳。急心静悍者，金质静而性锐利也；善为吏者，有斧断之才也；秋冬者，金水相生之时。不能春夏者，受木火之制也，故春夏感而病生焉。此自其性而言耳。手太阴燥金主气，敦敦然者，如金体之敦重也。手太阴与手阳明相合，月大商之人，比于左手阳明；左商之人，比于右手阳明。阳明之上，廉廉监监然者，下文之所谓手阳明之上，血气盛，则髭美也。廉廉，如金之洁而不污。监监，如金之鉴而明察也。右商之人，比于左手阳明。少商之人，比于右手阳明。阳明之下，脱脱严严然者，下文之所谓手阳明之下，血气盛则腋下毛美，手鱼肉以温也。"脱脱"，如金之坚白，湟而不淄。"严严"，如金之整肃也。仇汝霖曰："五行五音，上应五星。故曰似于苍帝者，上应岁星也；似于白帝者，上应太白也。"

水形之人，比于上羽，似于黑帝。其为人黑色，面不平，大头廉颐，小肩大腹，动手足，发行摇身，下尻长，背延延然，不敬畏，善欺绐人，戮死。能秋冬不能春夏，春夏感而病生，足少阴汗汗然；太羽之人，比于右足太阳，太阳之上颊颊然；少羽之上，比于左足太阳，太阳之下纡纡然。众之为人，比于右足太阳，太阳之下洁洁然；桎之为人，比于左足太阳，太阳之上安安然。

北方主水，其音羽，其色黑，故水形之人，比于上羽，似于上天之黑帝。色黑者，水之色黑也。面不平者，水面有波也；头大者，水面平阔也；颐乃肾之部，廉颐者，如水之清濂也；小肩大腹者，水体之在下也；动手足者，水溜于四旁也；发身摇者，水动而不静也；下尻长者，足太阳之部，如水之长也；背主督脉，背延延然，太阳之水上通于天也；水懦弱，民狎而玩之，则多死焉，故人不敬畏而善欺绐人也；戮死者，多因戮力劳伤而死，盖水质柔弱而不宜过劳也。秋冬者，金水相生之时，春时木泻水气，夏时火爆水涸也，故春夏感而病生焉。足少阴寒水主气，汙汙然者，卑下之态，如川泽之纳污也。足少阴与足太阳相合。大羽之人，比于右足太阳。桎之为人，比于左足太阳。太阳之上，颀颀安安然者。下文之所谓足太阳之上，血气盛则美眉。眉，有毫毛也。颊，挟辅也。颀颀然者，谓太阳在上，如有挟辅而尊贵也。安安然者，安然而不动也。少羽之人，比于左足太阳；众羽之人，比于右足太阳。太阳之下，纤纤洁洁然者，下文之所谓"足太阳之下，血气盛，则跟肉满踵坚"也。纤纤，纤洄之态，如水之洄旋也。洁洁，如水之清洁也。曰众之为人者，谓居海滨平陆之大众，如水之在下，而形体清洁也。桎之为人者，谓居岗陵山谷之人民，如山之在上，安然而不动也。盖水性动而不静，故水形之人，动手足，发行摇身，如居于高陵山谷之中，受加宫之所胜制，则手足如桎梏，而安然不动矣。盖言五形之人，有居海滨傍水者，有居山陵高阜者，有居平原污下者，五方杂处之不同也。又如钲大角之人，居于东方，质徵之人，生于南土，则木火之性，更偏甚矣；如少商之人，居于南土，少羽之人，处于加宫之山陵高阜，又各有所调制矣。盖人之五形，本于五方五行之所生，故各因其所居之处，而又有生制之甚衰，故以此义申明于五形之末云。马仲化曰："桎者，受桎梏之人，意水形之人为戮死耶。"仇汝霖曰："按疏属之山有神焉，名曰二负，桎其手足，抑以山居之人，以比山之神欤？"倪仲宣曰："不曰左羽右羽，而曰众之为人、桎之为人，此即以众桎而为左右也。东南为左，而地土卑下；西方为右，而土阜山高。"倪仲玉曰："水形之人，岂应桎梏而戮死耶？经义渊微，圣辞古朴，非覃思精粹，不易疏也。"〔眉批：动手足，照应桎之为人。又：太阳之下，众之为人。太阳之上，桎之为人。〕〕

是故五形之人二十五变者，众之所以相欺者是也。

仇汝霖曰："言此五行之人二十五变者，乃众人中之所以相偏欺者也。众人者，谓平常之人，得五行五音之全者也。"倪仲宣曰："相术以五行中，具一形者，乃富贵之人，若五行混杂者，平常之人也，故曰众人，谓平常之大众也。故下文曰形色相得者，富贵大乐。谓木形之人，其色苍；火形之人，其色赤，此偏欺之人也。"

黄帝曰：得其形，不得其色何如？岐伯曰：形胜色，色胜形者，至其胜时年加，感则病行，失则忧矣。形色相得者，富贵大乐。黄帝曰：其形色相胜之时，年加可知乎？岐伯曰：凡年忌下上之人，大忌常，加七岁，十六岁，二十五岁，三十四岁，四十三岁，五十二岁，六十一岁，皆人之大忌，不可不自安也，感则病行，失则忧矣。当此之时，无为奸事，是谓年忌。

仇汝霖曰："形胜色者，如太角之人，其色黄；色胜形者，如太宫之人，其色青也。夫形者，五行之体也；色者，五行之气也。形气相得，感天地之生成，故主富贵大乐。下上之人者，谓左右太少之上下，合手足三阳之人，而三阴之人不与焉。年加者，始于七岁，每加九年，乃形色不相得者之所大忌也。夫七岁者，少阳也，加九年乃十六岁，再加九年乃二十五岁，盖以手足三阳之人，始于七岁之少阳，再加穷九之老阳，阳亢极而有悔矣。凡此相加之年，皆为斯人之大忌，不可不自安其分也。如感之则病行，有所疏失，失则忧矣。"倪仲宣曰："五形合手足之三阴，故虽逢阳九，不以为忌，若变而为太少左右者，此手足之三阳，故为大忌也。"

黄帝曰：夫子之言，脉之上下，血气之候，以知形气奈何？岐伯曰：足阳明之上，血气盛，则髯美长；血少气多，则髯短。故气少血多，则髯少；血气皆少，则无髯，两吻多画。足阳明之下，血气盛，则下毛美长至胸；血多气少，则下毛美短至脐，行则善高举足，足趾少肉，足善寒；血少气多，则肉而善瘃；血气皆少，则无毛，有则稀枯瘁，善痿厥足痹。

"瘃"，音祝，寒疮也。"吻"，音列。以下八节，申明形者，乃皮脉肉筋骨，然藉皮肉经脉之血气，以生养此形，而有上下盛衰之不同也。夫生长须毛者，乃充肤热肉，渗渗皮毛之血气，然手足三阳之气血，各因本经之经脉所循之处，而各分皮部，故帝问脉之上下血气之候，以知形气，盖以各经脉络所循之上下候之，以知形中之气血也。形者，谓皮肉筋骨也。足阳明之脉，其上行者挟口环唇下，交承浆，是以皮肤之血气盛，则髯美而长，血少气多则髯短，气少血多则髯少，气血皆少则无髯，盖血盛则渗渗皮肤而生毫毛。气者，所以薰肤充身泽毛者也，是以在上之须眉，在下之毫毛，皆藉皮肤之气血以生长，故气少则髯少，血少则髯短，血气皆少则无髯矣。血气少而不能充皮肤，肥腠理，故两吻多画，盖肌肉不得充满而多瘦纹也。足阳明之脉，其下行者，循膺胸，下脐腹，从膝膑而至足跗，故在下皮肤之血气盛，则下毛美而长至胸，血多气少则下毛美短至脐，血气皆少则无毛，虽有亦稀而枯瘁也。足趾少肉，足善寒者，气之所以熏肤充身泽毛者也。瘃者，手足寒冷之冻疮。血少则肉而善瘃者，血之所以温肤热肉者也。痿厥足痹者，血气少而不能营养筋骨也。此言二十五人之形者，皮脉肉筋骨也，然皮肉筋骨之间，又藉血气之所资益，而有上下盛衰之不同也。

足少阳之上，气血盛，则通髯美长；血多气少，则通髯美短；血少气多，则少髯；血气皆少，则无须；感于寒湿则善痹，骨痛爪枯也。足少阳之下，血气盛，则胫毛美长，外踝肥；血多气少，则胫毛美短，外踝皮坚而厚；血少气多，则骭毛少，外踝皮薄而软；血气皆少，则无毛，外踝瘦无肉。

足少阳之经脉，其上行者，循于耳之前后，加颊车，下颈项。是以皮肤之血气盛，则通髯美长；血多气少，则通髯美短。盖须髮乃血之馀，是以血多气少，虽短而亦美也。在外者，皮肤为阳，筋骨为阴，病在阳者，名曰风，病在阴者，名为痹。爪者，筋之馀，血气皆少，不能营养筋骨，以致寒湿之邪，留痹而为骨痛爪枯也。其经脉之下行者，循膝外廉下辅骨之前，抵绝骨之端，下出外踝之前，循足跗上。是以在下皮肤分肉之血气盛，则胫毛美长，外踝肥，血多则皮坚而厚，血少则皮薄而软，盖血之所以澹渗于皮肤者也。〔眉批：通髯美者，俗名连须胡也。〕

足太阳之上，血气盛，则美眉，眉有毫毛；血多气少，则恶眉，面多少理；血少气多，则面多肉；血气和，则美色。足太阳之下，血气盛，则跟肉满踵坚；气少血多，则踵跟空；血气皆少，则善转筋踵下痛。

"少理"，当作小理。足太阳之脉，起于目内眦，循两眉而上额交巅，是以皮肤之血气盛，则眉美而眉有毫毛也。夫充肤热肉，生须毛之血气，乃后天水谷之所生，在上之髭须，在下之长毛，皆生于有生之后，眉乃先天所生，故美眉者，眉得血气之润泽而美也。毫毛者，眉中之长毛，因血气盛而生长，亦后天之所生也。恶眉者，无华彩而枯瘁也。面多小理者，多细小之纹理，盖气少而不能充润皮肤也。血少气多则面多肉，气之所以肥腠理也。《内经》云："心之合脉也，其荣色也。"《平脉篇》曰："缓则阳气长，其色鲜，其颜光。"血气和者，谓经脉皮肤之血气和调，则颜色鲜美也。盖五脏六腑之腧，皆出于太阳之经，太阳为诸阳主脉也。转筋踵下痛者，血气少而不能营养筋骨也。〔眉批："血气和则美色"，照应美眉者，足太阳之脉气血多。〕

手阳明之上，血气盛，则髭美；血少气多，则髭恶；血气皆少，则无髭。手阳明之下，血气盛则腋下毛美，手鱼肉以温；气血皆少，则手瘦以寒。

手阳明之脉，其上行者，挟口交人中，上挟鼻空，是以皮肤之血气盛则髭美。恶者，稀而枯瘁也。其经脉之下行者，循臑臂上入两筋之间，出合谷。故血气盛，则腋下毛美，而手鱼肉以温；血气皆少，则手瘦以寒也。仇汝霖曰："手阳明之脉，出合谷两骨之间，手鱼肉乃手太阴之部分，阳明之血气盛，而手鱼肉以温者，脏腑之血气互相交通者也。"

手少阳之上，血气盛，则眉美以长，耳色美；血气皆少，则耳焦恶色。手少阳之下，血气盛，则手卷多肉以温；血气皆少，则寒以瘦；气少血多，则瘦以多脉。

手少阳之脉，其上行者，出走耳前，交颊上，至目锐眦，是以皮肤之血气盛，则眉美以长。长者，即生毫毛之意也。其下行者，从肩臑肘臂而上，出于手腕，故血气盛则手卷多肉以温。盖手少阳之血气，循于表腕，盛则皮缓肉淖，故善于卷握也。多脉者，皮肉瘦而脉络多外见也。仇汝霖曰："阳气者，所以温分肉、充皮肤、肥腠理者也，是以气少，则皮肉瘦而多脉。"

手太阳之上，血气盛，则有多须，面多肉以平；血气皆少，则面瘦恶色。手太阳之下，血气盛，则掌肉充满；血气皆少，则掌瘦以寒。

手太阳之脉，其上行者，循于颧颊耳鼻目眦之间，是以皮肤之血气盛，则有多须，面多肉以平。血气皆少，则面瘦色恶。太阳为诸阳主气也，其下行者，循肩臑肘臂，而下出于手腕，是以血气盛则掌肉充满，血气皆少则掌瘦以寒也。以上论手足三阳之血气，各循本经之部分，充肤热肉，澹渗皮毛，肥腠理，濡筋骨，以养二十五变之形。如血气皆少，则又不能佗佗遗遗之自然矣。

黄帝曰：二十五人者，刺之有约乎？岐伯曰：美眉者，足太阳之脉，气血多；恶眉者，气血少；其肥而泽者，血气有馀；肥而不泽者，气有馀，血不足；瘦而无泽者，气血俱不足。审察其形气有馀不足而调之，可以知逆顺矣。

此言足太阳之主脉也。二十五人之形者，皮脉肉筋骨也。以五形之人论之，则当手少阴主脉，今变为二十有五，合于手足之三阳，故以足太阳主脉。盖十二经脉之俞，皆会于足太阳之经也。故"美眉者"，足太阳之脉气血多也。"恶眉者"，足太阳之脉，气血少也。其肌肉肥而颜色润泽者，手足三阳之脉，血气皆有余也。盖足太阳为诸阳主脉，太阳之脉，气血盛而美眉，则诸阳之脉，血气皆有余，而肌肉肥泽矣，故当再审察其皮肤分肉之气血有余不足而调之，可以知逆顺矣。逆顺者，皮肤经脉之血气，交相逆顺而行者也。知逆顺之有余不足，则知所以调之矣。仇汝霖曰：脉字其字宜玩。盖用脉字，以知足太阳之脉之气血多少；加其字，以分别肥而泽者，乃诸阳之脉之血气有余也。倪仲宣曰："按《口问篇》论足太阳之精气，行于脉外，以濡空窍，十二奇邪之走空窍，独取足太阳之外踝，此章论太阳为诸阳主脉，而诸阳脉之血气有余不足，皆以足太阳为准绳。"盖太阳之上，寒水主之，在天为阳，在地为水，在人即为精气，是以足太阳为诸阳主气，而又为诸阳主精血也。

黄帝曰：刺其诸阴阳，奈何？岐伯曰：按其寸口人迎，以调阴阳，切循其经络之凝涩，结而不通者，此于身皆有痛痹，甚则不行，故凝涩。凝涩者，致气以温之，血和乃止。其结络者，脉结血不行，决之乃行。故曰：气有余于上者，导而下之；气不足于上者，推而休之；其稽留不至者，因而迎之。必明于经隧，乃能持之。寒与热争者，导而行之。其宛陈血不结者，则而予之。必先明知二十五人，则血气之所在，左右上下，刺约毕也。

此言手足三阴三阳，皮肤分肉间之气血，皆从脏腑之经隧，而外出于形身者也。盖二十五变之形者，皮脉筋骨也，是以上节论脉之血气，此节论皮肉筋骨之气血焉。诸阴阳者，足之少阴太阴厥阴，手之少阴太阴，以应五音五行之人也。手之太阳阳明，足之少阳太阳阳明，以应左右太少，二十五变之人也。诸阴阳之血气，所以充肤热肉，渗泽皮毛，肥腠理，濡筋骨者，皆从本脏本腑之经隧，而出于孙络皮肤，各并本经之脉络，以分界畔。此非经脉之血气，故当按其寸口人迎，以知阴阳之有余不足而调之。"切循其经络之凝涩，结而不通者"，此于形身中，皆有邪痹于皮肉筋骨之间，甚则留而不行，以致经络之血气有所凝涩。盖充肤热肉之气血，从内之经隧，而外出于孙络皮肤，此因邪闭于络脉之外，气血不得外行，以致凝涩于经络之中，故当致诸阳之气以温之，则寒痹解，而血得以和于外矣。其结络者，血气留结于脉内，以致脉结而血不行，又当决之使行。盖邪闭于皮膝，而致经络之凝涩者，当理其气血，结于脉络者，当决其血也。故曰气有余于上者，导而下之；不足于上者，推而上之。盖气血之出于皮肤，而又有上下有余不足之分者，因络脉所出于上下，有疏通阻滞之不同也。其有稽留于经隧中而不至者，因而迎之，此必明于经隧，乃能持之。经隧者，五脏六腑之大络也。胃海所出之气血，而布散于天下者，从脏腑之大络而出于孙络皮肤，大络虽与经脉缪处，然上下左右与经相干，而布于四末，盖并经而外出于皮部，各随本经之脉以分界限。是以足阳明之上，血气盛则髯美长；足太阳之上，血气盛则美眉也。"寒与热争者"，阴阳之血气混乱也，故当导而行之，使各归于本部。盖手足三阴三阳之血气，行于皮肤分肉之间，如不分界畔，则混乱交争矣。郁陈者，陈莝之物，郁积于肠胃之内，以致血气不至，此不因于血结于脉络而不通，故当则而予之。盖用逐陈莝之法则，而予夺之也。此手足三阴三阳之血气，本于胃腑之所生，从经隧而外出。故必先明知二十五人，则血气之所在，左右上下，刺之约法毕矣。如知少宫太宫之人，则知比于足之阳明，而足阳明之脉，其上行者，挟口环唇，则知经隧之络脉，亦络于唇口，而皮肤之气血，亦分部于唇口也。仇汝霖曰："此以皆为痛痹之皆字，照应气有余于上，或不足于上，盖十二经隧之络脉孙络，与十二脏之经脉络脉，并行于形身之上下，若此身中皆为痛痹，则十二经隧之络脉，皆为之不通。如止痹于足阳明之上，则阳明之上气不足，而下气有余矣；若只痹于足阳明之下，则阳明之下气不足，而上气有余矣。痹在阳明之部分，则知阳明之气血结而不通，又不涉于诸阴阳之络矣。此盖藉痛痹以申明皮肤分肉之气血，各并本经而出，各从本经经脉所循之上下，而各分界畔者也。"〔眉批：先审皮肤之结，次审络中之结，次审胃中之宛陈。盖血气从内而外，故审察从外而内。又：行于脉中之血气，与痹无碍，不出于上，则有余于下。〕

五音五味第六十五

右徵与少徵，调右手太阳上。

此承上章谓五音之人，血气不足者，当调之以五谷五畜之五味也。上章云："右徵之人，比于右手太阳，太阳之上鲛鲛然。"又云："手太阳之上，血气盛，则有多须，面多肉以平，血气皆少，则面瘦恶色，是右徵之人，当调手太阳上矣。"又云："少徵之人，比于右手太阳，太阳之下慆慆然。"又云："手太阳之下，血气盛，则掌肉充满，血气皆少，则掌瘦以寒，是少徵之人，当调手太阳下矣。"今右徵与少徵，同调手太阳上者，谓血气上下之相通也。

左商与左徵，调左手阳明上。少徵与太宫，调左手阳明上。

此言皮肤分肉之血气，虽各有分部，然通融渗溉，交相往来，审经络之相联者，亦可以通融调治也。夫左商之人，调左手阳明上者宜矣，而左徵与少徵，应调手太阳，而同调于手阳明者，谓手太阳与手阳明之脉，并出于巨虚，而上行手足三阳之脉，皆纵横联络于头面，然虽各有界畔，而皮肤血气之流行，交相往来，故有经脉相联者，亦可以同调之也。是以左徵少徵之人，同调于手阳明上，且手阳明主皮肤之气血者也。手阳明之脉，出于足阳明之巨虚上廉而上行，故太宫之人，当调足阳明上，而亦可调之手阳明上也。

右角与太角，调右足少阳下。

（按前章有左角而无右角，左右二字有误。）前章云"左角之人，比于右足少阳，少阳之下随随然"，是右角之人，宜调之右足少阳下也；又云"太角之人，比于左足少阳，少阳之人遗遗然"，此以太角之人，同调右足少阳下者，左右上下之相通也。

太徵与少徵，调左手太阳上。

前章云"质徵之人，比于左手太阳，太阳之上肌肌然"，是太徵之人，当调手太阳上矣；又云"少徵之人，比于右手太阳，太阳之下慆慆然"，今以太徵与少徵，同调左手太阳上，亦左右上下之相通也。仇汝霖曰："右角与太角，故从下，少阳之气从下而上也。太徵与少徵，故从上，太阳之火气炎上也。"

众羽与少羽，调右足太阳下。

前章云"众之为人，比于右足太阳，大阳之下洁洁然"。又曰"少羽之人，比于左足太阳，大阳之下纤纤然"，是宜调足大阳下也。

少商与右商，调右手太阳下。

此以少商与右商调手太阳者，即左徵少徵之调手阳明，乃互相交通之义。

桎羽与众羽，调右足太阳下。

前章曰："桎之为人，比于左足太阳，太阳之上安安然。""众之为人，比于右足大阳，太阳之下洁洁然。"今皆调足太阳下者，太阳之气从下而上也。

少宫与太宫，调右足阳明下。

前章云："少宫之人，比于右足阳明，阳明之下枢枢然。太宫之人，比于左足阳明，阳明之下婉婉然。"以上而同调之下者，阴阳血气，皆从下而上足而手也。倪仲宣曰："足多从下，盖以下而通于上也。手多从上，盖以上而通于下也。阴阳血气，上下环转之无端也。"

判角与少角，调右足少阳下。

前章云："判角之人，比于左足少阳，少阳之下括括然。"夫半谓之判，判角即少角也。前章只有太角左角钛角判角，而无少角，恐传写之误耳。倪仲宣曰："下文亦无少角。"

钛商与上商，调右足阳明下。

钛商主手阳明大肠，上商主手太阴肺，足阳明者，胃腑之经气也。此以手太阴阳明而调之足阳明者，血气生于胃腑水谷之精也。谷入于胃，乃传之肺，盖肺手太阴之脉，起于中焦，下络大肠，还循胃口，上膈属肺，肺与大肠之血气，皆从胃腑始出，而行于手太阴阳明之经，故钛商与上商，调定阳明也。倪仲宣曰："脏腑通连者曰下。"

钛商与上角，调左足太阳下。

"钛商"，手阳明大肠也。足太阳者，膀胱水腑也。《营卫生会篇》曰："水谷者，常并居于胃中，成糟粕而俱下于大肠，而成下焦，渗而俱下，济泌别汁，循下焦而渗入膀胱。"是大肠与膀胱并属下焦，而交相通贯者也。是以钛大商而调之足太阳下者，以腑气之交通于下也。上角应足厥阴肝经，五脏之脉络，皆不上循头面，惟足厥阴之脉连目系，上出额，与督脉会于巅，足太阳之脉，与督脉会于目之睛明而上额交巅，是足太阳与督脉厥阴，会于目而交于额也。是以上角而调之足太阳下，盖血气津液主于肠胃之下也。按此节论调手足之三阳，有左右上下之相通者，有手太阳而调之手阳明者，有手阳明而调之手太阳者，有手阳明而调之足阳明者，有足厥阴而调之足太阳者，阴阳之血气，各有分部，而调治错综，抑经气之交通，或鲁鱼之舛误，姑从焦见笺疏，以俟后贤参正。仇汝霖曰："此节论调左右太少之血气，比手足之三阳，而不涉于五音之三阴，今以上商上角论调于后者，谓血气之生始也。《营气篇》曰：营气之道，内谷为宝，谷入于胃，乃传之肺，始于手太阴肺，终于足厥阴肝，其支别者，上额循巅，交于督脉，复循腹里，下注于肺中。是以论调上商之手太阴上角之足厥阴者，谓血气之营于脏腑十二经脉之中，而渗注于外也。张子所谓鲁鱼之误者，疑辞也。且前后不从本经之调治者，计什有一条，岂差误之过半耶？学者当从气交中求之。"〔眉批：大肠津液。〕

　　上徵与右徵同，谷麦，畜羊，果杏，手少阴，脏心，色赤，味苦，时夏。

　　此节以五谷五畜五果之五味，调养五音之人及二十五变之人。盖左右太少者，从五音之所变也。上徵者，手少阴之人也。右徵者，左右上下手足三阳之人也。上徵与右徵同者，举一而概四也。盖四变之人，本于五音之所出，是以五味调五音，而四变之人，亦调之以此五味也。麦成于夏，火之谷也。巳午未会成火局，羊乃火之畜也。杏色赤而味苦，心之果也。经云：五谷为养，五果为助，五畜为益。夫血归形，气归精，是以五音之形，及二十五变之形，不足者当补之以味也。五音者，在气为手少阴，在脏为心，在色为赤，在味为苦，在时为夏，此五音之所主也。右徵者，以阴而变阳也。仇汝霖曰："按前后二篇，并无针刺二字，所谓调右手太阳上，左足太阳下者，即以此五味调之也。列左右上下者，分别二十五变之人，使后学观形以知血气之盛虚，非用五味之中，而有上下之分也。如用调左手太阳上，右手太阳下，总以麦谷羊畜调之也。书不尽言，言不尽意，学者以意逆之，则得之矣。"〔眉批：五行外合五形，五音内合五志，外内互相输应者也。〕

　　上羽与太羽同，谷大豆，畜彘，果栗，足少阴，脏肾，色黑，味咸，时冬。

　　"上羽"，足少阴之人也。太羽者，二十五变之形也。曰右徵，曰太羽，经文错综其间者，举一而左右太少，总调之以此味也。豆色黑，性沉，水之谷也；彘乃亥畜，水之畜也；栗色黑，味咸，肾之果也。上羽者，在经气为足少阴，在脏为肾，在色为黑，在味为咸，在时为冬。倪仲宣曰："所言足少阴脏肾者，谓大豆彘栗之味，在经气调养足少阴，在脏则调养肾也。馀脏同义。"

上宫与太宫同，谷稷，畜牛，果枣，足太阴，脏脾，色黄，味甘，时季夏。

"上宫"，足太阴之人也。太宫者，变而为足阳明也。稷色黄，味甘，土之谷也；牛乃土之畜；枣者，脾之果也。在气为足太阴，在脏为脾，在色为黄，在味为甘，在时为长夏。上宫太宫加宫左宫少宫之人，同调此谷畜之味也。

上商与右商同，谷黍，畜鸡，果桃，手太阴，脏肺，色白，味辛，时秋。

"上商"，手太阴之人也。"右商"，四变之形也。黍色白而秋成，金之谷也；鸡属酉而鸣于巳、酉、丑时，金之畜也；桃色白而有毛，肺之果也。在气主手太阴，在脏为肺，在色为白，在味为辛，在时为秋。上商右商少商钛商左商之人，同调此谷畜之味也。

上角与太角同，谷麻，畜犬，果李，足厥阴，脏肝，色青，味酸，时春。

"上角"，足厥阴之人也。"太角"，四变之形也。麻色青茎直，木之谷；犬属戌而味酸，厥阴之畜也。李色青味涩，肝之果也。在经气主足厥阴，在脏为肝，在色为青，在味为酸，在时为春。上角太角右角钛角判角，同调此谷果之味也。仇汝霖曰："调五音者补五脏，调四变者补六腑。"〔眉批：戌者，九月，主右足之厥阴。王子方曰："胡麻可以做饭。"〕

太宫与上角，同右足阳明上。

夫生长须毛者，乃充肤热肉，澹渗皮毛之气血，从脏腑之经隧，而出于皮肤，是以上节论右徵与少徵，调右手太阳上，左商与左徵，调左手阳明上者，论皮肤分肉之气血，各分手足三阳之上下也。此复论手足三阳之经脉，有上下之相交者，各审其经而调之。上角者，足厥阴肝经也。厥阴肝脉，循喉咙，入颃颡，连目系，上出额，与督会于巅；而足阳明之脉，起于鼻，交頻颃中，循髮际，至额颅，从大迎下人迎，循喉咙，入缺盆。夫颃颡者，鼻内之上窍，在颐中之分，口鼻气涕相通之窍也。足阳明与肝脉，交会于喉咙颃颡额颅之间，是以太宫与上角，同调于足阳明也。〔眉批：上节以上角结末，此复论上角于首。又：《下经》曰："人之鼻洞涕出不收者，颃颡不开，分气失也。"〕仇汝霖曰："五音之人及二十五变之形，总以此谷畜之五味调养前后错综，分列二十余条者，重在经气有上下之交通也，学者识之。"倪仲宣曰："前后二十余则，为经气之交通，是以论手足之三阳，而前后兼论厥阴之上角。盖厥阴之脉络，上循头目，或与三阳之经络交通，或与皮肤之血气相合，故前后分列二则。"

左角与太角，同左足阳明上。

足少阳之脉，上循于头者，抵于顷下，加足阳明之颊车，是足少阳与足阳明之脉络相通，故左角与太角，同调足阳明上。仇氏曰："前曰调，此曰同，合而言之，是同调也。"

少羽与太羽，同右足太阳下。

太阳之上，寒水主之，少羽太羽属水，故同调足太阳下。

左商与右商，同左手阳明上。

阳明之上，金气主之。左商与右商属金，故调手阳明上。仇氏曰："金气应天，故从上；水气在泉，故从下。"倪氏曰："手多从上，足多从下。"

加宫与太宫，同左足少阳上。

加宫与太宫，比于足阳明也。足阳明之脉，上出于耳前者，会足少阳之客主人，是足阳明少阳之经脉，交通于上，故加宫与太宫，同调足少阳下。

质判与太宫，同左手太阳下。

质判属火，宜调手太阳者也。太宫属土，同调手太阳下者，手太阳之脉，循咽下膈抵胃，而所出之经脉，本于足阳明之巨虚上廉，是足阳明与手太阳之经脉，交通于下，故同调手太阳下。

判角与太角，同左足少阳下。

前章云："太角之人，比于左足少阳，少阳之上遗遗然；判角之人，比于左足少阳，少阳之下推推然。"今同调足少阳下者，上下之相通也。仇汝霖曰："以此经而调彼经者，论经气之交通也。以本经而调本经者，论左右上下之相通也。"

太羽与太角，同右足太阳上。

太羽属水，宜调足太阳者也，太角属木，同调足太阳上者，足太阳之脉，抵耳上角，交于足少阳之浮白、率谷、窍阴诸穴，是足太阳与足少阳之脉络，交通于上，故太角同调足太阳上。〔眉批：此与二十一篇臂阳明有入颃遍齿节合参。〕

太角与太宫，同右足少阳上。

太角属木，宜调足少阳者也。太宫属土，同调足少阳上者，足阳明之脉，上交于足少阳，足少阳之脉，上交于足阳明也。夫皮肤分肉之血气，所以生须毛，温肌肉，肥腠理，濡筋骨者，本于胃腑水谷之精，从胃之大络，出于脏腑之经隧，而外渗于皮肤，是以前节论形中之气血不足者，宜调此五味，此复论脉中之血气不足者，同调此五味也。倪仲宣曰："左角与太角，同足阴明上者，少阳之脉，上交于阳明也；加宫与太宫，同足少阳下者，阳明之脉，上交于少阳也。"今复以太角在上，少阳在下，而太宫居中。谓少阳之脉，交于阳明者，亦可调之少阳。阳明之脉交于少阳者，亦可调之阳明也。〔眉批：王子方曰："此正经语之错综处。"〕

右徵少徵质徵上徵判徵。右角钛角上角太角判角。右商少商钛商上商左商。少宫上宫太宫加宫左宫。众羽桎羽上羽太羽少羽。

夫上徵上角上商上宫上羽者，乃五音五行而合于手足之三阴者也。左右太少者，乃四变之形，而比于手足之三阳者也。以五阴而错综在中者，阴内而阳外也。上章论质徵之人，比于左手太阳上；少徵之人，比于右手太阳下；右徵之人，比于右手太阳上；质判之人，比于左手太阳下。盖以上徵之人，变质徵右徵于上之左右，少徵质判于下之左右也。今复以五音错综其间者，是右徵之人，可比于左太阳上也；少徵之人，可比于右太阳上也；质徵之人，可比于右太阳下；判徵之人，可比于左太阳下也。当知五音之人，肌肌然而美眉者，即变徵之人，又不必拘于质徵右徵少徵判徵，及太阳左手右手之人也。夫分太少钛判左右上下者，因四变而分也。是以上章以左右太少之人，比于手足左右之三阳。此章论调手足左右之阴阳，以养五音五变之人也。五变之中，又不必专主于质在左而少在右，质在上而少在下。故复序此一节，盖欲使学者通变以论阴阳，不可胶柱而鼓瑟也。

黄帝曰：妇人无须者，无血气乎？岐伯曰：冲脉任脉，皆起于胞中，上循背里，为经络之海。其浮而外者，循腹右上行，会于咽喉，别而络唇

口。血气盛则充肤热肉，血独盛则澹渗皮肤，生毫毛。今妇人之生，有馀手气，不足干血，以其数脱血也。冲任之脉，不营口唇，故须不生焉。

此复论充肤热肉澹渗皮毛之血气，又起于胞中，从冲脉任脉而散于脉中者也。上章论胃腑所生之血气，出于胃之大络，注脏腑之经隧，而外渗于皮肤，此后天水谷之精，从中焦而出也。此言胞中之血气，从冲任而行于经脉之外内，乃先天所藏之精气，从下焦而上也。盖言形中之血气，所以营养皮脉肉筋骨者，本于先后天之资生而资始也。胞中为血海，下焦少阴之所主也。冲脉任脉，皆起于胞中，上循背里，为经络之海者，胞中之血气，从冲任而半营于脉中也。其浮而外者，循腹右上行，至胸中而散，此半随冲脉，而散于皮肤分肉者也。故血气盛则充肤热肉，血独盛则澹渗皮肤，生毫毛。妇人之生，因月事以时下，数脱于血，而血不足，不得上营于唇口，故须不生焉。〔眉批：中焦所生之血气，亦半营于脉中，半营于脉外。〕上章论生须眉毫毛之气血，手足三阳之所主也。此章论络唇口生髭须之血气，冲脉之所濡也。血气生始出入之道路多歧，若非潜心体会，反兴亡羊之叹。仇汝霖曰："妊娠之血，皮肤之血也。此血卧则归肝，故卧出而风吹之，则为血痹，如热入血室，刺肝之期门。"

黄帝曰：士人有伤于阴，阴气绝而不起，阴不用，然其须不去，其故何也？宦者独去何也？愿闻其故。岐伯曰：宦者去其宗筋，伤其冲脉，血泻不复，皮肤内结，唇口不营，故须不生。

宗筋者，前阴也。宦者去其宗筋，伤其冲脉，血泻而不复上营于唇口，故须不生。此因割去前阴，而伤其先天之精气也。

黄帝曰：其有天宦者，未尝被伤，不脱于血，然其须不生，其故何也？岐伯曰：此天之所不足也，其任冲不盛，宗筋不成，有气无血，唇口不营，故须不生。

此言胞中之血气，本于先天之所生也。天宦者，谓之天阉不生，前阴即有，而小缩不挺不长，不能与阴交而生子，此先天所生之不足也。其冲任不盛，宗筋不成，有气无血，唇口不营，故须不生。仇汝霖曰："髭须生于有生之后，然又本于先天之精气。以上二篇，论阴阳血气有互相资生之妙，学者再于五音五行之外求之。"

黄帝曰：善乎哉！圣人之通万物也，若日月之光影，音声鼓响，闻其声而知其形，其非夫子，孰能明万物之精！是故圣人视其颜色，黄赤者，多热气；青白者，少热气；黑色者，多血少气。美眉者，太阳多血；通髯

极须者，少阳多血；美须者，阳明多血。此其时然也。

此复论人道之归于天道也。青黄赤白黑，五音五行之色也。赤主夏而黄主长夏，故黄赤者多热气，热气者，阳气也；青主春而白主秋，故青白者少热气也；黑主冬令之水，而阳气深藏，故多血而少气也。三阴三阳者，乃天之六气，亦合于四时。初之气，厥阴风木；二之气，少阴相火；三之气，少阳君火；四之气，太阴湿土；五之气，阳明燥金；终之气，太阳寒水。在天有此六气，而人有此六气者也，合人之脏腑经脉，有手足十二之分，在天之阴阳，只有太少之六气也。故美眉者，太阳多血；通髯极须者，少阳多血；美须者，阳明多血。此论人归于天道，而合于天之四时，又以分手与足也。

夫人之常数，太阳常多血少气，少阳常多气少血，阳明常多血多气，厥阴常多气少血，少阴常多气少血，太阴常多血少气，此天之常数也。

此以人之常数，而合于天之常数也。常数者，地之五行，天之六气，五六相合，而成三十年之一纪，六十岁之一周，而人亦有此五运六气者也。是以首论地之五行，以合人之五形；末论人之六气，而合于天之六气也。在天成气，在地成形，人秉地之五行，而成此形，然本于天之六气，故复归论于天之六气焉。张玉师曰："血气生于阳明，故阳明多血多气，其馀阴阳，有多气少血者，有多血少气者，此大数之不全，自然之理也。然本经以厥阴常多气少血，太阴常多血少气，而《素问·血气形志篇》，及本经《九针论》，以厥阴多血少气，太阴多气少血，岂经义之矛盾耶？抑相传之错误欤？"曰："此正以人之常数，合天之常数也。夫厥阴之上，风气主之。风者，大块之噫气，故厥阴之多气也。太阴湿土主气，地气升而为云为雨。故曰太阴所至为湿生，终为注雨。雨者，下注于地而为经水，故太阴之多血也，此天之常数也。在人之形脏，足厥阴主肝，肝主藏血，手厥阴主包络，包络主生血，故厥阴之多血也。太阴者，脾土也，命门相火生脾土，脾土生肺金，三者主生诸阳之气，故太阴之多气也，此人之常数也。天有此六气，而人有六气，在天之阴阳，应天之常数，在人之阴阳，应人之常数。故以人合天，而合有异同也。虽然，阴阳之道，未有常而无变者也。以天之常变论之，厥阴司天之政，云趋雨府，湿化乃行，是厥阴之多血矣；太阴所至为雷霆烈风，是太阴之多气矣。以人之常变论之，厥阴不从标本，从中见少阳之火化，从中者，以中气为化，是厥阴之多气矣。脾统诸经之血，而足太阴独受水谷之浊，是太阴之多血矣。

噫！知阴阳常变之道者，然后能明万物之精微。"仇汝霖曰："首言天地之间，六合之内，不离于五，人亦应之，谓人合天地之五数也。末结云夫人之常数，此天之常数也，谓人合天之六数也。故曰其生五，其数三，谓人之生于地之五行，而合于三阴三阳之天数。"倪仲宣曰："五者，应五运之在中，主神机之出入。六者，合六气之在外，应天气之降升，人能养此五运六气，与天地合同，弗使形气有伤，可以神仙不老。"

百病始生第六十六

黄帝问于岐伯曰：夫百病之始生也，皆生于风雨寒暑，清湿喜怒。喜怒不节则伤脏，风雨则伤上，清湿则伤下。三部之气，所伤异类，愿闻其会。岐伯曰：三部之气各不同，或起于阴，或起于阳，请言其方。喜怒不节则伤脏，脏伤则病起于阴也；清湿袭虚则病起于下；风雨袭虚，则病起于上，是谓三部。至于其淫泆，不可胜数。

"胜"，平声。"数"，上声。按本经云："风寒伤形，忧恐忿怒伤气，气伤脏，乃病脏，寒伤形，乃病形，风伤筋脉，筋脉乃应。此形气外内之相应也。"又曰："邪气在上者，言邪气之中人也高，故邪气在上也。清气在下者，言清湿地气之中人也，必从足始，故清气在下也。"是风雨清湿之邪，病在外而伤于形之上下。喜怒不节，则伤脏而病起于阴。夫形者，皮脉肉筋骨，五脏之外合也。此盖承上章而言五行之形，不足于上者，则风雨袭虚而病起于上。不足于下者，则清湿袭虚而病起于下。脏气不足者，则喜怒伤气而病起于阴。故当用五谷五畜五果之五味，合而服之，以补益精气，使阴阳和调，血气充满，病则无由入其腠理。此贤人之所以养生，良医之治未病也。徐振公曰："五音之人应五脏，左右太少之人，应身形之上下。五音之人，阴气多而阳气少。左右太少之人，阴气少而阳气多。是五音之人当病形，左右太少之人当病脏矣。虽然，阴中有阳，阳中有阴。阳盛者，有血气之不足，阴盛者，亦有血气之不足也。"倪仲宣曰："此注照应下章《行针论》。"〔眉批：邪者，谓风雨之邪。〕

黄帝曰：余固不能数，故问先师，愿卒闻其道。岐伯曰：风雨寒热，不得虚邪，不能独伤人。猝然逢疾风暴雨而不病者，盖无虚，故邪不能独伤人。此必因虚邪之风，与其身形两虚相得，乃客其形。两实相逢，众人肉坚，其中于虚邪也，因于天时，与其身形，参以虚实，大病乃成。气有定舍，因处为名，上下中外，分为三员。

此言风雨之邪，客于形而不伤气者，传舍于内而成积也。《金匮要略》云："一者经络受邪入脏腑，为内所因。"此言邪伤六经之气，而内入于脏腑者也。盖三阴三阳之气，主于肤表而合于六经。故邪伤于气，则折毛发理，使真气横倾，淫邪泮衍于肌腠络脉之间，而传溜于血脉。经脉内连脏腑，是以大邪入脏，腹痛下淫，可以致死，而不可以致生。盖阴阳六气，生于五行。五脏内合五行，外合六气，故伤于气者，传溜于血脉，则内干脏腑矣。如病形而不病气者，虽传舍于经脉，只留于肠胃之外面成积也。〔眉批：风乃阳邪，雨乃阴邪，故为风为热。又：气主皮毛，气伤故毛折。〕夫虚邪之中人也，洒淅动形。真邪之中人也，微先见于色，不知于其身，若有若无，若亡若存。有形无形，莫知其情，是虚邪伤形而真邪伤气也。真邪者，天之真气，风寒暑湿燥火也。盖天有此六气，而人亦此六气，是以真邪中气，同气相感也。故曰风雨寒热，不得虚邪，不能独伤人。伤人者，谓伤人之形也。虚邪者，虚乡不正之邪风。形者，皮脉肉筋骨，五脏之外合，应地之五行也。地之五行，应天之五时，地之五方。虚风者，春时之风，从西方来；夏时之风，从北方来。此五行不正之气，故伤人之形。是天之六气，伤人之六气；地之五行，伤人之五形。盖人秉天地之形气，而生成此形气也。是以虚邪之风，与其身形两虚相搏，乃客于形，传舍于肠胃之外而成积也。〔眉批：王子方曰："谓二十五形之人。"〕众人肉坚者，承上文而言二十五形之人，血气不足，不能充肤热肉，以致虚邪之客于形，非比众人之肉坚也。因于天时者，因春时之西风，夏时之北风也。大病乃成者，大邪着于肠胃之间而成积也。气有定舍者，言邪气淫泆，不可胜论，或著于孙络，或著于经输，而后有定名也。此论风雨伤上，下节论清湿伤下，末节论喜怒伤中，而分为三员也。〔眉批：五形之人，众之所以相期也。又：风寒为大邪。〕徐振公曰："一篇之中，并不提一气字，而此节用三形字，反复三转。下节云：内伤于忧怒，则气上逆。正所谓风寒伤形，忧恐忿怒伤气，阐发圣义，须全经贯通，方能具大手眼。"

是故虚邪之中人也，始于皮肤，皮肤缓则腠理开，开则邪从毛发入，入则抵深，深则毛发立，毛发立则淅然，故皮肤痛。留而不去，则传舍于络脉，在络之时，痛于肌肉，其痛之时息，大经乃代；留而不去，传舍于经，在经之时，洒淅喜惊；留而不去，传舍于输，在输之时，六气不通，四肢则肢节痛，腰脊乃强；留而不去，传舍于伏冲之脉，在伏冲之时，体重身痛；留而不去，传舍于肠胃，在肠胃之时，贲响腹胀，多寒则肠鸣飧泄，食不化，多热则溏出糜；留而不去，传舍于肠胃之外，募原之间，留着于脉，稽留而不去，息而成积。或著孙脉，或著络脉，或著经脉，或著输脉，或著于伏冲之脉，或著于膂筋，或著于肠胃之募原，上连于缓筋，邪气淫泆，不可胜论。

"飧"，音孙。"胜"，平声。此言风雨虚邪，伤于形身之上，从形层传舍于内而成积也。夫邪之中人，必先始于皮毛。人之形虚，则皮肤缓而腠理开，开则邪从毛发入，入则抵深，深则毛发立，盖气者，所以充肤泽毛，如邪伤气则折毛发理，此邪入于皮肤而气不伤，故毛发立。淅然者，洒淅动形也。皮肤痛者，邪留于皮肤也。络脉者，浮见于皮肤之孙脉络脉。在络之时，痛于肌肉者，邪留于肌肉络脉之间，而不得入于经也。《缪刺篇》曰："邪之客于形也，必先舍于皮毛。留而不去，入舍于孙脉；留而不去，入舍于络脉；留而不去，入舍于经脉，内连五脏，散于肠胃。此邪之从皮毛而入，极于五脏之次也，如此则治其经焉。今邪客于皮毛，入舍于孙络，留而不去，闭塞不通，不得入于经，流溢于大络而生奇病也。""息"，止也。大经乃代者，谓邪止于肌肉络脉之间，不得入于经脉，而溜于大经也。大经者，经隧也。经隧者，五脏六腑之大络也。传舍于经者，传舍于胃腑之经隧。足阳明之脉病，故惕然而喜惊也。输者，转输血气之经脉，即脏腑之经隧也。脏腑之大络，左右上下，并经而出，布于四末，故邪留于输，则六经不通，四肢之肢节痛也。腰脊乃强者，脏腑之大络，通于督络之长强也。伏冲者，伏行腹内之冲脉。冲脉者，起于胞中，挟脐上行至胸中而散于皮肤，充肤热肉，濡养筋骨。邪留于内，则血气不能充溢于形身，故体重身痛也。留而不去，传舍于肠胃，在肠胃之时，贲响腹胀，多寒则肠鸣飧泄，多热则溏出糜。糜者，谷之不化者也。募原者，肠胃外之膏膜。留着于脉者，募原间之脉络也。稽留其间而不去，则止于此而成积矣。孙脉络脉者，募原中之小络。经脉者，胃腑之大经也。输脉者，脏腑之大络，转输水谷之血气者也。伏冲者，伏行于腹之冲脉。募原者，肠胃之脂膜也。膂筋者，附于脊膂之筋。缓筋者，循于腹内之筋也。此数者在于肠胃之前后左右，邪随着而为积，邪之淫泆，不可胜数也。〔眉批：经脉之大者，为输。又：募原之内，有细络。又：六经者，手之六经也。〕徐振公曰："邪伤气，则邪从经脉而内干脏腑。"盖三阴三阳之气，生于脏腑，从经脉而出于肤表，故邪亦从经脉而内干于脏腑也。邪伤形，则从别络而入于肠胃之外，盖形中之血气出于胃腑水谷之精，渗出于胃外之孙脉络脉，溢于胃之大络，转注于脏腑之经隧，外出于孙络皮肤。所以充肤热肉，渗皮毛，濡筋骨者也。是以形中之邪，亦从外之孙络传于内之孙络，留于肠胃之外而成积。故下文曰："其著孙络之脉而成积者，其积往来上下，臂手孙络之居也，浮而缓，不能句积而止之。盖外内孙络之相通，是以外内之相应也。"〔眉批：玉师曰："本经凡论针论证之中，宜体认经脉血气之内外出入。倪仲宣曰："古来论完谷不化，有言因于寒者，有言因于热者，今本经以多热则溏出糜，是因于热矣。盖火能速物而出，故不及化。"〕

黄帝曰：愿尽闻其所由然。岐伯曰：其著孙络之脉而成积者，其积往来上下，臂手孙络之居也，浮而缓，不能拘积而止之，故往来移行肠胃之间。水凑渗注灌，濯濯有音，有寒则月真满雷引，故时切痛。其著于阳明之经，则挟脐而居，饱食则益大，饥则益小；其著于缓筋也，似阳明之积，饱食则痛，饥则安；其著于肠胃之募原也，痛而外连于缓筋，饱食则安，饥则痛；其著于伏冲之脉者，揣之应手而动，发手则热气下于两股，如汤沃之状；其著于膂筋在肠后者，饥则积现，饱则积不见，按之不得；其著于输之脉者，闭塞不通，津液不下，孔窍干塞。此邪气之从外入内，从上下也。

此承上文申明留著而成积者，各有形证也。孙络者，肠胃募原间之小络，盖胃腑所出之血气，渗出于胃外之小络，而转注于大络，从大络而出于孙络皮肤。其著于内之孙络而成积者，其积往来上下，其臂手孙络之居于外也，浮而缓，不能拘束其积而止之，故往来移行于肠胃之间，胃腑之水津，渗注于外，则濯濯有声，盖留滞于孙络而不能注于大络也。阳明之经乃胃之大络。故挟脐而居，饱则水谷之津注于外，故大；饥则津血少，故小也。缓筋者，经于腹内之筋，故有似乎阳明之积，饱则胀故痛，饥则止而安也。募原者，肠胃之膏膜，饱则津液渗润于外故安；饥则干燥故痛也。伏冲之脉，挟于脐间，故揣之应手而动。发手则热者，冲脉之血气充于外也。冲脉下循阴股，出于胫气之街，其气下于两股，如汤沃之状者，因积而成热也。膂筋者，附于胁膂之内，在肠之后，故饥则积现，饱则不现，而按之不得也。输之脉者，转输津液之脉，脏腑之大络也。胃腑水谷之精，从胃之大络，而注于脏腑之大络，从脏腑之大络，而出于皮肤。故积着于输之脉，则脉道闭塞不通，津液不下，而皮毛之空窍干塞也，此邪气之从外而内，从上而下，以成其积也。徐振公曰："手孙络之居也，浮而缓者，谓无力也。诊孙络之浮缓者，诊尺肤也。盖脉之急者，尺之皮肤亦急；脉缓者，尺之皮肤亦缓。胃腑所出之气血，从阳明之五里，而出于尺肤，是以诊孙络之浮缓，则知其无力而不能拘积也。"倪仲宣曰："寸关尺三部，以候脏腑经脉之气；人迎气口，以候在外之气；尺肤，以候在内之气。"〔眉批：在外之血气，从孙络出于气街，而行于皮肤；在内之血气，从孙络出于气街，而行于募原。此邪从孙络内出而成积，盖在内在外之络尽处，则为气街也。〕

黄帝曰：积之始生，至其已成，奈何？岐伯曰：积之始生，得寒乃生，厥乃成积也。

此承上启下之文。风雨者，在天之邪而伤上；清湿者，在地之邪而伤下。在天曰生，在地曰成，故积之始生，得寒而生。清湿之邪，厥逆于下而成积也。

黄帝曰：其成积奈何。岐伯曰：厥气生足悗，悗生胫寒，胫寒则血脉凝涩，血脉凝涩则寒气上入于肠胃，入于肠胃则䐜胀，䐜胀则肠外之汁沫迫聚不得散，日以成积。猝然多食饮则肠满，起居不节，用力过度，则络脉伤。阳络伤则血外溢，血外溢则衄血；阴络伤则血内溢，血内溢则后血。肠胃之络伤，则血溢于肠外；肠外有寒汁沫与血相搏，则并合凝聚不得散而积成矣。猝然外中于寒，若内伤于忧怒，则气上逆，气上逆则六输不通，温气不行，凝血蕴裹而不散，津液涩渗著而不去，而积皆成矣。

此言清湿之邪，伤下之形而成积也。"悗"，悗也。厥逆生足悗者，邪气厥逆于下，则足胫悗而不得疏利矣；悗则生寒，寒则血脉凝涩，而寒气上入于肠胃，入于肠胃则月真胀；胀则肠外之汁沫迫聚不得散，日久而成积矣。若猝然多食饮则肠满，又或起居不节，用力过度，则络脉伤。络脉者，即脏腑所出血气之别络也。阳络者，上行之络脉，伤则血外溢于上而为衄；阴络者，下行之络脉，伤则血内溢而为后血。肠胃之络伤，则血溢于肠外，肠外有寒汁沫与血相搏，则并合凝聚，不得散而积成矣。或猝然外中于寒邪，若兼之内伤于忧怒，则气上逆，气上逆则六输不通。输者，转输血气之脉；六者，手经之输，即阳络也。六输不通，则温肤热肉之气不行，血凝蕴裹而不散，津液涩于络中，渗于络外，著而不去而成积矣。此言汁沫迫聚，或肠外之寒汁沫与血相搏，皆为成积也。或外中于寒，兼之内伤忧怒，凝血与津液留著，亦皆成积也。按经脉有手三阴三阳之大络，并经而上循于手；足三阴三阳之大络，并经而下循于足。主行血气，渗出于脉，外以养形。是以阳络伤，则上出于空窍，而为衄血；阴络伤，则内出于肠胃，而为便血。六输不得上通于外，则内溢于脉外而成积，是外内皆主渗出于脉外者也。徐振公曰："因于风雨所生之积，着于有形而生，故曰生；因于清湿所成之积，乃凝血与津汁搏聚于空郭之中，如怀子之状，虚悬而成形。盖因于天者本于无形，故附于有形而生；因于地者，乃自成其形也。"〔眉批：《小针解》曰："夫气之在脉也。清湿地气之中人，必从足始。"盖天之风雨伤人皮肤，从皮肤而入于络脉。地之水湿伤人脉络，从脉络而出于肌腠。血外溢者，外溢于皮肤而为衄；血内溢者，内溢于募原而便血。血溢于肠外者，从络脉之尽处外出于郭郭之中而成积。又：上下皆伤形中之血气。又：六输者，即上文所谓输之脉。〕

黄帝曰：其生于阴者奈何？岐伯曰：忧思伤心；重寒伤肺；忿怒伤肝；醉以入房，汗出当风伤脾；用力过度，若入房汗出则伤肾。此内外三部之所生病者也。

此言喜怒不节，则伤五脏之形，而病起于阴也。忧思伤心；形寒饮冷则伤肺；忿怒不节则伤肝；醉以入房，汗出当风则伤脾；用力过度，若入房汗出，则伤肾。此外因于天之风雨，地之清湿，内因于五脏之情志，而成上中下三部之积也。按五脏止曰生病，而不曰积，盖五脏之病，积在气而非有形也。《难经》所谓"在肝曰肥气，在肺曰息贲，在心曰伏梁，在脾曰痞气，在肾曰奔豚。"此乃无形之气积，而非有形之血积也。倪仲玉曰："忧思忿怒伤气，故积在气。"

黄帝曰：善。治之奈何？岐伯答曰：察其所痛，以知其应，有馀不足，当补则补，当泻则泻，毋逆天时，是谓至治。

痛者，为积之痛于内也。察其所痛，知其所应者，如著于孙络之积，则外应于手臂之孙络；著于阳明之经积，则外应于光明；著于肠胃募原之积，则外应于豀谷之穴会；著于伏冲之积，则外应于气冲太赫；著于脊筋之积，则应于足少阴太阳之筋；结于缓筋之积，则应于足太阴阳明之筋；成于六输之积，则外应于内关外关通里列缺支正偏历；积于空郭之中，则外应于阳明之五里臂腕之尺肤，积于五脏，察其左右上下，则外应于五脏之经输。审其有馀不足，当补则补，当泻则泻，随四时之序，气之所处，病之所舍，脏腑之所宜，毋逆天时，是谓至治。倪仲玉曰："外因之积应于形，内因之积应于脉。"

行针第六十七

　　黄帝问于岐伯曰：余闻九针于夫子，而行之于百姓，百姓之气血，各不同形，或神动而气先针行，或气与针相逢，或针已出气独行，或数刺乃知，或发针而气逆，或数刺病亦剧。凡此六者，各不同形，愿闻其方。

　　此承前章论刺阴阳之人，而行针之不同也。夫五音之人多阴，左右太少之人多阳。百姓者，天下之大众。盖夫地之间，六合之内，不离于五，而人亦应之。百姓之气血各不同形者，谓形中之血气，有盛有少也。"六者"，谓重阳之人，阳中有阴之人，阴阳和平之人，多阴之人，阴中有阳之人，及粗工之所败也。倪仲玉曰："此篇论刺形，故提二'形'字，末结一'形'字。"

　　岐伯曰：重阳之人，其神易动，其气易往也。黄帝曰：何谓重阳之人？岐伯曰：重阳之人，熇熇高高，言语善疾，举足善高，心肺之脏气有余，阳气滑盛而扬，故神动而气先行。

　　此言重阳之人，神气之易行也。夫五脏内合五行，外合五音，三阴之所主也。心肺居上为阳，肝肾脾居下为阴，阴中之有阳也。重阳之人者，手足左右太少之三阳，及心肺之脏气有余者也。"熇熇高高"，手三阳之在上也。"言语善疾"，阴中之阳在中也。"举足善高"，足三阳之在下也。心藏神，肺主气，心肺之脏气有余，阳气滑盛而扬，故神动而气先行也。〔眉批："言语"，五脏之所发也。"滑"字，含易散意。〕

　　黄帝曰：重阳之人，而神不先行者，何也？岐伯曰：此人颇有阴者也。黄帝曰：何以知其颇有阴也？岐伯曰：多阳者多喜，多阴者多怒，数怒者易解，故曰颇有阴。其阴阳之离合难，故其神不能先行也。

　　心为阳中之太阳，肝为阴中之少阳，心主喜，肝主怒。心藏神，肝藏魂。魂随神以往来者也。神动而气先行者，神魂之相离也。重阳而颇有阴者，阴阳之相合也。阴阳之离合难，故神与魂合，则其神不能先行矣。上文曰气先行，此则曰神不能先行，盖气行则神行，神行则气行，神气之相随也。夫行针者，贵在得神取气，然而神有易动，气有易往，是以数刺而病益甚者，反伤其神气也。仇汝霖曰："喜为心志，怒为肝志。数怒者易解，言其人易怒而易解者，重阳之人颇有阴也，盖多阴者多怒，此阳中之阴，故易怒而易解也。"

黄帝曰：其气与针相逢奈何？岐伯曰：阴阳和调而血气淖泽滑利，故针入而气出疾而相逢也。

徐振公曰："此言阴阳和平之人，血气淖泽滑利，故气出疾而与针相逢也。"倪仲玉曰："谓阴阳之气，皆应于针。"

黄帝曰：针已出而气独行者，何气使然？岐伯曰：其阴气多而阳气少，阴气沉而阳气浮。沉者内藏，故针已出，气乃随其后，故独行也。

徐振公曰："此言多阴之人，针已出而阴气独行也。其阴气多而阳气少者，阴气沉而阳气浮，阴阳之相离也。故针已出，则微阳之气随针外泄，阴气独行于内，此阴阳不和，不能交相厮守，而微阳之易脱也。"〔眉批：有多少，故不相合。〕

黄帝曰：数刺乃知，何气使然？岐伯曰：此人之多阴而少阳，其气沉而气往难，故数刺乃知也。

徐振公曰："此言阴中有阳之人，数刺而始知也。阴中有阳者，多阴而少阳，其气沉而难于往来，故数刺乃知，此阴阳厮守于内也。二节言多阴少阳之人，有阴阳之相离者，有相守者，阴阳离合之道，行针者不可不知。"仇汝霖曰："多阴少阳，故阴阳不合，阴中有阳，故阴阳相和，盖阳生于阴也。"

黄帝曰：针入而气逆者，何气使然？岐伯曰：其气逆，与其数刺病益甚者，非阴阳之气，浮沉之势也。此皆粗之所败，工之所失，其形气无过焉。

徐振公曰："重阳之人，其神易动，其气易往，神气之易散也。多阴之人，气随针出，微阳之易脱也。阴阳有离有合，气之有浮有沉，粗工不知浮沉离合之道而失之，以致数刺而病益甚也。夫五音之形，阴气多而阳气少；左右太少之形，阳气多而阴气少。故善用针者，调其阴阳，而使形气之无过焉。"仇汝霖曰："神气者，五脏之神气也。重阳之人，使神气外弛，则愈亡其阴矣。多阴少阳之人，使阳气随针而出，则愈亡其阳矣。此皆粗之所败，工之所失也。"

上膈第六十八

黄帝曰：气为上膈者，食饮入而还出，余已知之矣。虫为下膈，下膈者，食晬时乃出，余未得其意，愿卒闻之。岐伯曰：喜怒不适，食饮不节，寒温不时，则寒汁溜于肠中，流手肠中则虫寒，虫寒则积聚，守于下脘，则肠胃充郭，卫气不营，邪气居之。人食则虫上食，虫上食则下脘虚，下脘虚则邪气胜之，积聚已留，留则痈成，痈成则下脘约。其痈在脘内者，即而痛深；其痈在外者，则痛外而痛浮，痛上皮热。

此言汁沫积于肠胃而成痈。膈者，内之膈肉，前连于胸之鸠尾，后连于脊之十一椎，旁连于胁。膈上为膻中，名曰气海，上焦宗气之所居。上焦开发，宣五谷味，所以熏肤充身泽毛。膈下胃腑之所居，名水谷之海，受中焦之气，沁糟粕，蒸津液，化其精微，随三焦出气，以温肌肉，充皮肤。若因于喜怒不适，食饮不节，寒温不时，病在膈上者，食饮入而还出，因于膈下者，食入晬时乃还。"晬时"，周时也。夫胃者，水谷血气之海也。汁沫者，胃腑所生之津液，渗出于肠胃之外，慕原间之孙脉络脉，化赤为血，注于胃之大络，从脏腑之经隧，外出于皮肤。如因于外邪，以致汁沫渗留于肠外不得散，则日以成积矣；如因于内伤，汁沫留于肠内，渐积而成痈。此皆因于中上二焦之气有伤，不能宣化输布，故帝曰："气为上膈，虫为下膈。"上膈者，上焦之气也。下隔者，中焦之气也。盖虫为阴类，遇阳热则消，中焦之气虚寒，则阴类生聚而上食矣。寒汁溜于肠中，则肠胃充郭，而卫气不能营于外，则留积而成痈矣。其痈在脘内者，即痛而深；其痈在外者，则隐见于外而痛浮，在痛上之腹皮则热。〔眉批：寒汁不得气，则不能行散。〕徐振公曰："此节亦承前数章而言，谓形中之肌肉血气，藉胃腑水谷之所生养。若食饮入而还出，或朝食暮吐，暮食朝吐，则形气消索矣。此皆因于喜怒不节，若伤于五脏之形，则成五脏之积；伤于肠胃，则成肠胃之痈。本经曰：五脏不和，则七窍不通，六腑不和，则留而为痈。"

黄帝曰：刺之奈何？岐伯曰：微按其痈，视气所行，先浅刺其傍，稍纳益深，还而刺之，毋过三行，察其沉浮，以为深浅。已刺必熨，令热入中，日使热内，邪气益衰，大痈乃溃。伍以参禁，以除其内，恬憺无为，乃能行气。后以咸苦化谷乃下矣。

　　视气所行者，视卫气之行于手足阳明而取之也。毋过三行者，先浅刺之，以逐阳邪而来血气；复深刺之，以致阴气之邪；最后还而复深刺之，以下谷气。谷气者，水谷所生之真气也。若过取之，则谷气出，故曰毋过三行。察其浮沉者，察痈之生于脘内脘外，而为浅深之刺也。已刺必熨者，温散其寒汁沫也。伍以参禁者，参伍而禁忌之，以除其内积也。《上古天真论》曰："恬憺虚无，真气从之。"故宜恬憺无为，乃能行气。咸苦化谷者，以咸苦之物，同谷食之，盖咸能耎坚，苦能泄下，谷则卫其真气者也。徐振公曰："此因喜怒不适，食饮不节，寒温不时之所致。故曰伍以参禁，谓禁其饮食之所当忌者。恬憺无为，是和其喜怒，适其寒温矣。"倪仲玉曰："当忌者忌，不当忌者不忌，故曰参伍。"

忧恚无言第六十九

黄帝问于少师曰：人之卒然忧恚而言无音者，何道之塞，何气出行，使音不彰？愿闻其方。

音声者，五音之声，嘹亮而有高下者也。语言者，分别清浊字面，发言而有语句也。在肺主声，心主言，肝主语，然由足少阴肾气之所发。又曰："五者音也，音主长夏。"是音声之道，本于五脏之气全备，而后能音声响亮，语句清明。故善治者，审其有音声而语言不清者，当责之心肝；能语言而无音声者，当责之脾肺；不能语言而无音声者，此肾气之逆也。夫忧则伤肺，肺伤则无声矣；恚怒伤肝，肝伤则语言不清矣。〔眉批：肺属金，故有声。〕徐振公曰："土数五而主宫音，宫乃君主之音，五音之主也。"仇汝霖曰："此篇亦承前数章而言。盖忧恐忿怒伤五脏之形，则病五脏而成积。如伤五脏之气，则无音声矣。"倪仲玉曰："忧恐忿怒伤气，气伤脏，乃病脏，是因气而病五脏之形，或伤五脏之气。"

少师答曰：咽喉者，水谷之道也；喉咙者，气之所以上下者也；会厌者，音声之户也；口唇者，音声之扇也；舌者，音声之机也；悬雍垂者，音声之关也；颃颡者，分气之所泄也；横骨者，神气所使，主发舌者也。故人之鼻洞涕出不收者，颃颡不开，分气失也。是故厌小而疾薄，则发气疾，其开阖利，其出气易；其厌大而厚，则开阖难，其气出迟，故重言也。人猝然无音者，寒气客于厌，则厌不能发，发不能下，至其开阖不致，故无音。

"厌"，上声。胃之上管为咽喉，主进水谷，在喉咙之后；肺之上管为喉咙，主气之呼吸出入，在咽喉之前。"会厌者"，在喉咙之上，乃喉咽交会之处，凡人饮食，则会厌掩其喉咙，而后可入于咽。此喉咙之上管，故为音声之户，谓声气之从此而外出也；脾开窍于口唇，口开阖而后语句清明，故为音声之扇；心开窍于舌，足少阴之脉，上夹舌本，舌动而后能发言，故为音声之机；"悬雍者"，喉间之上腭有如悬雍之下垂者，声气从此而出，故为音声之关。肝脉循喉咙，入颃颡。颃颡者，腭之上窍，口鼻之气及涕唾，从此相通，故为分气之所泻，谓气之从此而分出于口鼻者也。横骨者，在舌本内，心藏神而开窍于舌，骨节之交，神气之所游行出入，故为神气之所使，主发舌者也。盖言横骨若弩，舌之发机，神气之所使也。人之鼻洞涕出不收者，因颃颡不开，分气失也，盖以申明颃颡乃腭之上窍，口鼻之气，及涕唾之从此而相通者也。会厌者，为开为合，主声气之出入，是以薄小则发声疾，厚大则开阖难，其气出迟，故重言也。重言者，口吃而期期也。寒气者，足少阴寒水之气也。盖少阴之脉，上系于舌，络于横骨，终于会厌。其真气上行，而后音声乃发，如寒气客于厌，则厌不能发，谓不能开也。"发不能下"，谓不能阖也，是以至其开阖不致，而无音声矣。

黄帝曰：刺之奈何？岐伯曰：足之少阴，上系于舌，络于横骨，终于会厌。两泻其血脉，浊气乃辟。会厌之脉，上络任脉，取之天突，其厌乃发也。

足少阴主先天之生气，留于膻中，上出于肺，以司呼吸者，后天水谷所生之宗气也。是以呼出心与肺，吸入下通于肝肾，呼吸定息上下之相通也。故寒气客之，则真气不通，而会厌失其开阖之机矣。浊气者，寒水之浊气。"辟"，除也。两泻其血脉者，谓脉道有两歧，一通气于舌本，一通精液于廉泉玉英。盖足少阴主藏先天之精气，而上通于空窍者也。

寒热第七十

黄帝问于岐伯曰：寒热瘰疬在于颈腋者，皆何气使生？岐伯曰：此皆鼠瘘寒热之毒气也，留于脉而不去者也。

此承上章之义，而论足少阴之水火焉。寒热者，先天水火之气；水火者，精气也。以上数章，论后天所成之身形，及水谷所生之血气，有盛有虚，为痛为积。上章论少阴所生之气，上出于会厌，而发于音声，所藏之精，上通于任脉，以濡空窍，然有真气则有邪淫，如寒热之毒气，下藏于脏，上通于颈腋之间，留于脉而不去，则为瘰疬者，此肾藏先天之水毒也。天开于子，天乙生水，其毒在外，故名曰鼠。夫颈腋之脉，少阳之脉也，少阳乃初阳之气，生于先天之水中，少阳与肾脏经气相通，故本经曰少阳属肾。愚按本经凡论刺论疾，其中暗合天地阴阳之道，及血气之生始出入。盖欲使学者知邪病之所由生，则知真气之所出入，若能触类旁通，斯得圣人之微义。

黄帝曰：去之奈何？岐伯曰：鼠瘘之本，皆在于脏，其末上出于颈腋之间，其浮于脉中，而未内着于肌肉而外为脓血者，易去也。黄帝曰：去之奈何？岐伯曰：请从其本引其末，可使衰去，而绝其寒热，审按其道以予之，徐往徐来以去之。其小如麦者，一刺知，三刺而已。

此言阴脏之毒气传于腑阳，而外出于末者，可刺而易已也。夫脏为本，脉为末。其毒在脏，而上出于颈腋之间，其浮于脉中，而外为脓血者，此毒气出于末，而从脉溃，故易已也。未内着于肌肉者，未转及于阳明也。故从其本，引其末，可使衰去，而绝其寒热之毒。审按其所出之道路，以予夺之，徐往徐来，以引去之。"其小如麦者"，毒之轻微也，可一刺知，三刺而已。此章与《素问集注》第六十篇之《骨空论》合参，其大义晓然矣。徐振公曰："手厥阴少阳，皆与肾合，阴脏之毒，出于腑阳，故为易治，若传于厥阴之脏，故为不治之死证矣。"

黄帝曰：决其生死奈何？岐伯曰：反其目视之，其中有赤脉，上下贯瞳子，见一脉，一岁死；见一脉半，一岁半死；现二脉，二岁死；现二脉半，二岁半死；现三脉，三岁而死。赤脉不下贯瞳子，可治也。

夫肾藏天乙之水，地二之火，此先天始分之两仪也。少阳厥阴之气，皆出于肾。厥阴之气，上舍于心下之包络，而为有形之一脏。包络主脉，而代君行其血焉。少阳之气，游行于上中下，出入于肌腠，归于中焦之部署，而为有形之一腑，与心主包络之相合也。是厥阴少阳之形脏，在于心下中焦之部分，而二气皆本于肾脏之所生。瞳子者，水脏之骨睛也。赤脉从上而下贯瞳子者，水脏之毒气，上交于包络之火脏，火脏之毒气复下交于水脏之骨睛。此为阴阳交者，死不治。盖毒气在于阴阳之脏内往来，不能出于末而从脉溃，故为不治之恶疾也。夫天一地二，合而为三，一脉一岁死者，水脏之毒甚也。二脉二岁死者，水脏之毒，传之于火脏也。三脉三岁死者，毒气分于二岁之间也。盖毒之专者重，故死之速。分者，死之迟也。一脉半者，一二之间也。二脉半者，二三之间也。夫人秉先天之水火而成此形，有感于真气，必协于邪淫。是以痘毒发原在肾，先天之火毒也，瘰疬者，先天之水毒也。盖火有毒而水亦有毒，但火毒多而水毒少也。仇汝霖曰："心包络为阳脏，阴传于阳，而不复下交于阴者，尤为可治，故复曰赤脉不下贯瞳子者，可治也。圣人救民之心甚切，医者可轻忽而待其死焉。"〔眉批：厥后人以包络非命门，皆不知形气之故。又：天地有真气，亦有淫气。又：《骨空论》有救治之法。〕。

邪客第七十一

黄帝问于伯高曰：夫邪气之客人也，或令人目不瞑不卧出者，何气使然？

此篇论卫气行于形身之外内，宗气行于经脉之外内。行于脉内者，偕营气而行；行于脉外者，随卫气而转，外内自相逆顺而行者也。徐振公曰："此章假邪客，以明卫气宗气之行，故篇名《邪客》，而经文皆论其真气焉。"

伯高曰：五谷入于胃也，其糟粕津液宗气分为三隧。故宗气积于胸中，出于喉咙，以贯心脉，而行呼吸焉。营气者，泌其津液，注之于脉，化以为血，以营四末，内注五脏六腑，以应刻数焉。卫气者，出其悍气之慓疾，而先行于四末分肉皮肤之间，而不休者也。昼日行于阳，夜行于阴，常从足少阴之分，间行于五脏六腑。今厥气客于五脏六腑，则卫气独卫其外，行于阳，不得入于阴。行于阳则阳气盛，阳气盛则阳跷陷，不得入于阴，阴虚故目不瞑。

此论宗气同营气行于脉中，以应呼吸漏下。卫气行于脉外，昼行于阳，夜行于阴，皮肤经脉之血气，交相逆顺而行也。按《五味篇》曰："大气之搏而不行者，积于胸中，命曰气海，出于肺，循喉咽，故呼则出，吸则入。"此宗气随肺气行于皮肤，呼则气出，而八万四千毛窍皆阖，吸则气入，而八万四千毛窍皆开。此章论宗气贯心脉而行呼吸。〔眉批：卫气先行于四末者，先行皮肤，先充络脉。循经而行，以应呼吸漏下。昼行于阳，夜行于阴者，与皮肤之营气相将，而行于形身之外内。又：出于喉咽以贯心脉者，从手太阴而贯于脉中。与《动输篇》合参。〕心脉者，手心主包络之脉。包络主脉，是从心脉而行于十六经脉之中，呼吸定息，脉行六寸，昼夜一万三千五百息，脉行八百十丈，以终五十营之一周。是宗气营气，皆半营于脉中，而半行于脉外者也。卫气者，慓悍滑疾，独行于脉外，昼行于阳，夜行于阴，以司昼夜之开阖，行于阳则目张而起，行于阴则目瞑而卧。如厥逆之气，客于五脏六腑，则卫气独卫于外，行于阳不得入于阴，故目不瞑。愚按卫气不得入于阴，则目不瞑之论多有重见，然各有意存，学者宜体析明白。徐振公曰："《大惑篇》云：'卫气不得入于阴，则阳气满，阳气满则阳跷盛。'此章陷字疑误。"〔眉批：厥气者，脏腑之厥气。〕

黄帝曰：善。治之奈何？伯高曰：补其不足，泻其有馀，调其虚实，以通其道，而去其邪，饮以半夏汤一剂，阴阳以通，其卧立至。黄帝曰：善。此所谓决渎壅塞，经络大通，阴阳和得者也。愿闻其方。伯高曰：其汤方，以流水千里已外者八升，扬之万遍，取其清五升煮之，炊以苇薪，火沸置秫米一升，冶半夏五合，徐炊，令竭为一升半，去其滓，饮汁一小杯，日三稍益，以知为度，故其病新发者，覆杯则卧，汗出则已矣；久者，三饮而已也。

"秫"，音术，稷之粘者。此论调足少阴阳明之气，以通卫气之行于内，盖卫气之行于阴，从手足阳明下行至足，而交于足少阴，从足少阴而注于五脏六腑，故当调此二经之气焉。补不足者，补卫气之不足，泻有馀者，泻厥气之有馀，调虚实者，期外内之虚实，以通其道路，而去其厥逆之邪。半夏色白形圆，味甘而辛，阳明之品也。《月令》五月半夏生，感一阴之气而生者也。胃属戊土，肾藏天癸。饮以半夏汤一剂者，启一阴之气，上交于胃，戊癸合而化大火土之气，则外内之阴阳已通，其卧立至。此所谓决渎壅塞，经络大通，阴阳得和者也。夫肾为水脏，而为生气之原，气行则水涣，胃乃燥热之腑而主中土，欲得阴阳以合化，而不欲寒水之上乘，故用流水千里以外者，所谓劳水也。再扬之万遍，则水性无力，不能助寒水上行矣。八乃金之成数，五乃土之生数，阳明主秋金而胃居中土，故用八升五升者，助阳明之胃气也。苇乃水草，炊以苇薪者，助水中之生气也。米乃土谷而秋成，置秫米一升者，助胃气也。上古以腹中和，小便利为知。覆杯则卧，汗出而已者，真气和而厥气散，卫气得从其道而出入矣。徐振公曰："厥气者，脏腑之逆气也。气本于足少阴肾，而生于足阳明胃，故调此二经之气，而逆气自解矣。曰阴阳已通，曰阴阳和得者，一谓卫气所行于外内之阴阳，一谓少阴阳明之阴阳相得而和也。"〔眉批：阳明主秋金，而居中土。肾属癸水。仲祖名甘澜水，主治奔豚。〕

黄帝问于伯高曰：愿闻人之肢节，以应天地奈何？伯高答曰：天圆地方，人头圆足方以应之；天有日月，人有两目；地有九州，人有九窍；天有风雨，人有喜怒。天有雷电；人有音声；天有四时，人有四肢；天有五音，人有五脏；天有六律，人有六腑；天有冬夏，人有寒热；天有十日，人有手十指；辰有十二，人有足十趾、茎、垂以应之；女子不足二节，以抱人形；天有阴阳，人有夫妻；岁有三百六十五日，人有三百六十节；地有高山，人有肩膝；地有深谷，人有腋腘；地有十二经水，人有十二经脉；地有泉脉，人有卫气；地有草蓂，人有毫毛；天有昼夜，人有卧起；天有列星，人有牙齿；地有小山，人有小节；地有山石，人有高骨；地有林木，人有募筋；地有聚邑，人有䐃肉。岁有十二月，人有十二节；地有四时不生草，人有无子。此人与天地相应者也。

此论人之形身四体，脏腑阴阳，应天地之日月、星辰、山川、草木，人与天地参也。卫气昼行于阳，夜行于阴，应天道之绕地一周，一岁而终三百六十五度，日月五星，随天道之环转，风雨雷电，从天气以施行，山川泉谷，上天之无不覆帱，林木草蓂，感天气而生长，卫气日行于阳，上至头目口齿，下至足胫膝腘，四旁之四肢肢节，䐃肉皮毛，夜行于阴，内循五脏六腑，熏于募筋，充于胸腹，人之身形脏腑，应六气之降升，五运之出入，卫气之行，应天地之绕地环转，而复通贯于地中，故曰"地有泉水，人有卫气"，是卫气非独行于形身之外内，而复贯通于经脉之外内者也。徐振公曰："地有草蓂，人有毫毛，女子月事以时下者，澹渗皮毛之血也。男子冲任不盛，宗筋不成，则须不生，是以四时之草不生，以应人之无子。"仇汝霖曰："上古有蓂草，一茎三十叶，日落一叶，如月小则落二十九叶，盖以应女子之月事以时下。"〔眉批：通篇论形，单提卫气二字，谓卫气之出入于有形也。〕

黄帝问于岐伯曰：余愿闻持针之数，内针之理，纵舍之意，扦皮开腠理，奈何？脉之屈折，出入之处，焉至而出，焉至而止，焉至而徐，焉至而疾，焉至而入？六腑之输于身者，余愿尽闻。少叙别离之处，离而入阴，别而入阳，此何道而从行？愿尽闻其方。岐伯曰：帝之所问，针道毕矣。黄帝曰：愿卒闻之。

此问用针之理，而兼问血气之行于皮肤经脉之外内，有出入至止离别之处焉。皮腠者，脉外之气分也，"脉之屈折，出入之处，焉至而出，焉至而止"，谓血气之行于经脉外内，有至止出入之处，而纳针之理，何以为之至止疾徐也。六腑之输于身者，即手足三阳之本标。别离之处者，别经脉而出于气街之处也。夫皮肤为阳，经脉为阴，离而入阴者，脉外之气血，离皮肤而入于经脉也。别而入阳者，脉内之气血，别经脉而入于皮肤也。此何道从行，愿尽闻其方，伯言帝之所问，乃阴阳血气之流行，知血气之外内，则知所以用针矣。仇汝霖曰："此因针道，以明血气之运行出入，盖针道与血气之流行，皆合天地之大道。"

岐伯曰：手太阴之脉，出于大指之端，内屈循白肉际，至本节之后太渊，留以澹；外屈上于本节之下；内屈与阴诸络会于鱼际，数脉并注，其气滑利，伏行壅骨之下；外屈出于寸口而行，上至于肘内廉，入于大筋之下；内屈上行臑阴，入腋下；内屈走肺。此顺行逆数之屈折也。

"屈"，叶曲。"数"，上声。此分论脉外之宗气，循手太阴之经，顺行而逆数也。夫宗气之行于脉外者，从肺气而出，故其气滑利，伏行于壅骨之下；外屈出于寸口而行；外屈上于本节之下，留以澹渗皮毛。手太阴之脉，出于大指之端，内屈循白肉际，至本节之后太渊。内屈与诸阴络会于鱼际，数脉并注，上至于肘内廉，入于大筋之下；内屈上行臑阴，入腋下；内屈走肺。此太阴之脉，从指井而走肺脉，外之宗气，从臑腋以上鱼，此顺行逆数之屈折也。

心主之脉，出于中指之端；内屈循中指内廉以上，留于掌中，伏行两骨之间；外屈出两筋之间，骨肉之际，其气滑利，上二寸；外屈出行两筋之间，上至肘内廉，入于小筋之下，留两骨之会。上入于胸中，内络于心肺。

此分论行于脉中之宗气，从心主之脉，营行于十二经脉之中，以应呼吸漏下。其脉外之宗气，亦随本经而屈折于皮肤之间，盖宗气之出于肺，而行于皮肤者，散于十二经脉之外，各从本经而为逆顺之行。故行于心主之脉外者，外屈，出两筋之间，骨肉之际，其气滑利，上肘臂二寸；外屈，而澹渗于皮毛。心主之脉，出于中指之端，内屈，循中指内廉以上，留于掌中，伏行两骨之间，出行两筋之间，上至肘外廉，入于小筋之下，留两骨之会，上于胸中，内络于心肺，此亦顺行而逆数也。夫脉外之气血，各随本经以分界畔，故行于脉中者，随脉而屈折于脉内；行于脉外者，亦随本经而屈折于脉外也。以上二节，论宗气之留于胸中，上出于肺，行于十二经脉之皮部，以司呼吸开阖，上贯心脉，营于十二经脉之中，以应呼吸漏下，外内之相应也。〔眉批：《本输篇》曰："心出于中冲，溜于劳宫，注于大陵，行于间使，入于曲泽，为合手少阴也。"〕

黄帝曰：手少阴之脉独无腧何也？岐伯曰：少阴，心脉也。心者，五脏六腑之大主也。精神之所舍也。其脏坚固，邪弗能容也。容之则心伤，心伤则神去，神去则死矣。故诸邪之在于心者，皆在于心之包络。包络者，心主之脉也，故独无腧焉。

此申明宗气贯心脉而行呼吸之因。盖血脉者，心所主也，包络代行其血气者，君主无为而神明内藏，包络之相，代君行其令也。精神内藏，其脏坚固，故邪弗能伤，心伤则死矣。少阴，心脉也。包络者，心主之脉也。独无腧者，包络代输其血气也。

黄帝曰：少阴独无腧者，不病乎？岐伯曰：其外经病而脏不病，故独取其经于掌后锐骨之端。其馀脉出入屈折，其行之疾徐，皆如手少阴心主之脉行也。故本腧者，皆因其气之虚实疾徐以取之，是谓因冲而泻，因衰而补，如是者，邪气得去，真气坚固，是谓因天之序。

此承上文复申明少阴之无腧者，谓精神内藏，不为各经转输其血气，而少阴之经脉，亦从外而循于内也。故外感于邪，独取其掌后锐骨之神门穴，盖病在外经而脏不病也。其馀手足十二经脉之出入屈折，行之疾徐，皆如手少阴心主之脉行，盖言十二经脉相同，非少阴之独无腧也。故取少阴之本腧者，皆因其真气之虚实以取之，而不因于邪也。因心气之盛而冲者泻之，心气之衰者补之，盖精神内藏，脏正坚固，邪在外经而不伤于内，故止因真气之盛虚，而补泻其输也。《八正神明论》曰："因天之序，盛虚之时，移光定位，正立而待。"盖心为阳中之太阳，而上应于日，如衰而补之，以待日之方中；冲而泻之，以待日之将昃。〔眉批：上节论手太阴主气，手心主主脉。此申明十二经脉各分皮部，各有气血，各随经脉外内屈折而行。故曰其馀脉出入屈折，皆如手少阴心主之脉行。又：若因于邪，只取外经之神门，因真气之盛虚，然后补泻其输。〕

黄帝曰：持针纵舍奈何？岐伯曰：必先明知十二经脉之本末，皮肤之寒热，脉之盛衰滑涩。其脉滑而盛者，病日进；虚而细者，久以持；大以涩者，为痛痹；阴阳如一者，病难治。其本末尚热者，病尚在；其热已衰者，其病亦去矣。持其尺，察其肉之坚脆大小滑涩寒温燥湿。因视目之五色，以知五脏，而决死生；视其血脉，察其色，以知其寒热痛痹。

此论审别病气，在于皮肤经脉之外内，有出入盛衰之别也。本末者，十二经脉之本标，血气之流行出入者也。"皮肤之寒热"，病气在于皮肤也。"脉之盛衰滑涩"，病气在于经脉也。"其脉滑而盛者"，病日进于经脉之中；"虚而细者"，病久持于脉外也。夫在外者，皮肤为阳，筋骨为阴，脉大以涩者，为寒热痛痹也。如左右之阴阳如一者，病难治，谓皮肤筋骨之浅深皆病也。"其本末尚热者"，病尚在于血脉之中；"其热已衰者”，其病气随经脉之血气，出于气街而亦去矣。《邪气脏腑篇》曰：“脉滑者，尺之皮肤亦滑；脉涩者，尺之皮肤亦涩。”故持其尺，察其尺肤之坚脆、大小、滑涩，以知皮肤分肉之寒热燥湿也。五脏之血色见于目，因视目之五色，以知五脏而决死生，盖病在脏者，半死半生也。视其血络，察其皮毛，以知痛痹之寒热也。《皮部论》曰：“凡十二经络脉者，皮之部也，其色多青则痛，多黑则痹，黄赤则热，多白则寒，五色皆见，则寒热也。”此篇论营卫宗气，营行出入于经脉之外内，故持针纵舍，亦当察病气之在于皮肤、在于经脉、或在内之五脏也。

　　黄帝曰：持针纵舍，余未得其意也。岐伯曰：持针之道，欲端以正，安以静，先知虚实，而行疾徐，左指执骨，右手循之，无与肉果，泻欲端以正，补必闭肤，辅针导气，邪得淫泆，真气得居。

　　此论刺血脉而当养其真气也。真气者，所受于天，与谷气并而充身者也。纵舍者，迎随也。无与肉裹者，刺脉无伤肉也。〔眉批：“真气”，神气也，神气出入于皮肤络脉之间，与《伤寒篇》合参。〕

　　黄帝曰：扪皮开腠理奈何？岐伯曰：因其分肉，左别其肤，微纳而徐端之，适神不散，邪气得去。

　　此论刺皮肤而当养其神气也，神气者，两精相搏之所生，两精者，天乙之精，后天水谷之精也。

　　黄帝问于岐伯曰：人有八虚，各何以候？岐伯答曰：以候五脏。黄帝曰：候之奈何？岐伯曰：肺心有邪，其气留于两肘；肝有邪，其气留于两腋；脾有邪，其气留于两髀；肾有邪，其气留于两腘。凡此八虚者，皆机关之室，真气之所过，血络之所游，邪气恶血，固不得住留，住留则伤经络，骨节机关，不得屈伸，故病挛也。

　　此言五脏之血气，从机关之虚，出于肤表，与营卫宗气之相合也。《九针》章曰：“节之交，神气之所游行出入。”两肘两腋两髀两腘，乃关节交会之处，心脏之神气，从此而出，如五脏有邪，则气留于此，而不得布散矣。“真气之所过”，谓五脏之经脉，各从此而经过。“邪气住留，则伤经络”，谓邪在于皮肤，留而不去，则伤经络矣。此言机关之室，在于骨节之交，五脏之血气，从此而出于分肉皮肤，不涉于血脉也。故五脏有邪，则气留于此。如外感于邪气恶血，留滞于此，则骨节机关，不得屈伸而病挛也。〔眉批：节之交，三百六十五会，络脉之渗灌于诸节者也。言神气从血脉而游于机关之室。又：五脏之血气，各从本经而出。〕按本篇论营气行于脉中，卫气行于脉外，而宗气贯心脉而行于脉中，从手太阴而行于脉外，卫气日行于皮肤分肉，夜行于五脏之阴，而五脏之气，又从机关之虚，外出于肤表。此形身脏腑之气，游行于外内，而交相出入者也。至于皮肤经脉之血气，屈折于外内之间，出入于本标之处，皆假邪客以明真气之流行，乃修身治民之大张本也。

卷　九

通天第七十二

　　黄帝问于少师曰：余尝闻人有阴阳，何谓阴人，何谓阳人？少师曰：天地之间，六合之内，不离于五，人亦应之，非徒一阴一阳而已也，而略言耳，口弗能遍明也。黄帝曰：愿略闻其意，有贤人圣人，心能备而行之乎？少师曰：盖有太阴之人，少阴之人，太阳之人，少阳之人，阴阳和平之人。凡五人者，其态不同，其筋骨气血各不等。

　　一阴一阳者，始生之两仪，应阴阳和平之人也。太阴少阴太阳少阳，应所生之四象也。人秉天地之气而生，成此形气，是以《阴阳二十五人》章，论地之五行以生此形，故论五音之形，此论人合天之阴阳四象，故篇名《通天》，而论人之态也。

　　黄帝曰：其不等者，可得闻乎？少师曰：太阴之人，贪而不仁，下齐湛湛，好内而恶出，心和而不发，不务于时，动而后之，此太阴之人也。

　　赵庭霞曰："太阴之人，太偏于阴矣，其人阴险，故贪而不仁；阴内而阳外，故好内而恶出。湛湛，清洁貌。下齐，谦下整齐，足恭之态也。心和而不发，阴柔之性也。不务于时者，不通时务也。动而后之者，见人之举动而后随之，柔顺之态也。"

　　少阴之人，小贪而贼心，见人有亡，常若有得，好伤好害，见人有荣，乃反愠怒，心疾而无恩，此少阴之人也。

　　"好"，俱去声。赵氏曰："少阴之人，少偏于阴，故小贪，然阴险之性，局量褊浅，故常存贼害之心，利人之失，而忌人之得也。"

　　太阳主人，居处于于，好言大事，无能而虚说，志发于四野，举措不顾是非，为事如常自用，事虽败而无常悔，此太阳之人也。

　　赵氏曰："于于，自足貌。好言大事，无能而虚说，言大不惭，无必为之志也。志发于四野者，放旷而肆志也。举措不顾是非者，恣意妄行，巅倒从违也。自用者，言不式古，行不遵先也。虽败而无常悔者，阳刚而矫强也。阳在外，故偏阳之人，好夸张于外，而无内之实行也。"

少阳之人，谌谛好自贵，有小小官则高自宜，好为外交而不内附，此少阳之人也。

赵氏曰："谌谛好自贵者，好自审为贵也。有小官则高者，妄自尊高也。好外交而不内附者，阳性之外务也。"

阴阳和平之人，居处安静，无为惧惧，无为欣欣，婉然从物，或与不争，与时变化，尊则谦谦，谈而不治，是谓至治。

赵氏曰："居处安静者，恬淡虚无也。无为惧惧，无为欣欣者，心安而不惧，志闲而少欲也。惋然从物，或与不争者，与物无竞，与世不争也。与时变化者，随世变迁，所谓禹稷颜回同道也。居尊而谦，其德愈光也，谈而不治者，无为而治也。至治者，不治之治也。此阴阳和平之象，贤人圣人，心能备而行之，则心正身修，而可以平治天下矣。"

古之善用针灸者，视人五态乃治之，盛者泻之，虚者补之。

偏阳之人，泻阳补阴；偏阴之人，泻阴补阳。此言针合天地人三才之道，可以挽回天地阴阳之造化者也。朱卫公曰："阴阳之气，皆从下而上，古之善灸者，能启阴阳之气以上行。"

黄帝曰：治人之五态奈何？少师曰：太阴之人，多阴而无阳，其阴血浊，其卫气涩，阴阳不和，缓筋而厚皮，不之疾泻，不能移之。

赵庭霞曰："太阴之人，多阴无阳，故其阴血浓浊。阳气者，通会于腠理，无阳，故卫气所行之涩滞也。阴血多，故筋缓，血多气少，故皮坚而厚。此阴阳不和之剧，不之疾泻，不能移易也。"

少阴之人，多阴少阳，小胃而大肠，六腑不调，其阳明脉小，而太阳脉大，必审调之，其血易脱，其气易败也。

赵氏曰："在内者，五脏为阴，六腑为阳，多阴少阳，故六腑不调也。阳气生于中焦，其阳明脉小者，生阳之本不足也。太阳之气，生于水中，太阳脉大者，寒水之气盛也。此阴阳不和，故其血易脱而气易败，必审察其盛虚以调之。"闵士先曰："多阴无阳，故不疾泻其阴血，则阴阳不能移易；多阴少阳，故宜调之。盖阴阳不和，自不能交相厮守矣。"朱卫公曰："中下二焦之精气，互相资生而资益者也。阳明脉小，太阳脉大，此先后天之气不和，故易脱而易败。"倪仲玉曰："上节论在外之阴阳，此论在内之阴阳，盖外有阴阳而内有阴阳也。外不和，必因于内；内不和，必及于外。"

太阳之人，多阳而少阴，必谨调之，无脱其阴，而泻其阳，阴重脱者阳狂，阴阳皆脱者，暴死不知人也。

赵氏曰："无脱其阴而泻其阳者，阳为阴之固也。若阴气重脱，则为阳狂；阴阳皆脱，则为暴死。盖阳为阴之固，阴为阳之守，阳气生于阴中，阴重脱则阳亦脱矣。"

少阳之人，多阳少阴，经小而络大，血在中而气外，实阴而虚阳，独泻其络脉则强，气脱而疾，中气不足，病不起也。

赵氏曰："经脉为里，支而横者为络。小胃而大肠者，以上为阳而下为阴也。经小而络大者，以里为阴而表为阳也。血在中而气外者，阴在内而阳在外，血为阴而气为阳也。故欲实阴而虚阳，独泻其络脉则强，如泻气则气脱而疾，致中气不足，病不起也。"闵士先曰："上节论泻阳，当防其阴脱，谓阴阳之二气也。此以血为阴而气为阳，充肤热肉之气，从里之经隧，而出于络脉皮肤，故欲实阴虚阳，独泻其络脉则强，至于三焦通会之元真不可泻也，泻之则疾脱，脱则中气不足，病不起也。此章论阴阳之理，参伍错综，盖阴阳者有名而无形，若以有形之肠胃经络表里上下，皆可以论阴阳者也。"朱卫公曰："阴阳血气之原流，头绪纷纭，须贯通全经，而后可以无惑。"

阴阳和平之人，其阴阳之气和，血脉调谨，诊其阴阳，视其邪正，安其容仪，审有馀不足，盛则泻之，虚则补之，不盛不虚，以经取之。此所以调阴阳，别五态之人者也。

赵庭霞曰："阴阳之气和，气有阴阳也。血脉调谨，诊其阴阳，血有阴阳也。视其邪正，安其容仪，形中之阴阳也。审其有馀不足，盛则泻之，虚则补之，调其气之盛虚也。如气无盛虚，则以经取之，调其血之虚实也。此所以调阴阳，别五态之人也。"朱卫公曰："始论无形之四象，而渐及于有形之五行。"

黄帝曰：夫五态主人者，相与毋故，猝然新会，未知其行也，何以别之？少师答曰："众人之属，不知五态之人者，故五五二十五人，而五态之人不与焉。五态之人，尤不合于众者也。"

"毋"，无同。赵氏曰："此论视其状而即知其态也。盖阴阳五态之人，与五音之二十五人不同也，尤不合于众人者也，故当视其形状以别之。"闵士先曰："在天呈象，在地成形，天地合气，命之曰人。故前章论五行之形，而后合于六气；此论阴阳四象，而复合于有形。"

黄帝曰：别五态之人奈何？少师曰：太阴之人，其状黮黮然黑色，念

然下意，临临然长大，腘然未偻，此太阴之人也。

赵氏曰："黮黮然者，黑暗而无光明也。念然下意，即下齐足恭之意也。身半以下为阴，是以临临然，腘胫之长大也。"朱卫公曰："腘胫长大，故俯恭于身半以上，而腘未伛偻也。念然下意，而腘未偻者，形容其无阳之人，而作此态也。"

少阴之人，其状清然窃然，固以阴贼，立而躁崄，行而似伏，此少阴之人也。

马仲化曰："清然，冷貌。窃然者，消沮闭藏之貌也。以阴险贼害为心，故有此态也。其立也躁而不静，阴善躁也。行而似伏者，其内藏沉思反侧之心故耳。"

太阳之人，其状轩轩储储，反身折腘，此太阳之人也。

马氏曰："车之向前曰轩，轩轩者，面高而轩昂也。'储储'，挺然之状。反身折腘者，腹仰而倨然也。此居处于于，好言大事之人，故有此状也。"

少阳之人，其状立则好仰，行则好摇，其两臂两手则常出于背，此少阳之人也。

赵氏曰："立则好仰，即反身折腘之状。行则好摇者，初阳生动之象也。其两臂两手，常出于背者，谓常反挽其手于背，此皆轻倨傲慢之状，无叉手掬恭之貌也。"

阴阳和平之人，其状委委然，随随然，颙颙然，愉愉然，暶暶然，豆豆然，众人皆曰君子，此阴阳和平之人也。

赵氏曰："委委，雍雍自得之貌。随随，不急遽也。颙颙，尊严貌。愉愉，和悦也。暶暶，目好貌。豆豆，有品也。盖存乎人者，莫良于眸子，胸中正，故眸子了然而美好也。此阴阳和平之人，众人皆曰君子，盖自贤人以至于圣人，皆可以君子称也。"

官能第七十三

黄帝问于岐伯曰：余闻九针于夫子众多矣，不可胜数，余推而论之，以为一纪。余司诵之，子听其理，非则语余，请正其道，令可久传，后世无患，得其人乃传，非其人勿言。岐伯稽首再拜曰：请听圣王之道。黄帝曰：用针之理，必知形气之所在，左右上下，阴阳表里，血气多少，行之逆顺，出入之合，谋伐有过。知解结，知补虚泻实，上下气门，明通于四海。审其所在，寒热淋露，以输异处，审于调气，明于经隧，左右支络，尽知其会。寒与热争，能合而调之，虚与实邻，知决而通之，左右不调，犯而行之，明于逆顺，乃知可治，阴阳不奇，故知起时。审于本末，察其寒热，得邪所在，万刺不殆。知官九针，刺道毕矣。

此章论用针之理，必明知阴阳血气之流行出入，逆顺浅深，五脏六腑之经输配合，虚实疾徐而针论毕矣。"形气之所在，左右上下，阴阳表里，血气多少"，此形中之阴阳血气也。行之逆顺者，皮肤经脉之血气，交相逆顺而行也。出入之合者，经脉外内之气血，有本标之出入，有离而有合也。谋伐有过者，谓有过之脉，宜伐而去之。知解结者，谓契绍之门户，有所结而不通者，宜解之，此言血气之流行于经脉外内之间，或留积于脉内，或阻滞于气街之门也。知补虚泻实，上下气门者，知六腑气街之门户，虚实之坚软者，则知补泻之所在也。明通于四海者，知膻中冲脉胃腑脑髓之出入也。"寒热"，阴阳血气也。"淋露"，中焦所生之津液也。审其所在，以输异处者，当知膻中之宗气，输于经脉之外内，以应呼吸漏下者也。冲脉之血气，半输于十二经脉之中，半散于皮肤之外者也。胃腑所生之津液，淖泽注于骨而补益脑髓者也。审于调气，明于经隧者，知胃腑所出之血气，注于经隧，经隧者，五脏六腑之大络也。左右肢络，尽知其会者，左注右而右注左，左右上下，与经相干，布于四肢，出于络脉，与脉外之气血，相会于皮肤分肉间也。〔眉批：本经曰："中焦出气如露。"〕寒与热争者，阴阳之气不和也，故当合而调之。虚与实邻者，血与气之不和也，故知决而通之。左右不调者，人迎气口之不调，故当犯而行之。阴阳不奇者，脏腑阴阳交相配合，十二经脉交相贯通也。故知起时者，如乘秋则肺先受邪，乘春则肝先受邪之类也。如春甲乙伤于风者为肝风；以夏丙丁伤于风者，为心风之类也。以冬遇此者，为骨痹；以春遇此者，为筋痹之类也。如正月太阳寅，故为腰睢肿痛，阳明者午也，阳盛而一阴加之，故洒洒振寒之类也。如手太阳之筋病，名曰仲春痹；足少阳之筋病，名曰孟秋痹也。盖知脏腑之阴阳，故知病起之时也。"本末"，病之本标也。"寒热"，阴阳之邪也。用针之理，知阴阳血气之流行出入，则知邪之所在矣。按此篇乃全经之总纲，帝平时详析咨访于伯，已得其宗旨，故复宣扬以发明之。故曰："余闻九针于夫子众多矣，不可胜数，余推而论之，以为一纪。""纪"，纲也。

明于五输，徐疾所在，屈伸出入，皆有条理。言阴与阳，合于五行，五脏六腑，亦有所藏，四时八风，尽有阴阳。各得其位，合于明堂，各处色部。五脏六腑，察其所痛，左右上下，知其寒温，何经所在。审皮肤之寒温滑涩，知其所苦，膈有上下，知其气所在。先得其道，稀而疏之，稍深以留，故能徐入之。大热在上，推而下之；从下上者，引而去之；视前病者，常先取之。大寒在外，留而补之；入于中者，从合泻之。针所不为，灸之所宜。上气不足，推而扬之；下气不足，积而从之；阴阳皆虚，火自当之。厥而寒甚，骨廉陷下，寒过于膝，下陵三里。阴络所过，得之留止，寒入于中，推而行之；经陷下者，火则当之；结络坚紧，火所治之。不知所苦，两跷之下，男阴女阳，良工所禁，针论毕矣。

五输者，五脏五输，五五二十五输；六腑六输，六六三十六输。本经云："因其气之实虚疾徐而取之。"故明知五输之实虚，则知疾徐之所在矣。其脏腑之十二经脉，屈伸出入，皆有循度之条理也。言阴与阳，合于五行者，言五脏六腑，合于天之阴阳，地之五行也。五脏六腑，亦有所藏者，五脏藏五神志，六腑传导水谷，胆为中精之腑，膀胱为津液之所藏也。四时八风，尽有阴阳，各得其位，合于明堂者，《五色篇》之所谓"黄赤为风，青黑为痛，白为寒，五色各见其部，察其浮沉，以知浅深，视色上下，以知病处"也。"五脏六腑，察其所痛"，在身形之左右上下，则知寒温之邪，在于脏腑之何经也。审皮肤之寒温滑涩，知其所苦者，《邪气脏腑篇》之所谓脉滑者，尺之皮肤亦滑；脉涩者，尺之皮肤亦涩。心脉滑甚为善渴，涩甚为喑是也。膈有上下，知其气所在者，膈上为宗气之海，上焦开发宣五谷味，熏肤充身泽毛者也。膈下乃胃腑中焦之分，三焦出气，以温肌肉，充皮肤者也。故知其气之所在，先得其所出之道路，稀而疏之，以导气之出也；稍深以留，以致谷气，知谷气已至，故能徐而人之，复使气之入也。身半以上为阳，身半以下为阴，大热在上，故当推而下之，使下和于阴也。"从下上者"，热厥也，热厥之为热也，起于足而上，故当引行于上而去之。夫大热在上，由中焦之所生，热厥于下，因酒入于胃，气聚于脾中不得散，故视身以前痛者，常先取之，此气因于中，当先取之中焦也。太阳之上，寒气主之。太阳之气主于肤表，大寒在外，寒水之气在表也。故当留而补之，候阳气至而针下热，补其阳以胜其寒也。如寒邪上入于中者，从合以泻之。夫合治内腑，使寒邪从肠胃以泻出之也。夫寒气之甚于外而入于中者，因阳气之在下也，故针所不能为者，灸之所宜也。上气不足者，推而扬之；下气不足者，积而从之，谓气本于下之所生也。"阴阳皆虚，火自当之"，盖艾能于水中取火，能启阳气于阴中也。厥而寒甚，起于廉骨下之陷中，而上逆于膝，此寒厥也。寒厥起于足五趾之里，集于膝下，而聚于膝上，盖气因于中，阳气衰不能渗营其经络，阳气日损，阴气独在，故为之寒，是以取阳明之下陵三里以补之，此寒厥之在气也。若寒气从络之所过，得之则留而止之，如寒入于中，则当推而行之。此治寒厥之法也。经气陷下，以火灸之，结络坚紧者，中有着血，血寒，故火所治之。《调经论》曰："病不知所痛，两跷为上。"盖阳跷阴跷并起于足踝，上循胸里，故痛在跷脉之上者，不知痛处也。是以不知所苦痛者，当取两跷于踝下也。男子数其阳，女子数其阴，故男取阴而女取阳，此良工之所禁也。能知脏腑阴阳，寒热虚实，表里上下，补泻疾徐，针论毕矣。

用针之服，必有法则，上视天光，下司八正，以辟奇邪，而观百姓，审于虚实，无犯其邪。是得天之露，遇岁之虚，救而不胜，反受其殃，故曰：必知天忌。

闵士先曰："服，事也。言用针之事，当合于天时也。"夫针者，所以候气也。故当上视天光，因天之序，盛虚之时，移光定位，正立而待，盖候天之阳以助人之气也。下司八正，所以候八风之虚邪，以时至者也。虚实者，人气之有盛衰也。得天之露者，清邪中上，阳中雾露之气也。遇岁之虚者，逢年之虚，值月之空，失时之和，救而不能胜邪，则反受其殃，故曰必知天忌。"

乃言针意，法于往古，验于来今，观于窈冥，通于无穷，粗之所不

见，良工之所贵，莫知其形，若神仿佛。

闵氏曰："法于往古者，先知针经也。验于来今者，先知日之寒温，月之虚盛，以候气之浮沉，而调之于身，观其立有验也。观于幽冥者，言形气营卫之不形于外，而工独知之。通于无穷者，可以传于后世也。"是故工之所以异也，然而不形见于外，故俱不能见也。视之无形，尝之无味，故莫知其形，若神仿佛。

邪气之中人也，洒淅动形；真邪之中人也微，先见于色，不知于其身，若有若无，若亡若存，有形无形，莫知其情。是故上工之取气，乃救其萌芽；下工守其已成，因败其形。

闵士先曰："此言虚邪伤形，而真邪中气也。虚邪者，虚乡不正之邪风，如春时之风从西方来，夏时之风从北方来，盖人秉地之五行而成此形，是以五方不正之气而伤人之形也。真邪者，风寒暑湿燥火，天之真气也，天有此六气，而人亦有此六气，是以真邪中气者，同气相感也。中于气，故先见于色，不知于其身，若有若无，莫知其情。是故上工之取气，乃救其萌芽，必先见三部九候之气，尽调不败而救之。下工守其已成，救其已败，救其已败者，不知三部九候之相失，因病而败之也。"

是故工之用针也，知气之所在，而守其门户，明于调气，补泻所在，徐疾之意，所取之处。泻必用圆，切而转之，其气乃行，疾而徐出，邪气乃出，伸而迎之，摇大其穴，气出乃疾。补必用方，外引其皮，令当其门，左引其枢，右推其肤，微旋而徐推之，必端以正，安以静，坚心无懈，欲微以留，气下而疾出之，推其皮，盖其外门，真气乃存，用针之要，无忘其神。

闵氏曰："知气之所在者，知病气之所在，而守其门户，门者，邪循真气之所出入也。明于调气者，知气之实虚，而为之补泻，以疾徐之意而取之也。泻必用圆者，圆活而转之，其气乃行也。疾内而徐出者，疾而徐则虚也。邪气乃出，则实者虚矣。摇大其穴，以出其针，则邪气乃疾出矣。补必用方者，外引其皮，令当其穴门，左手引其枢转，右手推其肤，微旋转其针而徐推之，其针必端以正，安静以候气至，坚心而无懈惰，微留其针，候气下而疾出之，推其皮以盖其外门，则真气乃存于内矣。用针之要，贵在得神，盖存己之神，以俟彼之神也。"朱卫公曰："按《素问·八正神明论》曰：泻必用方，补必用圆。盖方与圆非针也，乃用针之意耳。且方圆者，天地之象也。天气下降，气溜于地；地气上升，气腾于天。天地之气，上下相交，是以方圆之意，皆可圆活用之。"

雷公问于黄帝曰：《针论》曰：得其人乃传，非其人勿言。何以知其可传？黄帝曰：各得其人，任之其能，故能明其事。雷公曰：愿闻官能奈何？黄帝曰：明目者，可以视色；聪耳者，可以听音；捷疾辞语者，可使传论语；徐而安静，手巧而心审谛者，可使行针艾，理血气而调诸逆顺，察阴阳而兼诸方；缓节柔筋而心和调者，可使导引行气；疾毒言语轻人者，可使吐痈咒病；爪苦手毒，为事善伤人者，可使按积抑痹。各得其人，方乃可行，其名乃彰。不得其人，其功不成，其师无名。故曰："得其人乃言，非其人勿传"，此之谓也。手毒者，可使试按龟，置龟于器下而按其上，五十日而死矣；手甘者，复生如故也。

闵士先曰："官之为言司也。言各因其所能而分任之，以司其事，故曰官能。如目之明者，可使之察色；耳之聪者，可使之听音；可使行针艾者，任之其艾针之能；可使导引行气者，任之其导引之能；口毒者，可使唾痈咒病；手毒者，可使按积抑痹。各得其能，方乃可行，其名乃彰，不得其人，其功不成。盖圣人欲得其人，量材而官，授任而治，已不与于其间，而总司其成也。试按龟者，言手毒之人，不可使之行针，即灵寿之物，亦遭其毒手，而况病人乎？惟手巧而甘美者，能活人也。"朱卫公曰："五十，乃大衍之数，谓不能尽百岁之天年。按《阴阳别论篇》论五脏气绝，亦合五十之数，此皆出于理数之自然也。夫麟凤龟龙，谓之四灵，圣人制九针之法，所以救民之灾异，岂试以毒手而伤其灵瑞乎？盖以深戒夫非其人勿传，非其人勿任耳。"

论疾诊尺第七十四

黄帝问于岐伯曰：余欲无视色持脉，独调其尺，以言其病，从外知内，为之奈何？岐伯曰：审其尺之缓急小大滑涩，肉之坚脆，而病形定矣。

此章以论疾诊尺，从外知内。论疾者，谓论其疾而知其证。"诊"，视也。诊尺者，谓视其尺肤而知其内，不待视面王之色，持手太阴之脉，独调其尺以知其病也。夫胃者，水谷血气之海也，故行于脉中者，至于太阴之两脉口，持其脉以知脏腑之病。血气之行于脉外者，从手阳明之大络，循经脉之五里，而散行于尺肤，故审其尺之缓急大小滑涩，肉之坚脆，而病形定矣。盖太阴主阴，阳明主阳，脏腑雌雄相合，气血色脉之相应也。故《脏腑邪气篇》曰："脉急者，尺之皮肤亦急；脉缓者，尺之皮肤亦缓；脉小者，尺之皮肤亦减而少；脉大者，尺之皮肤亦贲而起；脉滑者，尺之皮肤亦滑；脉涩者，尺之皮肤亦涩。"闵士先曰："小儿视虎口纹，乃手阳明之色，与手太阴之脉相应者也。"

视人之目窠上微痈，如新卧起状，其颈脉动，时咳，按其手足上，窅而不起者，风水肤胀也。

此论其疾而知其病也。足太阳之脉，起于两目，而下出于颈项。太阳之上，寒水主之，太阳之气，运行于肤表，此水随气而溢于皮肤之间，故目窠微肿，颈脉动而肤胀。咳者，水留于皮毛，而动其肺气也。风水者，因外受于风，风行而水涣也。

尺肤滑，其淖泽者，风也；尺肉弱者，懈㑊安卧，脱肉者，寒热不治；尺肤滑，而泽脂者，风也；尺肤涩者，风痹也；尺肤粗，如枯鱼之鳞者，水泆饮也；尺肤热甚，脉盛燥者，病温也，其脉盛而滑者，病且出也；尺肤寒，其脉小者，泄，少气；尺肤炬然，先热后寒者，寒热也；尺肤先寒，久大之而热者，亦寒热也。

此论诊尺而知外内之病也。夫津液淖泽于皮肤，故尺肤滑其淖泽者，知风在于皮肤，而鼓动其津液也。脂者，肌肉纹理间之脂膜，尺肤滑而泽脂者，风在于肌肉间也。夫在外者皮肤为阳，筋骨为阴，病在阳者名日风，病在阴者名曰痹，如尺肤涩者，此风痹于筋骨间也。此以尺肤之淖泽滑涩，而知风邪之浅深也。〔眉批：分肉间之膏膜为脂。〕肌肉者，五脏元真之所通会，脾土之所主也。故尺肉弱者，主脾土虚而懈惰安卧。"懈惰者"，懈惰也。脱肉者，形损也。寒热者，阴阳血气虚也。阳虚则发寒，阴虚则发热，阴阳形气皆已虚脱，故为不治。"如枯鱼之鳞者"，皮肤起寒粟也。寒者，水之气，此水邪泆饮于内，故寒色见于外也。温病者，寒毒藏于肌肤，至春发为温病，故尺肤热甚而脉盛燥者，知其为病温也；其脉盛而滑者，知病且出于外也。尺肤寒，其脉小者少气，盖气者所以温肤热肉，从阴而生，自内而外，故知其泄于内而虚于外也。此诊其尺而知内因之病也。尺肤之先热后寒，先寒后热，而皆为寒热者，尺肤主三阴三阳之气也。

肘所独热者，腰以上热；手所独热者，腰以下热。肘前独热者，膺前热；肘后独热者，肩背热。臂中独热者，腰腹热；肘后粗以下三四寸热者，肠中有虫。掌中热者，腹中热；掌中寒者，腹中寒。鱼上白肉有青血脉者，胃中有寒。

夫手太阴之脉，从指井之少商，过于输行于经，而入于肘之尺泽。脉外之气血，从手阳明之五里，走尺以上鱼，相逆顺而行也。是以《脉要精微篇》论两手之尺寸，"上竟上者，胸喉中事也；下竟下者，少腹腰股膝胫足中事也。"盖以尺上寸，以候身半以上；寸下尺，以候身半以下。夫身半以上为阳，身半以下为阴，故以寸之阳以候上，尺之阴以候下也。肘所，自寸而下尺也；手所，自尺而上寸也。肘所独热者，腰以上热；手所独热者，腰以下热。此诊尺肤以候形身之上下，故与脉候之上下反其诊也。"肘前"，乃手厥阴之曲泽处；肘后，乃手少阳之天井处。盖以两手下垂，上以候上，下以候下，前以候前，后以候后也。夫所谓肘所、手所者，论手臂之背面；臂中掌中鱼上，乃手臂之正面。背面为阳，故候形身之外；正面主阴，故候腰腹肠胃之内，即尺外以候季胁，尺里以候腹中之大义相同也。〔眉批：从尺泽而上，故曰尺；以尺内分寸，故曰寸。又：《脉要精微》以手平于几上，以候左右、前后、上下。〕夫人生于天地六合之内，其血气之流行升降出入，应天运之环转于上下四旁，是以《脉要精微论》以寸尺之外内前后上下，候形身之外内前后上下，此章以手臂皮肤之前后外内，候形身之上下前后外内，盖脉内之血气，应地气之上腾于天，脉外之气血，应天气之下溜于地，人与天地参也。

尺炬然热，人迎大者，当夺血。尺坚大，脉小甚，少气悗有加，立死。

"悗"，愦同。尺炬然热，人迎大者，三阳之气偏盛也，故当主夺血。夫皮肤为阳，血脉为阴，尺坚大，脉小甚者，阳盛而阴绝于外也。少气悗有加者，阳盛而阴绝于内也。

目赤色者，病在心，白在肺，青在肝，黄在脾，黑在肾。黄色不可名者，病在胸中。

此以目色，而候五脏之血气也。五脏之血气，行于脉中，而变见于寸口，五脏之气血，变见于色，而出于目中。盖五脏之精，皆上注于目，而为之睛也。前节视目窠，以知皮肤之水。此节视目色，以知五脏之阴，皆从外以知内也。胸中，膈中也。黄色不可名者，色黄而有黑白青赤之间色也。病在胸中者，五脏之气，皆从内膈而出，故所见之色若是。

诊目痛，赤脉从上下者，太阳病；从下上者，阳明病；从外走内者，少阳病。

太阳为目上纲，故目脉从上下者，主太阳病；阳明为目下纲，故从下上者，主阳明病；少阳之脉，循目锐眦，故从外走内者，主少阳病。上节视目色以知五脏之阴，此诊目脉以知三阳之气。夫色为阳，脉为阴，此阴阳之变换。

诊寒热，赤脉上下至瞳子，见一脉，一岁死；见一脉半，一岁半死；见二脉，二岁死；见二脉半，二岁半死；见三脉，三岁死。

此论血脉主于手少阴心主，而本于足少阴肾脏。寒热者，水火阴阳之气也。心主包络之气，发原于肾，归于心下之部署，为一形脏而主脉。瞳子者，肾脏之骨精也。水脏之毒，上交于火脏，而火脏之气，复下交于阴，所谓阴阳交者死不治。朱卫公曰："此论水脏之毒气，随真气相交而死，故凡论疾，皆当体会其真气焉。"〔眉批：越人以命门为包络，盖不知其本标也。〕

诊龋齿痛，按其阳之来，有过者独热，在左左热，在右右热，在上上热，在下下热。

马仲化曰："齿痛曰龋，上齿属手阳明大肠经，下齿属足阳明胃经，故按其阳脉之来有过者，必为独热。其脉在左右上下，则病热亦分左右上下也。"

诊血脉者，多赤多热，多青多痛，多黑为久痹，多赤多黑多青皆现者寒热。

此以皮部之色，而知血脉之寒热也。《皮部论》曰："凡十二经脉者，皮之部也。其色多青则痛，多黑则痹。黄赤则热，多白则寒，五色皆现，则寒热也。"

身痛而色微黄，齿垢黄，爪甲上黄，黄疸也，安卧，小便黄赤，脉小而涩者不嗜食。

此论中土之病，统见于五脏之外合，土灌于四脏也。"身痛"，病见于肉也。"色黄"，病见于皮也。"齿垢黄"，病见于骨也。"爪甲上黄"，病见于筋也。"黄疸"，脾家病也，脾病故懈惰安卧。小肠为赤肠，心之腑也，心主血脉，小便赤黄，脉小而涩，病见于脉也。"小便赤黄"，下焦热也。"不嗜食"，上焦虚也。盖土位中央，而上下四旁皆为之应。

人病，其寸口之脉，与人迎之脉小大等，及其浮沉等者，病难已也。

此论人迎气口与手太阴两寸口之脉，各有所候也。寸口者，手太阴之两脉，分寸、关、尺三部，以候脏腑之血气者也。人迎气口者，候三阴三阳之气也。人病，其寸口之脉与人迎之脉，大小浮沉等者，此表里阴阳血气留病，故为难已。按人迎气口，以左为阳而右为阴，手太阴之两脉，以寸为阳而尺为阴，是以宋崔紫虚《四言举要》曰："关前一分，人命之主，左为人迎，右为气口。"盖亦有所本也。夫寸口者，在太渊之分，关前一分者，寸关之间也。寸关尺三部，以候内之五脏六腑；人迎气口，以候外之三阴三阳。所候不同，而所取之部位亦有别也。是以手太阴之两寸曰寸口，人迎寸口又曰脉口，又曰气口，盖各有部位之分，故名亦有别也。《五色篇》曰："脉之浮沉，及人迎与寸口气小大等者，病难已。"盖左右三部之脉，以候血脉，左右之人迎气口，以候三阴三阳之气，故曰气口。"朱卫公曰："此篇论尺，故兼论人迎，盖尺肤与人迎气口之相应也。"

女子手少阴脉动甚者，妊子。

此论人之始生，本于先天之水火也。手少阴者，两手之少阴肾脉也。盖胞系于肾，故少阴之脉动甚也。夫妊始成形，先生两肾，犹太极中之阴阳，阴阳分而五行备，五行备而形始成，是以女子手少阴脉动甚者，主妊子也。闵士先曰："此篇论诊尺，若以手少阴心脉论之，则失其经旨矣。且《本经》云阴搏阳别，谓之有子。夫寸为阳，尺为阴，阴搏者，尺脉滑利也。阳别者，与寸关之有别也。"赵庭霞曰："动甚者，动脉也。厥厥动摇，状如小豆，与滑脉之流利，如珠同形，盖有诸内而形诸外也。"朱卫公曰："动在左者，先感天乙之气，故主男；动在右者，先感地二之气，故主女。越人以胞系于命门者，谓气之所感，非著于右肾也。试按男子之胎，多偏于左。"〔眉批：越人以地主成形，故以右肾主系胞。〕

　　婴儿病，其头毛皆逆上者，必死。

　　此论人之血气，本于先天所生，而上下环转者也。婴儿者，始生之儿。毛发者，血之馀，少阴精血之所生也。髪覆下垂，以应人之血气，从下而升，复从巅而下。若髪上逆，是惟升而无降矣。升降息，故不免于死亡。〔眉批：婴儿之头毛从先天而生。〕

　　耳间青脉起者，掣痛。

　　肾主骨而开窍于耳，故耳间青脉起者，当主筋骨掣痛，此承上文而言，人之血气，始于先天肾脏之所生。

　　大便赤办，飧泄，脉小者，手足寒，难已；飧泄，脉小，手足温，泄易已。

　　"飧"，音孙。"办"，别也。大便赤办者，谓黄赤之间别也。盖中焦泌糟粕，蒸津液，乃化而为血，独行于径隧，命曰营气。水谷常并居于胃，成糟粕而俱下于大肠，济泌别汁，而渗入于膀胱。如大便赤辦，乃中焦之血与糟粕并下矣。"飧泄"，大肠虚而不能济泌矣。此肠胃虚泄于下，中焦之汁，不能营于脉中，故脉小也。若手足温者，得下焦之生气，故泄易已。此言中焦水谷之精微，有藉下焦之生气以合化。〔眉批：此言血脉，又本于中焦水谷之所生。〕闵士先曰："本经凡论针论疾之中，囊括阴阳血气之生始出入，能明乎真气之所从来，然后知邪病之浅深外内，学者当体认毋忽。"

　　四时之变，寒暑之胜，重阴必阳，重阳必阴，故阴主寒，阳主热，故寒甚则热，热甚则寒，故曰：寒生热，热生寒，此阴阳之变也。

　　此言人之阴阳血气，应四时之寒暑往来，而有寒热阴阳之变，盖变化者，阴阳之道也。邵子曰："少不变而老变。"故重阴必阳，重阳必阴，寒甚则热，热甚则寒。

　　故曰：冬伤于寒，春生瘅热；春伤于风，夏生飧泄肠澼；夏伤于暑，秋生痎疟；秋伤于湿，冬生咳嗽。是谓四时之序也。

　　此承上文申明阴阳寒热之变。冬伤于寒，春生瘅热者，寒毒藏于肌肤，至春时人之阳气外出，寒随气而化热，故春发为瘅热之病。夏伤于暑，秋生痎疟者，暑气藏于募原，至秋时人之阴气外出，邪随气而发为痎疟，痎疟者，阴疟也。此寒暑之伏邪，随人气之外内出入也。〔眉批：瘅热者，热在肌肉而消瘅也。〕夫天之寒邪，化为瘅热，天之暑邪，化为阴疟，此天之阴阳，又随人气之变化也。夫阳者，天气也，主上；阴者，地气也，主下。风乃天之阳邪，故伤于风者，上先受之；湿乃地之阴邪，故伤于湿者，下先受之。阳病者，上行极而下，是以春伤于风，夏生飧泄；阴病者，下行极而上，是以秋伤于湿，冬生咳嗽。此天地之阴阳，又随四时之上下升降也。赵庭霞曰："人之阴阳出入，随四时之寒暑往来，故曰四时之变，寒暑之胜。至于阴阳寒热之变，有因于天气者，有因于人气者。"闵士先曰："冬时阳气伏藏于内，里气实，故寒毒藏于肌肤；夏时阳气发越于外，里气虚，故暑热藏于募原。长夏湿土主气，太阴之气，主七月八月，故秋伤于湿。募原者，脏腑之膏膜，在肠胃之外，是以疟邪盛而透发不出者，若溜于空郭之中，则成鼓胀，近时多用断疟之法，其误人不浅矣。"

刺节真邪第七十五

　　黄帝问于岐伯曰：余闻刺有五节奈何？岐伯曰：固有五节。一曰振埃，二曰发矇，三曰去爪，四曰彻衣，五曰解惑。黄帝曰：夫子言五节，余未知其意。岐伯曰：振埃者，刺外经，去阳病也；发矇者，刺腑输，去腑病也；去爪者，刺关节肢络也；彻衣者，尽刺诸阳之奇输也；解惑者，尽知调阴阳，补泻有馀不足，相倾移也。

　　此章论真气游行出入于肢节、皮肤、经脉之间，皆当调之和平，导其通利。真气者，所受于天与谷气并而充身者也。受于天者，先天所生之精气；谷气者，水谷所生之营卫宗气津液也。节之交，三百六十五会，神气之所游行出入，故曰刺节。有因真气不调，有为邪气所阻，故篇名《刺节真邪》。赵庭霞曰："两精相搏谓之神，两精者，先天之精，后天水谷之精。是真气即是神气，分而论之，各有其名，合而论之，总属中下二焦所生之血气也。"

　　黄帝曰：刺节言振埃，夫子乃言刺外经，去阳病，余不知其所谓也，愿卒闻之。岐伯曰：振埃者，阳气大逆，上满于胸中，愤膜肩息，大气逆上，喘喝坐伏。病恶埃烟，饷不得息，请言振埃，尚疾于振埃。黄帝曰：取之何如？岐伯曰：取之天容。黄帝曰：其咳上气，穷诎胸痛者，取之奈何？岐伯曰：取之廉泉。黄帝曰：取之有数乎？岐伯曰：取天容者，无过一里，取廉泉者，血变而止。帝曰：善哉！

　　"膜"，充人切。"恶"，去声。"饷"，音饷噎。"诎"，音屈。此阳气逆于内，而不能充行于形身也。阳气者，阳明水谷所生之气。"大气"，宗气也。阳气大逆，故愤月真肩息，大气逆上，故喘喝坐伏也。《六元正纪论》曰："阳明所至为埃烟。""病恶埃烟，饷不得息"，阳明之气病也。阳明者，土也。请言振发其阳明之气，疾如振发其尘埃也。"天容"，手太阳小肠之经，刺之以通阳气之逆。诎者，语塞也。其咳上气穷诎胸痛者，所受于天之气上逆，不得合并而充身也。故取任脉之廉泉，以通肾脏之逆气。一里者，如人行一里，其气已通，言其速也。血变者，通其血络也。〔眉批：两火并合，故曰阳明。埃烟者，火土之馀也。

又：二十五家为一里，言五五二十五俞皆通也。〕闵士先曰："手太阳，心之腑也，通神气，故取手太阳之天容。"

黄帝曰：刺节言发矇，余不得其意。夫发矇者，耳无所闻，目无所见。夫子乃言刺腑输，去腑病，何输使然？愿闻其故。岐伯曰：妙乎哉问也！此刺之大约，针之极也，神明之类也，口说书卷，犹不能及也，请言发矇耳，尚疾于发矇也。黄帝曰：善。愿卒闻之。岐伯曰：刺此者，必于日中，刺其听宫，中其眸子，声闻于耳，此其输也。黄帝曰：善。何谓声闻于耳？岐伯曰：刺邪以手坚按其两鼻窍，而疾偃其声，必应于针也。黄帝曰：善。此所谓弗见为之，而无目视，见而取之，神明相得者也。

此言神气之通于七窍也。矇者，耳无所闻，目无所见，上窍之不通也。"听宫"，手太阳之经，心之腑输也。"眸子"，耳中之珠，刺耳之听宫，尚疾于发目之矇，是耳窍与目窍之相通也。以手坚按其两鼻窍，而疾偃其声，必应其耳中之针，是耳窍与鼻窍口窍之相通也。而上之七窍不通，独取手太阳以通心神之气，而七窍皆利，是神明之通于七窍也。心为阳中之太阳，故必于日中取之。〔眉批："疾偃其声"，闭其口窍也。〕

黄帝曰：刺节言去爪，夫子乃言刺关节肢络，愿卒闻之。岐伯曰：腰脊者，身之大关节也。肢胫者，入之管以趋翔也。茎垂者，身中之机，阴精之候，津液之道也。故饮食不节，喜怒不时，津液内溢，乃下留于睾，血道不通，日大不休，俯仰不便，趋翔不能，此病荣然有水，不上不下，铍石所取，形不可匿，常不得蔽，故命曰去爪。帝曰：善。

此言津液随神气，而渗灌于诸节者也。津液生于中焦阳明，淖泽于骨，所以濡筋骨而利关节。腰脊者，从大椎至尾骶，乃身之大关节也。手足肢胫之骨节，人之管以趋翔，盖津液淖泽于肢胫，则筋骨利而胫能步趋，肢能如翼之翔也。茎垂者，肾之前阴，乃宗筋之会，肾者胃之机关，主受藏津液，夫肾脏所藏之津液，从宗脉而上濡于空窍。故曰茎垂者，身中之机，阴精之候，津液之道也。此言胃腑所生之津液，随神气而淖注于骨节，肾脏所藏之津液，从宗脉而上濡于空窍。如饮食不节，喜怒不时，则津液内溢，乃下溜于睾囊，血道不通，日大不休，俯仰不便，趋翔不能，此病荣然有水，不上不下，当用铍石取之。形谓前阴，爪者脉之馀，谓形不可藏匿，常不得遮蔽，有若去其宗筋，故命曰去爪。〔眉批：宗脉者，上液之道也。〕

黄帝曰：刺节言彻衣，夫子乃言尽刺诸阳之奇输，未有常处也，愿卒闻之。岐伯曰：是阳气有馀，而阴气不足，阴气不足则内热，阳气有馀则外热，内热相搏，热于怀炭，外畏绵帛，近不可近身，又不可近席，腠理闭塞，则汗不出，舌焦唇槁，腊干嗌燥，饮食不让美恶。黄帝曰：善。取之奈何？"岐伯曰："或之于其天府大杼三痏，又刺中膂以去其热，补足手太阴以出其汗，热去汗稀，疾于撤衣。黄帝曰：善。

　　此因津液不外濡于皮毛，以致阳热盛而不可近席，不上济于心脏，以致内热盛而热如怀炭。盖阳气者，火热之气；阴气者，水阴之气也。故曰尽刺诸阳之奇腧。奇腧者，六腑之别络也。津液，生于胃腑水谷之精，大肠主津液，小肠主液，胆者中精之腑，膀胱者州都之官，津液藏焉，是六腑之津液，从大络而外濡于皮肤分肉者也。心为阳中之太阳，太阳膀胱为水腑，水火上下相济者也。水液不上滋于心，以致心火盛而热于怀炭，舌焦唇槁，腊干嗌燥，心不和，故饮食不知味也。或之于其者，谓水谷之津液，皆藏于膀胱，水液随太阳之气，运行于肤表，或不必尽刺诸阳之奇腧，取之于其天府大杼三痏，使膀胱所藏之津，外濡于皮毛。又刺太阳经之中膂，通津液上滋于心脏，以去其热。手太阴乃金水之生源，而外主皮毛；足太阴主脾，而外主肌肉，脾主为胃行其津液者也。故当补足手太阴以出其汗，热去汗稀，疾于撤衣之去热也。〔眉批：奈何下失岐伯曰句。又：津液又随三焦出气，以充皮肤。又：上文论肾主藏精，此论膀胱主藏津液。又：《内经》云："怯然少气者，是水道不行，形气消索也。"〕

　　黄帝曰：刺节言解惑，夫子乃言尽知调阴阳、补泻有馀不足、相倾移也，惑何以解之？岐伯曰：大风在身，血脉偏虚，虚者不足，实者有馀，轻重不得，倾侧宛伏，不知东西，不知南北，乍上乍下，乍反乍复，巅倒无常，甚于迷惑。黄帝曰：善。取之奈何？岐伯曰：泻其有馀，补其不足，阴阳平复，用针若此，疾于解惑。黄帝曰：善。请藏之灵兰之室，不敢妄出也。

　　此言阴阳不调，致神志之迷惑也。夫火为阳，水为阴，水火者，阴阳之征兆也。火之精为神，水之精为志，大风在身，则血脉偏虚，虚者不足，实者有馀，血脉偏虚，则轻重倾侧矣。阴阳不调，则神志迷惑矣。神志迷惑，是以不知东西，不知南北，而反复巅倒也。故当泻其有馀，补其不足。阴阳平复，疾于解惑。夫血者，神气也，心脏所主，而发原于肾，是以风伤血脉，则阴阳不调，阴阳不调，则神志昏，而甚于迷惑也。此五

黄帝内经

节论神气不调，故曰刺节。节者，神气之所游行出入，神游最速，故曰疾于撒衣，疾于解惑。闵士先曰："以上五节，虽有气神津液之分，然总不出于下焦之肾脏膀胱，中焦之阳明胃腑。盖下焦乃所受于天之精，中焦乃后天之谷气，两者相搏而为神也。"〔眉批：中焦之汁溜于肾脏而为精，奉心化赤而为血。〕

黄帝曰：余闻刺有五邪。岐伯曰：病有持痈者，有容大者，有狭小者，有热者，有寒者，是谓五邪。黄帝曰：刺五邪奈何？岐伯曰：凡刺五邪之方，不过五章，瘅热消灭，肿聚散亡，寒痹益温，小者益阳，大者必去，请道其方。

此节言真气通会于皮肤肌腠之间，而有壅滞大小寒热之病。邪者，谓不得中正之和调也。"章"，法也。谓阳盛于外而为瘅热者，使之消灭；气热而为壅肿者，使之散亡；寒者，致其神气以和之。真气小者，益其阳；大者，必使之归去，各有平调之法也。闵士先曰："始言刺节，中论真气，末言外邪，故曰《刺节真邪》。所谓邪病者，谓不得中和之道而为病也。若以外邪之病论之，去经义远矣。"

凡刺痈邪勿迎隆，易俗移性不得脓，脆道更行去其乡，不安处所乃散亡。诸阴阳过壅者，取之其输泻之。

此气滞于皮肤肌腠之间而为肿聚也。痈者，壅也，此因气壅而肿，非痈脓者。《离合真邪论》曰："天暑地热，则经水波涌而陇起，经之动脉，其至也，亦时隆起。"盖言此气壅于皮肤分肉而为肿，勿迎刺陇起之经脉也。"俗"，犹习俗；性者，心之所生也。谓心所生之神气习聚于此，当移易其流行。非痈脓，故不得脓。"脆道"，肌肉之理路也。聚气从脆道更行，去其所聚之乡，不使安其处，则聚气乃行散矣。诸阴阳之脉，所过于壅处者，取其输而泻之。盖皮肤分肉之气，从经输络脉而出，恐聚气之溜于脉络也。此言合并充身之真气，亦运行环转之无端也。

凡刺大邪日以小，泄夺其有馀乃益虚，剽其通，针其邪，肌肉亲视之，毋有返其正，刺诸阳分肉间。

大者，谓真气容大于肌腠之间，故当使之日小。夫有馀于外，则不足于内，若泄夺其有馀，乃益虚其内矣。盖言日以小者，使之复返于内，非夺其外泄也。故剽切其真气通会之处，针其有馀之气，以通于内。"亲"，近也。近视其肌肉致密而小，则外内和平矣。若毋有返其正者，再刺诸阳分肉间。盖真气者，神气也，从关节而出于肌腠之外，故剽通其关节，其有未返者，再取之肌肉也。闵士先曰："水谷所生之气，从大络而出于分肉，神气出入于关节之间，总属中焦之谷气，而分走其道。"赵庭霞曰："谷气与下焦之精气相搏，而后谓之神。"朱卫公曰："'毋有返其真，刺诸阳分肉间'，是真气从节而出，可复从分肉理路而入，亦环转出入者也。"

凡刺小邪日以大，补其不足乃无害，视其所在迎之界，远近尽至，其不得外侵而行之，乃自费，刺分肉间。

小者，通会于肌腠之气虚小，故当使日以渐大，即追而补之，乃无害。视其气至之所在，而迎之于界。界者，节之交也。使上焦之神气，中焦之谷气，下焦之天真，远近尽至，则日以大矣。"侵"，渐进也。"费"，用也。其不得外侵而行之者，乃中焦之谷气自用，不与下焦之天真合并而充身，故当刺分肉间，以通其谷气。闵士先曰："追而济之曰补，盖追其真气之内归，小者当迎之使出，不当追之使入，曰补其不足乃无害者，言此处追而补之，则彼处溢而自出矣，谓真气之环转出入者也。"朱卫公曰："此节与上节交错环转，本篇论气血之离合出入，圣人反复辩论，曲尽婆心，学者不可不深体之。"

凡刺热邪越而苍，出游不归乃无病，为开辟门户，使邪得出，病乃已。

热邪者，阳气盛而留于肌腠之间，故为热也。苍苍者，天之正色也。越而苍者，使邪热发越，而天真之气色见矣。"出游不归"，谓神气游行于外，而不返其正，此为开辟门户，使邪得出而后病乃已，故虽出游不归，乃无病。此盖言真气外内出入，环转无息者也。

凡刺寒邪日以除，徐往徐来致其神，门户已闭气不分，虚实得调其气存也。

寒气者，所得于天之水寒。神者，火之精也。水火相感，神志合精，是为和平。故刺寒邪者，日以除其寒，徐往徐来，以致其神气，即闭其门户，使气不分，而寒热之虚实得调，其真气乃存矣。上节论开辟门户以去邪，此论门户已闭乃存正。

黄帝曰：官针奈何？岐伯曰：刺痈者用铍针，刺大者用锋针，刺小者用圆利针，刺热者用镵针，刺寒者用毫针也。

此申明五者之病，皆在皮肤肌肉之气分，故所用之针，皆取瘳于肌肉者也。

请言解论，与天地相应，与四时相副，人参天地，故可为解。下有渐洳，上生苇蒲，此所以知形气之多少也。阴阳者，寒暑也。热则滋雨而在上，根荄少汁，人气在外，皮肤缓，腠理开，血气减，汗大泄，皮淖泽；寒则地冻水冰，人气在中，皮肤致，腠理闭，汗不出，血气强，肉坚涩。当是之时，善行水者，不能往水；善穿地者，不能凿冻；善用针者，亦不能取四厥；血脉凝结，坚搏不往来者，亦未可即柔。故行水者，必待天温，冰释冻解，而水可行，地可穿也。人脉犹是也，治厥者，必先熨，调和其经，掌与腋肘与脚项与脊以调之。火气已通，血脉乃行。然后视其病脉，淖泽者刺而平之；坚紧者破而散之。气下乃止。此所谓以解结者也。

此解论所受于天之气，从阴而生，自下而上，应天地之寒暑往来，随四时之生长收藏者也。"渐洳"，濡湿之地也。苇蒲生于水中，其质柔弱，中抽坚茎，名曰蒲槌，内刚外柔，为坚心之坎水，以比人之元阳生于精水之中。故曰，"此所以知形气之多少也"，谓充于形中之气，生于天乙水中，知所秉之厚薄，则知气有多少矣。人之阴阳出入，应天地之寒暑往来，热则滋雨在上，而万物之根荄少汁，盖言精水亦随气而上出者也。热则人气在外，腠理开而汗大泄，津气外泻，故在内之血气减少，此言人之血气，本于下焦之精气也。地冻水冰，则天气收藏，而人气在中，皮肤致密，而汗不出，精气内藏，故血气自强也。善行水者，不能凿冰；善用针者，不能取四厥，谓气随天地之寒暑出入，非人力之所能强也。治厥者必先熨，通其气也；调和其经，通其经也。谓所受于天之精气，行于经脉之外内者也。调之掌与腋，肘与脚，项与脊，谓血气之行于上下四旁，无处不到也。淖泽者，行之太过，当刺而平之；紧涩者，涩滞不通，当破而散之。此所谓以针而解结者也。

用针之类，在于调气，气积于胃，以通营卫，各行其道。宗气溜于海，其下者，注于气街；其上者，走于息道。故厥在于足，宗气不下，脉中之血，凝而留止，弗之火调，弗能取之。

此言后天饮食之谷气，乃营卫宗气各走其道，充于形身之上下者也。厥在足者，少阴之气厥也。寒气厥逆于下，是以宗气不能不行。"脉中之血，凝而留止，弗之火调，弗能通之"，谓下焦之精气，乃阴阳水火，得火热而后能温其水寒。夫所受于天者，少阴肾脏之精气也。冲脉与少阴之大络，起于肾，出于气街，循阴股内廉，斜入腘中。厥在于足而宗气不下者，谓宗气下行，而与少阴之气相合也。夫所谓合并而充身者，下焦先天之气，上与阳明之谷气相合，而出入于关节肌腠之间，然而后天气生之宗气，亦下行而与少阴之精气相合，注于气街，入于胭中，并行于经脉皮肤之外内者也。

用针者，必先察其经络之实虚，切而循之，按而弹之，视其应动者，乃后取之而下之。

此申明血气之行于脉中也。内经云："络满经虚，泻阳补阴；经满络虚，泻阴补阳。"盖以里之经脉为阴，外之络脉为阳，血气之行于脉中，从经而脉，脉而络，络而孙，故必先察其经络之虚实，而后取之。

六经调者，谓之不病，虽病谓之自已也。一经上实下虚而不通者，此必有横络盛加于大经，令之不通，视而泻之，此所谓解结也。

此申明血气之行于脉外也。六经者，手足之十二经别也。大经者，经隧也。经隧者，五脏六腑之大络也。胃腑所出之气血，充于皮肤分肉之间者，从脏腑之大经，而外出于皮肤横络者，经脉之支别也。如一经上实下虚而不通者，此必有经脉之横络，盛加于大经，而令之不通也，故视而泻之，此所谓解结也。此二节论水谷所生之血气，营于脉中，充于肤腠，各有道路也。闵士先曰："以此二节列于篇中者，分别合并而充身之真气各别也，当以'自费'之义参之。"

上寒下热，先刺其项太阳，久留之，已刺则熨项与肩胛，令热下合乃止，此所谓推而上之者也。

此言下焦所生之气，从下而上也。太阳为诸阳主气，而太阳之气，生于膀胱水中，上寒下热，此太阳之气，留于下而不上，故先刺其项太阳，久留之以候气至，已刺则熨项与肩胛，令火热与下之阳气交合乃止，此所谓推而上之者也。闵士先曰："本经凡曰项太阳，皆在气分上看，取表气，故不言经穴。"赵庭霞曰："少阴太阳主水火之标本，故俱用火以温气。"

上热下寒，视其虚脉而陷之于经络者取之，气下乃止，此所谓引而下之者也。

此言上焦所生之气，从上而下也。上焦开发，宣五谷味，熏肤充身泽毛，是谓气。此上焦之气，从上而下。如上热下寒，当视其虚脉而陷之于经络者取之，此因脉虚而气陷于脉内，不能熏肤热肉，故下寒也。故当取之于经，侯气下乃止，此所谓引而下之者也。

大热遍身，狂而妄见妄闻妄言，视足阳明及大络取之，虚者补之，血

而实者泻之，因其偃卧，居其头前，以两手四指，挟按颈动脉，久持之，卷而切之，下至缺盆中而复止如前，热去乃止。此所谓推而散之者也。

此言中焦所生之气，从中而出，散行于上下者也。中焦之气，阳明水谷之悍气也。大热遍身，狂而妄见妄闻，此阳明之气，逆而为热狂也。故当视足阳明之皮部，及大络取之，虚者补之，如逆于血脉之中，而血实者泻之。盖中焦之气，从大络而出于皮肤者也。其悍气之上冲头者，循咽上走空窍，出顑，下客主人，循牙车，复与阳明之脉相合，并下人迎，从膺胸而下至足跗。故当因其偃卧，居其头前，以两手四指，夹按颈中人迎之动脉，久持之。盖使悍热之散于脉外，勿使合于脉中，此所谓推而散之者也。以上三节，申明肤表之气，又有从上中下之三道而出者，是所受于天与谷气并而充身者，又有三气也。学者能明乎阴阳血气离合出入之道，全经大义，思过半矣。

黄帝曰：有一脉生数十病者，或痛或痈或热或寒或痒或痹或不仁，变化无穷，其故何也？岐伯曰：此皆邪气之所生也。

此下论邪气之伤人营卫宗气，则真气去邪独留，邪气淫泆，变化无穷，是以一脉而生数十病也。

黄帝曰：余闻气者，有真气，有真气，有邪气，何谓真气？岐伯曰：真气者，所受于天，与谷气并而充身者也。真气者，正风也，从一方来，非实风，又非虚风也。邪气者，虚风之贼伤人也，其中人也深，不能自去。正风者，其中人也浅，合而自去，其气来柔弱，不能胜真气，故自去。

所受于天者，先天之精气，谷气者，后天水谷之精气，合并而充身者也。真气者，大块噫气，其名为风，从一方来，非实风，又非虚风，此天地之真气也。虚风者，从虚乡来之贼风，伤人真气，其中人也深，不能自去。正风者，其中人也浅，与真气合而自去，盖其气来柔弱，不能胜真气，故自去。闵士先曰："人秉天地之真气所生，故天之真气与人之真气相合，不能胜真气者，合并之气盛也。"朱卫公曰："风出于地隧之中，故其气来柔弱。实风者，天之怒气也。"〔眉批：出于地隧，故为大块。〕

虚邪之中人也，洒淅动形，起毫毛而发腠理。其入深，内搏于骨，则为骨痹；搏于筋，则为筋挛；搏于脉中，则为血闭，不通则为痈；搏于肉，与卫气相搏，阳胜者则为热，阴胜者则为寒，寒则真气去，去则虚，虚则寒搏于皮肤之间。其气外发腠理，开毫毛，淫气往来，行则为痒，留而不去为痹，卫气不行，则为不仁。

此言虚邪之伤形也。洒淅动形，故搏于皮脉肉筋骨而为痹为挛为痛为痒。阴胜则为寒，寒则真气去，有伤卫气，则为不仁，此皆邪气之所生也。

虚邪偏客于身半，其入深，内居营卫，营卫稍衰，则真气去，邪气独留。发为偏枯，其邪气浅者，脉偏痛。

此邪气偏客于形，伤其营卫，则真气去而为偏枯也。其邪气浅者，脉偏痛，盖偏枯者，邪直伤于筋骨也。闵士先曰："营卫衰则真气去，当知营卫真气，同本所生，而各走其道，可离而可合者也。"〔眉批：合则总谓之真气。〕

虚邪之入于身也深，寒与热相搏，久留而内着，寒胜其热，则骨疼肉枯；热胜其寒，则烂肉腐肌为脓，内伤骨，内伤骨为骨蚀。有所疾前筋，筋屈不能伸，邪气居其间而不反，发为筋溜；有所结，气归之，卫气留之，不得反，津液久留，合而为肠溜。久者数岁乃成，以手按之柔；已有所结，气归之，津液留之，邪气中之，凝结日以易甚，连以聚居，为昔瘤，以手按之坚。有所结，深中骨，气因于骨，骨与气并，日以益大，则为骨疽；有所结，中于肉，宗气归之，邪留而不去，有热则化而为脓，无热则为肉疽。凡此数气者，其发无常处而有常名也。

此虚邪伤气而病形也。寒与热搏者，形中之阴阳二气也。盖形舍气，气归形，形气之相合也。是以伤形则病气，伤气则病形。结气归之者，寒热相搏之气，归于邪留之形所也。凡此数气者，其发无定处，而有肉枯骨蚀筋瘤昔瘤之定名也。末章论邪气病形，则真气去而营卫伤，盖真气者，出入于节之交，游行于皮肤肌腠之间者也。

卫气行第七十六

　　黄帝问于岐伯曰：愿闻卫气之行，出入之合何如？伯高曰：岁有十二月，日有十二辰，子午为经，卯酉为纬。天周二十八宿，而一面七星，四七二十八星，房昴为纬，虚张为经。是故房至毕为阳，昴至心为阴，阳主昼，阴主夜。故卫气之行，一日一夜五十周于身，昼日行于阳二十五周，夜行于阴二十五周，周于五脏。是故平旦阴尽，阳气出于目，目张则气上行于头，循项下足太阳，循背下至小趾之端。其散者，别于目锐眦，下手太阳，下至手小指之间外侧。其散者，别于目锐眦，下足少阳，注小趾次趾之间。以上循手少阳之分侧，下至小指之间；别者，以上至耳前，合于颔脉，注足阳明，以下行至跗上，入五趾之间；其散者，从耳下下手阳明，入大指之间，入掌中；其至于足也，入足心，出内踝，下行阴分，复合于目，故为一周。

　　岁有十二月者，周天三百六十五度四分度之一，一昼一夜，日随天道环转，绕地一周而过一度，岁三百六十五日有奇而一周天。日有十二辰者，夜半为子，日中为午，日出为卯，日入为酉，子位于北，午位于南，卯位于东，酉位于西，子午为经，卯酉为纬，天周二十八宿，而一面七星，四七二十八星，是二十八宿，分位于周天之三百六十五度也。房位于卯，昴位于酉，虚位于子，张位于午，房昴为纬，虚张为经。房度在卯，毕度在酉，房至毕为阳者，日随天道，自东而西，漏下二十五刻，日正中而行，至张度又二十五刻，而行至毕度，此昼日行于阳也；昴度在酉，心度在卯，昴至心为阴者，日随天道，自西而东，绕地环转，漏下二十五刻，夜正中而行至虚度，又二十五刻，行至心度，此夜行于阴也。卫气之行，一日一夜五十周于身者，谓营行脉中，卫行脉外，循脏腑之手足十二经脉，与督脉任脉阳跷阴跷之脉度而行，一呼一吸，脉行六寸，水下二刻，计二百七十息，脉行十六丈二尺为一周。昼行二十五周，夜行二十五周，总属此十六丈二尺之脉度，无分阴与阳也。其昼行于阳二十五周，夜行于阴二十五周，周于五脏者，昼行于三阳之分，夜行于五脏之阴，与循经而行者，各走其道。盖卫气之循经而行者，与脉内之营气，交相循度环转；昼行于阳，夜行于阴者，与脉外之营气相将而行。昼行于皮肤肌腠之间，夜行于五脏募原之内，与昼夜循行十六丈二尺之经脉五十周者不同也。是以平旦气出于阳而目张，暮则气入于阴而目暝，故下文曰："日行一舍，人气行一周与十分身之八。"盖言日行一舍，卫气之循度而行者，环转于十六丈二尺之一周，与行于三阳之分者，亦一周也。夫卫气之昼行于阳，夜行于阴者，应日随天道绕地环转，卫气之循经而行者，应月与海水之盛亏于东西，故曰，人与天地参也，与日月相应也。按《厥论》曰："阳气起于足五趾之表，阴气起于足五趾之里。"阳明者表也，为之行气于三阳，而卫气者，阳明水谷之悍气，合于阳明之颔脉，下行至足跗上。是以卫气之下入于五趾之间者，合阳明而入于颔脉之人迎，下至足跗，故入于足五趾之端，从趾井而复出于皮肤之气分也。玉师曰："经言卫气先行皮肤，先充络脉，是卫气与络脉之相通也。卫气大会于风府，日下一节，二十一日下至尾骶，内行于伏冲之脉，是卫气外行于皮肤，而内行于经脉也。此言卫气入于阳明之颔脉，是营卫之行于经脉外内，又不可执一而论。"〔眉批：一呼一吸为一息。〕

是故日行一舍，人气行一周，与十分身之八；日行二舍，人气行二周于身，与十分身之六；日行三舍，人气行于身五周，与十分身之四；日行四舍，人气行于身七周，与十分身之二；日行五舍，人气行于身九周；日行六舍，人气行于身十周，与十分身之八；日行七舍，人气行于身十二周在身，与十分身之六；日行十四舍，人气二十五周于身有奇分，与十分身之四，阳尽于阴，阴受气矣。其始入于阴，常从足少阴注于肾，肾注于心，心注于肺，肺注于肝，肝注于脾，脾复注于肾为周。是故夜行一舍，人气行于阴分一周，与十分脏之八，亦如阳行之二十五周，而复合于目。阴阳一日一夜，合有奇分十分身之四，与十分脏之二，是故人之所以卧起之时有早晚者，奇分不尽故也。

日行一舍者，日行乎一宿之度也。人气行一周者，言卫气循经而行于十六丈二尺之一周也。与十分身之八者，与昼行于阳之卫气亦一周也。日行一舍，人气行一周；日行二舍，人气行二周于身；日行三舍，人气行五周于身；日行四舍，人气行七周。日行五舍，人气行于身九周。日行六舍，人气行于身十周。日行七舍，人气行于身十二周；日行十四舍，人气二十五周于身者，谓自卯至酉，日加于十四宿，而人气行于脉度二十五周。盖宿度所居之分数有多寡，是以所行之周亦多寡不等，然总计十四宿，而气行二十五周也。与十分身之八者，卫气日行于阳，所余之奇分也。八者，所余一厘二毫五丝；六者，所余一厘六毫六丝也；严四者，所余二厘五毫。二者，所余五厘也。此行于一周至十周之小数也。日行六舍，人气行于身十周，与十分身之八者，所余一分二厘五毫也。六者，一分六厘六毫；四者，二分五厘也。此十周至二十五周之大数，然总以二十五周所余之二分五厘为准也。人气二十五周于身有奇分者，谓卫气循脉度而行二十五周，有二分五厘之奇分也。与十分身之四者，谓卫气日行于阳二十五度，有二分五厘之奇分也。此卫气日行之奇分，共计有五分矣。阳入于阴则阴受气，而卫气亦循脉度之十六丈二尺而行二十五周。常从足少阴注于肾者，谓夜行于五脏之阴，亦二十五周。是故夜之日行一舍，人气行于阴一周，与十分脏之八，亦如阳行之二十五周而有奇分也。十分脏之二者，谓夜有五分之奇分也。合而计之，以夜行十六丈二尺之奇分，与夜行五脏之奇分，共有十分矣。以昼行十分身之四，与夜行十分脏之二，合有奇分十五分矣。是故人之所以卧起之时，有早晚者，奇分之不尽故也。盖谓奇分或日有五分，夜有十分，或日有十分，夜只五分，不尽在日之四而脏之二也。日有五分则卧早，日有十分则卧晚；夜余五分则起早，夜余十分则起晚。此盖藉人之卧起，以明昼夜阴阳之变化不测也。有奇分之十五分者，计周天三百六十五度之所余也。天周二十八宿，而一面七星，四七二十八星，而分布于周天之度，日行十四宿，卫行二十五周，夜行十四宿，卫行二十五周，分而计之，五七三百五十度，而尚少一十五度，故有十五分之奇分。此皆出于理数之自然，而非人之智力所能损益也。

黄帝曰：卫气之在于身也，上下往来不以期，候气而刺之奈何？伯高曰：分有多少，且有长短，春秋冬夏，各有分理，然后常以平旦为纪，以夜尽为始。是故一日一夜，水下百刻，二十五刻者，半日之度也，常如是无已。日入而止，随日之长短，各以为纪而刺之。谨候其时，病可与期，失时反候者，百病不治。故曰：刺实者，刺其来也；刺虚者，刺其去也。此言气存亡之时，以候虚实而刺之。是故谨候气之所在而刺之，是谓逢时。在于三阳，必候其气在于阳而刺之；病在于三阴，必候其气在阴分而刺之。

此论四时昼夜，有长短之分，然各有分理，以定气之在阳在阴也。如春秋昼夜平分之时，常以平旦为纪，以夜尽为始，日出卯初一刻，以一刻人气在太阳为始，二刻在少阳，三刻在阳明，四刻在阴分，一日一夜，水下百刻为一周。二十五刻者，半日之度也，至日入而止为昼，随日之长短，皆以卯初一刻，人气在太阳为纪而刺之。谨候其人气在于阳分之时，以刺阳病；人气在于阴分之时，以刺阴病。此病可与期而愈，如失时反候，百病不治也。实者，邪气实也。来者，谓气之始来。如邪在阳分，以水下一刻五刻九刻，气始来于阳而即刺之，所谓迎而夺之也。虚者，真气虚也。去者，谓气之已去。如阳气虚者，以水下三刻、七刻、十一刻，人气将去阳而之阴之时以刺之，所谓追而济之也。如病在阴之虚实者，亦如此法，是谓逢时。如病在于三阳，必候其气在于阳而刺之；病在于三阴，必候其气在于阴而刺之。倪仲玉曰："必候其气在于阳者，在三阳之分也；在于阴者，在三阴之分也。以三阴三阳之为病，亦候其气之在三阴三阳之分治之。"

　　水下一刻，人气在太阳；水下二刻，人气在少阳；水下三刻，人气在阳明；水下四刻，人气在阴分；水下五刻，人气在太阳；水下六刻，人气在少阳；水下七刻，人气在阳明；水下八刻，人气在阴分；水下九刻，人气在太阳；水下十刻，人气在少阳；水下十一刻，人气在阳明；水下十二刻，人气在阴分；水下十三刻，人气在太阳；水下十四刻，人气在少阳；水下十五刻，人气在阳明；水下十六刻，人气在阴分；水下十七刻，人气在太阳；水下十八刻，人气在少阳；水下十九刻，人气在阳明；水下二十刻，人气在阴分；水下二十一刻，人气在太阳；水下二十二刻，人气在少阳；水下二十三刻，人气在阳明；水下二十四刻，人气在阴分；水下二十五刻，人气在太阳，此半日之度也。从房至毕一十四舍，水下五十刻，日行半度，回行一舍，水下三刻与七分刻之四。《大要》曰：常以日之加于宿上也，人气在太阳。是故日行一舍，人气行三阳，行于阴分，常如是无已，与天地同纪，纷纷盼盼，终而复始，一日一夜，水下百刻而尽矣。

　　"盼"，普巴切。此论卫气应天道之绕地环转，在阳在阴，以为取刺之法。夫阳者，天气也，主外。阴者，地气也，主内。少阴之上，君火主之，君火者，日之太阳也。日随天道环转，昼明夜晦，盖天运以日光明也。是以水下一刻，人气在太阳；水下二刻，人气在少阳；水下三刻，人气在阳明；水下四刻，人气在阴分，阴分者，少阴之分也。水下二十五刻，此半日之度也。从房至毕一十四舍，水下五十刻，日行天度之半，回行一舍者，绕地回转，从昴至心而又行一舍也。水下三刻者，谓五十三刻，而又加于太阳，与七分刻之四者，有一分二厘五毫之奇分也。此卫气随天道绕地环转，昼夜皆行于三阳之分，是以五十三刻，而复行于太阳，故《大要》曰："常以日之加于宿上也，人气在太阳。"谓昼夜日之加于舍上，皆以太阳为始也。是故日行一日，人气行于三阳，而行于阴分，常如是无已，与天地同纪，谓地居天之中，而天道运行于地之外也。纷纷盼盼者，谓杂乱纷绕，而仍有明白之分度也。〔眉批：日行于阳，夜行于阴，日夜行五十周，三刻在阳，四刻在阴，日夜只二十五周。又："一分二厘五毫"，当作"一厘二毫"之小数。日之一刻加于太阳，夜之五十三刻加于太阳；日之四刻行于阴，夜之五十六刻行于阴。〕夫卫气昼行于阳，夜行于五脏之阴者，应天气之入于地中，有寒暑之往来。卫气环转一周，行于三阳之分二十五周者，天道环转于地之下也。故病在于三阳，必俟其气在阳而刺之；病在于三阴，必俟其气在阴分而刺之。阴分者，少阴之分，少阴乃三阴之主也。卫气昼行于三阳，夜行于五脏，共计行五十周，应天运环转于地之外，昼夜只行二十五周，此气之有馀驶矣。若夫大会于风府，日下一节，二十二日，内行于伏冲，其行九日，上出于缺盆，其所行更迟矣。经言"卫气慓悍滑疾，而所行疾徐不同"，此皆出于理数之自然，又非人之知力所能臆度也。王子律曰："昼夜行于三阳，乃在肌表气分，与昼夜循经而行，大略相同。经脉应地之经水，抑水流速而气行缓欤？"

九宫八风第七十七

合八风虚实邪正

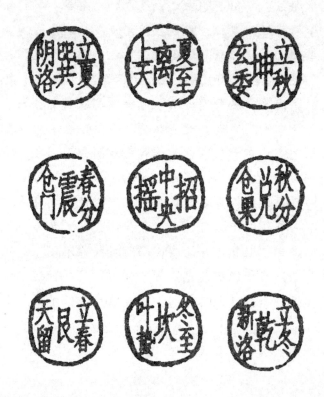

立夏四	阴 洛方	夏至九	上 天方	立秋二	玄 委方
	东 南门		南 央中		西 南
春分三	仓 方门	招摇五	中 蛰方	秋分七	仓 果方
	东 天留		叶		西 洛
立春八	东北方	冬至一	北 方	立冬六	新 方
					西北方

太一常以冬至之日，居叶蛰之宫四十六日。明日居天留，四十六日；
明日居仓门，四十六日；明日居阴洛，四十五日；明曰居天宫，四十六

日；明日居玄委，四十六日；明日居仓果，四十六日；明日居新洛，四十五日；明日复居叶蛰之宫，曰冬至矣。

卢良侯曰：此章论太一所居之宫，徙游之日，以下应君民将相之安否也。太一，北极也。斗杓所指之辰，谓之月建，即气令所主之方。月令五日谓之候，三候谓之气，三气谓之节。冬至子之半，一阳初动，乃岁时之首也。是以太一常以冬至之日，居叶蛰之宫，叶蛰，坎宫也，本宫居四十六日；明日四十七日，涉居于天留之宫，天留，艮宫也，居四十六日；明日涉居仓门之宫，仓门，震宫也，居四十六日；明日涉居于阴洛之宫，阴洛，巽宫也，居四十五日；明日徙居于天宫，天宫，离宫也，居四十六日；明日徙居于玄委之宫，玄委，坤宫也，居四十六日；明日徙居于仓果之宫，仓果，兑宫也，居四十六日；明日徙居于新洛之宫，新洛，乾宫也，居四十五日；明日四十六日，复居于叶蛰之宫，是明岁之冬至矣。常如是无已，终而复始，此太一一岁所居之宫也。倪仲玉曰："坎宫名叶蛰者，冬令主蛰封藏，至一阳初动之时，蛰虫始振，故名曰叶蛰；艮宫名天留者，艮为山，正而不动，因以为名；震宫名仓门者，仓，藏也，天地万物之气，收藏至东方春令，而始震动开辟，故名仓门；巽宫名阴洛者，洛书以二四为肩，巽宫位居东南而主四月，因以为名；离宫名天宫者，日月丽天，主离明在上之象，因以为名；坤宫名玄委者，坤为地，'玄'，幽远也，'委'，随顺也，地道幽远柔顺，是以名之；兑宫名仓果者，果，实也，万物至秋而收藏成实，是以名之；乾宫名新洛者，'新'，始也，《洛书》戴九履一，一乃乾之始也。此九宫之位，应于八方四时，各随时而命名也。"〔眉批：二四为阴。〕

太一日游，以冬至之日，居叶蛰之宫，数所在日，从一处至九日，复返于一，常如是无已，终而复始。太一移日，天必应之以风雨，以其日风雨则吉，岁美民安少病矣，先之则多雨，后之则多汗。太一在冬至之日有变，占在君；太一在春分之日有变，占在相；太一在中宫之日有变，占在吏；太一在秋分之日有变，占在将；太一在夏至之日有变，占在百姓。所谓有变者，太一居五宫之日，疾风折树木，扬沙石，各以其所主，占贵贱。因视风所从来而占之。风从其所居之乡来，为实风，主生长，养万物；从其冲后来，为虚风，伤人者也，主杀主害者。谨候虚风而避之，故圣人日避虚邪之道，如避矢石然，邪弗能害，此之谓也。

"汗"，作旱。卢良侯曰："此太一日游于九宫也。数所在日者，以所在之宫，数至九日，而复返于本宫也。如居叶蛰之宫，即从叶蛰之一处，一日而至天留，二日而至仓门，三日而至阴洛，四日而至天宫，五日而至中宫，六日而至玄委，七日而至仓果，八日而至新洛，九日而复返于叶蛰之宫，如居天留之宫，即从天留数至九日，而复返于天留也。常如是无已，终而复始。风雨者，天地阴阳之和气，是以太一移宫之日，天必应之以风雨，其本日风雨则吉，岁美民安少病。如先期而风雨，主多雨水；后期而风雨，则多旱燥。此太一出游之第一日，即移宫之第四十七日也。二至二分，乃阴阳离合之候，中宫乃占八风之时，是以递居本宫之第一日有变，则占在君民将相也。'疾风折木扬沙'，暴戾之变气也。实风者，春之东风，夏之南风，秋之西风，冬之北风，春夏交之东南风，秋冬交之西北风，此天地四时之真气，故主生长，养万物。从其冲后来者，九宫图，选自元代张理《易象图说外篇》。北周甄鸾曰："九宫者，即二四为肩，六八为足，左三右七，戴九履一，五居中央。"在中国古代，"九宫"之法在占、术、算、医、纬、建等方面都有广泛的应用。如冬至从南西二方而来，春分从西北二方而来，是为虚乡不正之风，主伤人而杀害万物。故圣人日避虚邪之道，如避矢石。日避者，太一出游之一日也。"

是故太一徙立于中宫，乃朝八风，以占吉凶也。风从南方来，名曰大弱风，其伤人也，内舍于心，外在于脉，气主热；风从西南方来，名曰谋风，其伤人也，内舍于脾，外在于肌，其气主为弱；风从西方来，名曰刚风，其伤人也，内舍于肺，外在于皮肤，其气主为燥；风从西北方来，名曰折风，其伤人也，内舍于小肠，外在于手太阳脉，脉绝则溢，脉闭则折不通，善暴死；风从北方来，名曰大刚风，其伤人也，内舍于肾，外在于骨与肩背之膂筋，其气主为寒也；风从东北方来，名曰凶风，其伤人也，内舍于大肠，外在于两胁腋骨下及肢节；风从东方采，名曰婴儿风，其伤人也，内舍于肝，外在于筋纽，其气主为身湿；风从东南方来，名曰弱风，其伤人也，内舍于胃，外在肌肉，其气主体重。此八风皆从其虚之乡来，乃能病人。三虚相搏，则为暴病猝死。两实一虚，病则为淋露寒热。犯其雨湿之地，则为痿。故圣人避风，如避矢石焉。其有三虚而偏中于邪风，则为击仆偏枯矣。

卢氏曰："太一出游之第五日，立于中宫，乃朝八风以占吉凶，八风者，四正四维之风也。夫人之五脏，生于五方五行，内合六腑，外合于皮脉肉筋骨，是以八方不正之风，内伤脏腑，外病形身，此皆从其虚之乡来，乃能病人也。如居叶蛰之宫，而出游之第五日，风从南西二方而来；如居仓门之宫，而出游之第五日，风从西北二方而来，数所在日而来不正之风，皆谓之虚风也。三虚者，乘年之虚，逢月之虚，失时之和，三虚相搏，则为暴病猝死。两实一虚者，止伤于虚风也。淋露寒热者，汗出而为寒为热也。犯其雨湿之地，则风湿相击而为痿，其有三虚而偏中于邪风，则为击仆偏枯，故圣人避风，如避矢石焉。"倪仲玉曰："重言圣人避风如避矢石者，上节谓避太一出游之第一日，此避太一立于中宫所朝之八风也。"〔眉批："在日"谓在某宫之日。又：《内经》曰："汗出若雾露之溉。"〕

九针论第七十八

黄帝曰：余闻九针于夫子，众多博大矣，余犹不能寤，敢问九针焉生？何因而有名？岐伯曰：九针者，天地之大数也，始于一而终于九。故曰：一以法天，二以法地，三以法人，四以法时，五以法音，六以法律，七以法星，八以法风，九以法野。黄帝曰：以针应九之数奈何？岐伯曰：夫圣人之起天地之数也，一而九之，故以立九野，九而九之，九九八十一，以起黄钟数焉，以针应数也。一者天也。天者，阳也，五脏之应天者肺，肺者五脏六腑之盖也，皮者肺之合也，人之阳也。故为之治针，必以大其头而锐其末，令无得深入而阳气出。二者地也。人之所以应土者肉也。故为之治针，必筒其身而圆其末，令无得伤肉分，伤则气得竭。三者人也。人之所以成生者血脉也。故为之治针，必大其身而圆其末，令可以按脉勿陷，以致其气，令邪气独出。四者时也。时者，四时八风之客于经络之中，为瘤病者也。故为主治针，必筒其身而锋其末，令可以泻热出血，而瘤病竭。五者音也。音者，冬夏之分，分于子午，阴与阳别，寒与热争，两气相搏，合为痈脓者也。故为之治针，必令其末如剑锋，可以取大脓。六者律也。律者，调阴阳四时而合十二经脉，虚邪客于经络而为暴痹者也。故为之治针，必令尖如毛，且圆且锐，中身微大，以取暴气。七者星也。星者，人之七窍，邪之所客于经，而为痛痹，舍于经络者也。故为之治针，令尖如蚊虻喙，静以徐往，微以久留，真气固之，真邪俱往，出针而养者也。八者风也。风者，人之股肱八节也，八正之虚风，八风伤人，内舍于骨解腰脊节腠理之间，为深痹也。故为之治针，必长其身，锋其末，可以取深邪远痹。九者野也。野者，人之节解皮肤之间也，淫邪流溢于身，如风水之状，而溜不能过于机关大节者也。其为之治针，令小大如铤，其锋微圆，以取大气之不能过于关节者也。

此篇论九针之道，应天地之大数，而合之于人。人之身形，应天地阴阳，而合之于针，乃交相输应者也。天地人者，三才之道也，天地之大数，始于一而成于三，三而三之成九，九而九之，九九八十一，以起黄钟之数焉，以针应数也。肺属金而位居尊高，为脏腑之盖，故应天者肺。脾属土而外主肌肉，故应土者肉也，而脉者，人之神气也，故人之所以成生者，血脉也，经络出于四肢，以应岁之十二月，故合于四时八风。五居九数之中，故主冬夏之分，分于子午，律分阴阳，故合十二经脉。七窍在上，故应天之七星，人之四肢，应于四旁，骨有八节，故应八方之风。九野者，在天为分野，在地为九州，在人为膺喉头首手足腰胁。故曰：其气九州九窍，皆通于天气。此论九针之道，通于天地人，而各有其式，各有其用也。〔眉批：《乾》为天为盖，盖天主覆盖。〕

黄帝曰：针之长短有数乎？岐伯曰：一曰镵针者，取法于巾针，去末寸半猝锐之，长一寸六分，主热在头身也。二曰圆针，取法于絮针，筒其身而卵其锋，长一寸六分，主治分肉间气。三曰鍉针，取法于黍粟之锐，长三寸半，主按脉取气令邪出。四曰锋针，取法于絮针，筒其身，锋其末，长一寸六分，主痈热出血。五是铍针，取法于剑锋，广二分半，长四寸，主大痈脓，两热争者也。六曰圆利针，取法于氂针，微大其末，反小其身，令可深纳也，长一寸六分，主取痈痹者也。七曰毫针，取法于毫毛，长一寸六分，主寒热痛痹在络者也。八曰长针，取法于綦针，长七寸，主取深邪远痹者也。九曰大针，取法于锋针，其针微圆，长四寸，主取大气不出关节者也。针形毕矣，此九针大小长短法也。

此论九针之制，有大小长短之法，而取用各不同也。夫人之气血，合天地阴阳，昼夜旋转，无所宁息，稍有留滞，则为痹为痛，是以九针之用，皆取气取痛取痹，盖针者，所以斡旋天地阴阳之气。

黄帝曰：愿闻身形，应九野奈何？岐伯曰：请言身形之应九野也，左足应立春，其日戊寅己丑；左胁应春分，其日乙卯；左手应立夏，其日戊辰己巳；膺喉首头应夏至，其日丙午；右手应立秋，其日戊申己未；右胁应秋分，其日辛酉；右足应立冬，其日戊戌己亥；腰尻下窍应冬至，其日壬子；六腑膈下三脏应中州，其大禁，大禁太一所在之日，及诸戊己。凡此九者，善候八正所在之处，所主左右上下身体有痈肿者，欲治之，毋以其所值之日溃治之，是谓天忌日也。

九野者，九州之分野也。按星书立春应天文箕尾分野，禹贡冀州之域；春分应天文心房分野，禹贡徐州之域；立夏应天文翼轸分野，禹贡荆州之域；夏至应天文井鬼分野，禹贡雍州之域；立秋应天文参井分野，禹贡梁州之域；秋分应天文奎娄分野，禹贡兖州之域；立冬应天文危室分野，禹贡青州之域；冬至应天文牛斗分野，禹贡扬州之域；中州应天文张柳分野，禹贡豫州之域。盖地有九野九州，人有九窍九脏，皆上通于天气，是以身形应九野，而合于天之四时八节也。手足之主戊己者，土属四肢也。岁半以上，天气主之；岁半以下，地气主之。膺喉头首应夏至者，身半以上为阳也；腰尻以下应冬至者，身半以下为阴也。丙午属火，故主夏，壬子属水，故主冬，胁主外内出入之枢，故主春秋二分，盖春主阳气上而阴气下，秋主阴气上而阳气下也。乙卯属木，主于东方，故其日乙卯，辛酉属金，主于西方，故其日辛酉。六腑膈下三脏，居形身之中而在下，故应地之中州。"太一所在之日"，谓移宫出游之一日，并立中宫之日也。八正者，八方之正位，所以候八风之虚邪以时至者也。"所值之日"，谓太一所在之日，及诸戊己，凡此九者，是谓天忌日也。王子律曰："按《遁甲经》云六戊为天门，六己为地户。故为天忌。"卢良侯曰："肺应天，心应日，故止膈下之三脏应地。"倪仲玉曰："气从下而上，故左足应立春。右足应立冬者，气复归于下也。"

形乐志苦，病生于脉，治之以灸刺。形苦志乐，病生于筋，治之以熨引。形乐志乐，病生于肉，治之以针石。形苦志苦，病生于咽喝，治之以甘药；形数惊恐，筋脉不通，病生手不仁，治之以按摩醪药。是谓形。

"喝"，当作嗌。此言人有贵贱君子小人之不同，形志有偏苦偏乐之分异，故治法亦宜守一勿失也。夫富贵之人，形乐志苦；村野之人，形苦志乐；澹忘舒泰者，形志皆乐；系牵拘畏者，形志皆苦。形乐者，四体不运，则血脉留滞，故当治之以灸刺而通血脉；形苦者，劳其筋骨，故当治之以熨引，以舒其筋；形乐志乐，则心广体胖，故当治之针石以疏气，志者，心之所发也。咽乃胃腑之门，而胃主肌形，髑骭乃心之蔽骨，而内应于心脏，故形志皆苦者，病生于咽髑，此病在不足，故当调之以甘药也。惊伤心肝，恐则伤肾，是以形数惊恐，则筋脉不通，营气不行，则为不仁，此病因于内，故当治之以按摩醪药，是谓五形志也。

五脏气：心主噫，肺主咳，肝主语，脾主吞，肾主欠。

此以下意言明乎九针之道，更当知五运六气之微。五运者，五行之化运，合于五脏六腑而主出入。六气者，主司天在泉，合人之三阴三阳，而通于手足之十二经脉。以九九之大数，而合于五六之变化，可通于无穷，可传于后世矣。噫者，中焦之逆气，上走心为噫，故心主噫，《阴阳应象论》曰："肺在变动为咳"。语者，论难也。肝者将军之官，谋虑出焉，故肝主语。脾主为胃行其津液者也，脾气不能灌溉于四脏，则津液反溢于外窍，故为吞咽之证。本经曰："阳者主上，阴者主下。阳引而上，阴引而下，阴阳相引，故数欠，当泻足少阴，补足太阳。"盖肾气上逆，欲引而下则为欠。

六腑气：胆为怒，胃为气逆哕，大肠小肠为泄，膀胱不约为遗溺，下焦溢为水。

王子律曰："胆者，中正之官，决断出焉，故气逆则为怒。《口问篇》曰：人之哕者，谷入于胃，胃气上注于肺，今有故寒气与新谷气俱还入于胃，新故相乱，真邪相攻，气并相逆，复出于胃，故为哕。大肠小肠，受盛水谷，变化糟粕，病则不能化物而为泄矣。膀胱者，州都之官，津液藏焉，气化则出，是以不约则为遗尿。下焦如渎，水道出焉，病则反溢而为水病矣。"〔眉批："哕"，叶诲，呃逆也。又：《素问》云："五气所病。"〕

五味：酸入肝，辛入肺，苦入心，甘入脾，咸入肾，淡入胃，是谓五味。

伯高曰："胃者，五脏六腑之海也，水谷皆入于胃，五脏六腑皆禀气于胃，五味各走所喜，谷气津液已行，营卫大通，以次传下。"王子律曰："淡附于甘，故淡入胃。"

五并：精气并肝则忧，并心则喜，并肺则悲，并肾则恐，并脾则畏，是谓五精之气并于脏也。

王子律曰："肺在志为忧，精气并于肝则忧者，所胜之气乘之也。多阳者多喜，心为阳脏，精气并之故喜。经云神有余则笑不休。精气并于肺，则肺举而液上溢，液上溢则泣出而悲。肾在志为恐，五精气并之，其间有所胜之气乘之，所不胜侮之故恐。土气灌于四脏，而四脏之精气反并于脾故畏，此因脏气虚而余脏之精气并之，皆为病也。《阴阳应象论》曰：心在志为喜，喜伤心；肾在志为恐，恐伤肾。乃有余而为病，过犹不及也。"

五恶：肝恶风，心恶热，肺恶寒，肾恶燥，脾恶湿，此五脏气所恶者也。

王子律曰："肝恶风，心恶热，脾恶湿者，恶本气之胜。肺为清金故恶寒，肾为水脏，喜润而恶燥。盖五行之道，制生则化，故各有所欲，而各有所恶也。"

五液：心主汗，肝主泣，肺主涕，肾主唾，脾主涎，此五液所出也。

王子律曰："水谷入口，其味有五，津液各走其道，五脏受水谷之津液，渗注于外窍，是为五液，津液奉心神化赤而为血，血之液为汗，故心主汗。鼻乃肺之窍，目乃肝之窍，口乃脾之窍，三脏之液，各出于本窍而为涕、为泪、为涎也。廉泉、玉英，上液之道也，肾之液从任脉上出于舌下，故肾主唾。又云：肾为水脏，受五脏之精而藏之，肾之液复入心为血，入肝为泪，入肺为涕，入脾为涎，自入为唾。故曰液者，所以灌精濡空窍者也，此谓肾脏之液也。"

五劳：久视伤血，久卧伤气，久坐伤肉，久立伤骨，久行伤筋，此五久劳所病也。

王子律曰："劳，谓太过也。夫四体不劳，则血气不行而为病，是以上古之民，形劳而不倦，盖不可久而太过也。久视损神，故伤血；久卧则气不行，故伤气；脾喜运动，故久坐伤肉；久立则伤腰肾胫膝，故伤骨；行走疲极则伤筋，是五劳而伤五脏所主之形也。"

五走：酸走筋，辛走气，苦走血，咸走骨，甘走肉，是谓五走也。

王氏曰："酸苦甘辛咸，五行之味也；血气肉筋骨，五脏之所生也，是以五味各自走其道。"

五裁：病在筋，无食酸；病在气，无食辛；病在骨，无食咸；病在血，无食苦；病在肉，无食甘。口嗜而欲食之，不可多也，必自裁也，命曰五裁。

王子律曰："裁者，酌其适中而不可多也。夫五味入口，内养五脏，外濡形身，病则嗜食，故宜裁之。"

五发：阴病发于骨，阳病发于血，阴病发于肉，阳病发于冬，阴病发于夏。

王子律曰："肾为阴脏，在体为骨，故阴病发于骨。心为阳脏，在体为脉，故阳病发于血。脾为阴中之至阴，在体为肉，故阴病发于肉。即《调神论》之所谓逆夏气则太阳不长，心气内洞；逆冬气则少阴不藏，肾气独沉之义，盖因本气自逆而发病也。肝为牡脏，逆冬气则奉生者少，春为痿厥，故肝脏之阳病发于冬；肺为牡脏，逆夏气则奉收者少，秋为痎疟，故肺脏之阴病发于夏。故言五脏发病，有因所生之母气而为病者，有因本气自逆而为病者，以五脏错综而论之，皆能为病者也。"

五邪：邪入于阳，则为狂；邪入于阴，则为血痹；邪入于阳，转则为巅疾；邪入于阴，转则为喑；阳入之于阴，病静；阴出之于阳，病喜怒。

"喜"，当作"善"。《宣明五气章》曰："阴出之阳病善怒。王子律曰："邪入于阳，则阳盛，阴不胜其阳，则脉流迫疾，并乃狂。又，四肢为诸阳之本，阳盛则四肢实，实则能登高也。热盛于身，则弃衣欲走也。阳盛则使人骂，言不避亲疏也。痹者，闭也，痛也。邪入于阴，闭而不行，则留着而为痹痛矣。夫在外者皮肤为阳，筋骨为阴，故曰病在阳者名曰风，在阴者名曰痹，巅乃重阴，邪入于阳，转入于阴，则为巅疾矣。夫心主言，由肾间之动气而后发，邪入于肾脏之阴，转入于心脏之阳，则为喑矣。阳分之邪而入于阴，则病者静；阴分之邪而出于阳，则善怒。上节论五脏之气自伤。此论五脏为邪所病。"

五脏：心藏神，肺藏魄，肝藏魂，脾藏意，肾藏志也。

《本神篇》曰："肝藏血，血舍魂；脾藏营，营舍意；肺藏气，气舍魄；心藏脉，脉舍神；肾藏精，精舍志。"神、志、魂、魄、意，五脏所藏之神也。

五主：心主脉，肺主皮，肝主筋，脾主肌，肾主骨。

王子律曰："上节论五脏内藏之神，此论五脏外合之形。"

阳明多血多气，太阳多血少气，少阳多气少血，太阴多血少气，厥阴多血少气，少阴多气少血。故曰刺阳明出血气，刺太阳出血恶气，刺少阳出气恶血，刺太阴出血恶气，刺厥阴出血恶气，刺少阴出气恶血也。

"恶"，叶乌去声。王子律曰："此与《五音五味篇》中之论相同而重见者，以五运而生六气也。多者宜出，少者不宜，故曰恶。"

足阳明太阴为表里，少阳厥阴为表里，太阳少阴为表里，是谓足之阴阳也。手阳明太阴为表里，少阳心主为表里，太阳少阴为表里，是谓手之阴阳也。

三阴三阳者，天之六气也，而人亦有此六气，合于手足十二经脉，六脏六腑。盖针有九九，人有九九，地有九九，皆上通于天之六六也。王子律曰："地之五行，上呈天之六气，故先论五行，而后论六气。"

岁露论第七十九

　　黄帝问于岐伯曰：经言夏日伤暑，秋病疟，疟之发以时，其故何也？岐伯对曰：邪客于风府，病循膂而下，卫气一日一夜，常大会于风府，其明日日下一节，故其日作晏。此其先客于脊背也，故每至于风府则腠理开，腠理开则邪气入，邪气入则病作，此所以日作尚晏也。卫气之行风府，日下一节，二十一日下至尾骶，二十二日入脊内，注于伏冲之脉，其行九日，出于缺盆之中，其气上行，故其病稍益。

　　全章大义，论卫气充行于皮肤肌腠，为形身之外卫。昼行于阳，夜行于阴，应天运之开阖。一日一夜大会于风府，其明日日下一节，二十二日，内注于伏冲之脉，其行九日，上出于缺盆，应月行一月而一周天。海水西盛，人血气积，肌肉充；海水东盛，人血气虚，卫气去，形独居，应海水之消长。盖一日一夜，天道绕地一周，水天之气，上下相通，而月以应水也。卫气行于肌腠之间，寒则皮肤急而腠理闭，暑则皮肤缓而腠理开，故以夏伤于暑，秋成痎疟，以证卫气之行焉。疟者，暑邪藏于肌肤，秋时阴气外出，阴与阳遇，寒与热争，邪正相持，而发为疟也。“风府”，督脉穴，在脑后髮际中，邪气客于风府，循脊膂而下，卫气一日一夜，大会于风府，其明日日下一节，故其日作晚，此邪先客于脊背也。故卫气每至于风府，则腠理开，开则邪气入，而与卫气相遇，则病作，卫气日下一节，故作日晚也。盖卫气日下一节，则开其下节之腠理，邪气因开而入，与卫气相遇，而病乃作也。伏冲者，冲脉伏行背里，为经络之海，卫气循外而下，从内而上，环转一周，应天道也。卢良侯曰：“卫气行阳行阴，应天与日之晦冥，循脊膂而下注冲脉而上，应天道之运行于外，而复通贯于地中。卫气内注于伏冲之脉，外注于足阳明之脉，犹司天在泉，上下环转，泉在天之下，而与地中之经水相通。”〔眉批：故曰：“地有经水，人有卫气。”〕

　　至其内搏于五脏，横连募原，其道远，其气深，其行迟，不能日作，故次日乃蓄积而作焉。

　　内搏五脏者，邪留于五脏之募原。募原者，横连于脏腑之脂膜。疟邪内搏于五脏募原之间，则其道远，其气深，不能与卫气俱行而外出，故不能日作而间日乃发也。此言卫气夜行于阴者，行于五脏募原之间也。

黄帝曰：卫气每至于风府，腠理乃发，发则邪入焉。其卫气日下一节，则不当风府奈何？

岐伯曰：风府无常，卫气之所应，必开其腠理，气之所舍节，则其府也。

此承上文，申明卫气出于缺盆之中，其气上行，一日一夜，大会于风府，明日日下一节矣。盖岁有三百六十日，而气盈五日九百四十分，则一月该盈四百九十五分，是出于缺盆之第九日，行一日一夜，正朔日之平旦，而大会于风府也。其明日日下一节，则邪与卫气亦会于下节，而不会于风府矣。盖卫气之所应，必开其腠理，开则邪循脊膂而下入，与卫气相遇，则病乃作，故风无常府，谓卫气日下所舍之节，则其府也，故曰常大会于风府。常者，谓一岁之中，常十二大会于风府也。大会者，与膂脉相会，盖始于风府，其日下所舍之节，即其府也。〔眉批：昼夜合一千分。从缺盆循咽而上巅，从巅循项而下膂，故日下则日晚也。止每月朔日会于风府。〕

黄帝曰：善。夫风之与疟也，相与同类，而风常在，而疟特以时休，何也？岐伯曰：风气留其处，疟气随经络，沉以内搏，故卫气应乃作也。帝曰：善。

风乃天之阳邪，故留于表阳之分，疟乃风寒暑湿之邪，主阴阳寒热之往来，故随经络之出入，沉以内搏，与卫气相应乃作，盖卫气随经络交相逆顺而行者也。

黄帝问于少师曰：余闻四时八风之中人也，故有寒暑，寒则皮肤急而腠理闭，暑则皮肤缓而腠理开。贼风邪气，因得以入乎？将必须八正虚邪，乃能伤人乎？少师答曰：不然。贼风邪气之中人也，不得以时。然必因其开也，其入深，其内极病，其病人也猝暴；因其闭也，其入浅以留，其病也徐以迟。

此言邪气必因其开而入深也。四时有寒暑之往来，故八风之中人也，有寒风而有暑风，寒则皮肤急而腠理闭，暑则皮肤缓而腠理开。然贼风邪气之中人也，盖因人气之虚实开阖，而入有浅深，不因寒暑之开闭也。

黄帝曰：有寒温和适，腠理不开，然有猝病者，其故何也？少师答曰：帝弗知邪入乎？虽平居，其腠理开闭缓急，其故常有时也。黄帝曰：

可得闻乎？少师曰：人与天地相参也，与日月相应也。故月满则海水西盛，人血气积，肌肉充，皮肤致，毛发坚，腠理郄，烟垢著。当是之时，虽遇贼风，其入浅不深。至月郭空，则海水东盛，人气血虚，其卫气去，形独居，肌肉减，皮肤纵，腠理开，毛发残，焦理薄，烟垢落。当是之时，遇贼风则其入深，其病人也猝暴。

此承上文，申明人气之虚实开阖，应天时之盛衰，人与天地相参，与日月相应也。卫气日行于阳，夜行于阴，应天道之开阖，日丽天而绕地一周，卫气从风府而下至骶骨，注冲脉而上出缺盆，应一月而月与天会，月乃阴魄，故月之盈亏，应水之消长，月廓满则海水西盛，月廓空则海水东盛，盖月有盈亏，亏于西则满于东，月生于西，故从西而盛于东也。〔眉批：《曲礼》曰："日生于东，月生于西"。〕卫气者，所以温分肉，充皮肤，肥腠理，司开阖者也。故卫气盛则肌肉充，皮肤致，毛发坚，腠理合，烟垢著。当是之时，虽遇贼风，其入浅不深。至月廓空则海水东盛，人气血虚，其卫气去而形独居，肌肉减，皮肤纵，腠理开，毛发残。理者，肌肉之纹理，乃三焦通会之处，故曰焦理。烟垢者，火土之馀也。三焦主火，肌肉主土，故焦理薄则烟垢落，谓肌肉减，腠理开，则肌腠之气亦消散也。当是之时，遇贼风则其入深，其病人也猝暴。夫卫气去者，去形身而内入于伏冲之脉也，二十二日入于内，注于伏冲，其行九日，复出于缺盆，其气上行，是每月朔旦，复出于形身，复会于风府也。故《八正神明论》曰："月始生则血气始精，卫气始行。"夫月晦初苏曰朔，谓卫气至朔日始行于阳，而大会于风府也。此卫气之与天地相参，与日月相应者也。王子律曰："海水初八起汐，十五大潮，念三落汐，是以卫气应月满而盛，至念三而去形也。"

黄帝曰：其有猝然暴死暴病者何也？少师答曰：三虚者，其死暴疾也；得三实者，邪不能伤人也。黄帝曰：愿闻三虚。少师曰：乘年之衰，逢月之空，失时之和，因为贼风所伤，是谓三虚。故论不知三虚，工反为粗。帝曰：愿闻三实。少师曰：逢年之盛，遇月之满，得时之和，虽有贼风邪气，不能危之也。命曰三实。黄帝曰：善乎哉论！明乎哉道！请藏之金匮，然此一夫之论也。

逢年之虚者，六气司天在泉之不及也。逢月之空者，月郭空之时也。失时之和者，四时不正之气也。夫卫气与天地相参，与日月相应，是年之虚，月之空，时之违和，皆主卫气失常。盖卫气者，卫外而为固也。卫气虚则腠理疏，而邪气直入于内，故为暴病猝死。夫三虚三实，民所共由。帝曰此一夫之论者，谓虚邪贼风，人逢之则中，非此下文之冲风，能伤天下人者也，故圣人避风如避矢石焉。

黄帝曰：愿闻岁之所以皆同病者，何因而然？少师曰：此八正之候也。黄帝曰：候之奈何？少师曰：常以冬至之日，太一立于叶蛰之宫，其至也，天必应之以风雨者矣。风雨从南方来者，为虚风，贼伤人者也；其以夜半至者，万民皆卧而弗犯也，故其岁民少病；其以昼至者，万民懈怠，而皆中于虚风，故万民多病。虚邪入客于骨，而不发于外，至其立春，阳气大发，腠理开，因立春之日，风从西方来，万民又皆中于虚风，此两邪相搏，经气结代者矣。故诸逢其风而遇其雨者，命曰遇岁露焉。因岁之和，而少贼风者，民少病而少死；岁多贼风邪气，寒温不和，则民多病而死矣。

八正者，冬至夏至春分秋分立春立夏立秋立冬，定八方之正位，以候八方之风雨也。冬至之日，风从南方来；立春之日，风从西方来。此从其冲后来，为虚风伤人者也。冬至子之半，其气始蒙，故虚邪入客于骨而不即发，立春时阳气大发，腠理开，而立春之日，又逢西方来之冲风，两邪相搏，则经络结代矣。风者天之气，雨者天之露，故诸逢其风而遇其雨者，命曰遇岁露焉。一岁之中，得及时之风雨而少贼风者，是因岁之和，则岁美民安少病，如风雨不时，又多烈风邪气，而失时之和，则民多病而死矣。

黄帝曰：虚邪之风，其所伤贵贱何如？候之奈何？少师答曰：正月朔日，太一居天留之宫，其日西北风不雨，人多死矣；正月朔日，平旦北风，春，民多死；正月朔日，平旦北风行，民病死者，十有三也；正月朔日，日中北风，夏，民多死；正月朔日，夕时北风，秋，民多死。终日北风，大病死者十有六；正月朔日，风从南方来，命曰旱乡，从西方来，命曰白骨，将国有殃，人多死亡；正月朔日，风从东方来，发屋，扬沙石，国有大灾也；正月朔日，风从东南方行，春有死亡；正月朔日，天和温不风，籴贱，民不病，天寒而风，籴贱，民多病。此所以候岁之风，残人者也。二月丑不风，民多心腹病；三月戌不温，民多寒热；四月巳不暑，民多瘅病；十月申不寒，民多暴死。诸所谓风者，皆发屋、折树木，扬沙石，起毫毛，发腠理者也。

正月朔日，候四时之岁气者，以建寅之月为岁首，人生于寅也。二月丑不风者，又常以冬至之日，太一始居叶蛰之宫，以候天之风雨，以建子之月为岁首，天开于子也。三月主辰，三月戌不温者，辰与戌合也，在十二月所主在十二辰，在六气所主在三阴三阳，故曰三月戌不温，四月巳不暑，盖或从六气，或从十二辰也。寅申少阳主气，十月申不寒者，以六气之主时也。天干始于甲，地支始于子，如子午之岁，寅申少阳主五气之九月十月，十月申不寒者，主气失时，民多暴死。盖四时主客之气，三阴三阳之所主也。以一日之四时，而应一岁之四时者，日日随天道环转一周，而岁与天会也。正月朔日，风从东方来者，正风也，因发木扬沙，故国有灾也。天寒而风，二月丑风，谓和风也。诸所谓风者，皆折木扬沙之烈风，又无和润之雨露，故民有死亡也。此章论人之虚实，因天气之盛衰，而四时之风露，又有和厉之异气，故圣人日避虚邪之道，如避矢石然，庶邪勿能害也。

大惑论第八十

黄帝问于岐伯曰：余尝上于清冷之台，中阶而顾，匍匐而前则惑。余私异之，窃内怪之，独瞑独视，安心定气，久而不解。独转独眩，披髮长跪，俯而视之，后久之不已也。猝然自上，何气使然？岐伯对曰：五脏六腑之精气，皆上注于目而为之精。精之窠为眼，骨之精为瞳子，筋之精为黑眼，血之精为络，其窠气之精为白眼，肌肉之精为约束，裹撷筋骨血气之精而与脉并为系，上属于脑，后出于项中。故邪中于项，因逢其身之虚，其入深，则随眼系以入于脑，入于脑则脑转，脑转则引目系急，目系急则目眩以转矣。邪其精，其精所中不相比也，则精散，精散则视歧，视歧见两物。目者，五脏六腑之精也，营卫魂魄之所常营也，神气之所生也。故神劳则魂魄散，志意乱。是故瞳子黑眼法于阴，白眼赤脉法于阳也，故阴阳合传而精明也。目者，心使也，心者，神之舍也，故神精乱而不专，卒然见非常处，精神魂魄不相得，故曰惑也。

清冷之台，东苑之台名也。"惑"，眩乱也。"精"，精明也。"窠"，藏也。眼者，瞳子黑白之总名也。骨之精为瞳子，肾之精也；筋之精为黑眼，肝之精也；血之精为络，心之精也；窠气之精为白眼，肺之精也；约束者，目之上下网，肌肉之睛为约束，脾之精也；裹撷筋骨血气之精。包络之精也。包络之精与脉并为目系，上属于脑，后出于项中，是诸脉皆上系于目，会于脑，出于项，此脉系从下而上，从前而后也。若邪中于项，则随眼系入于脑，入于脑则脑转，脑转则引目系急，目系急则目眩以转矣。比，周密也。邪其精，其精为邪所中，则不相比密而精散矣，精散则视歧而见两物矣。夫心藏神，肾藏志，肝藏魂，肺藏魄，脾藏意，此五脏所藏之神志也。目者，五脏六腑之精也。是故瞳子黑眼法于阴，白眼赤脉法于阳，故阴阳相合，传于目而为睛明也。夫心者，五脏之专精也；目者，其窍也；华色者，心之荣也。故目乃心之使，心者神之舍也，神精乱而不专，则卒然见非常处，精神魂魄散不相得，故曰惑也。〔眉批：阴乃肝肾，阳乃心肺。〕

黄帝曰：余疑其然。余每之东苑，未曾不惑，去之则复，余唯独为东苑劳神乎？何其异也？岐伯曰：不然也。心有所喜，神有所恶，猝然相感，则精气乱，视误故惑，神移乃复。是故闻者为迷，甚者为惑。

夫火之精为神，水之精为精，精上传于神，共凑于目而为精明，若神感于精，则精气乱而为惑矣。盖精明者，从下而上，从前而后也。是以上文论从后而逆于前，此论上而感于下，皆反逆而为惑也。心有所喜者，喜之东苑而上清冷之台也。神乃火之精，而恶清冷，故神有所恶。猝然相感者，神志相感也。神乃清冷而有所感，则神反下交于阴矣；神气下交，则精气乱矣；精气乱，则视误而为惑矣；候神移于上，而后乃复也。夫肾藏志而开窍于耳，是故志不上交于神则迷，甚则神反下，交于志则惑也。按此章总结九针之道，贵在得神，能存乎精气神者，可无惑于天下，故帝设此问，而伯论其精气神焉。《宝命全形论》曰：凡刺之真，必先治神。又曰：浅深在志，远近若一。《八正神明论》曰："神乎神，耳不闻，目明心开而志先，慧然独悟。"《离合真邪论》曰："诛罚无过，命曰大惑，反乱大经，正不可复。"盖治针之要，贵在诊视审察，存神定志，适其常变，万举万全，可传于后世，令终而不灭。至于修身养生，治国治民，总在调养精气神三者。是以《内经·素问》，首论"上古天真"，末结"解精微"，论所以修身养生也。本经首论"九针"之道，末结"大惑、痈疽"，所以治国治民也。知修身，则知所以治民；知治民，则知所以治天下国家矣。〔眉批：水之精为志。〕

黄帝曰：人之善忘者，何气使然？岐伯曰：上气不足，下气有馀，肠胃实而心肺虚，虚则营卫留于下，久之不以时上，故善忘也。

本篇曰："目者，五脏六腑之精也，营卫魂魄之所常营也。"《八正神明论》曰："观其冥冥者，言形气营卫之不形于外，而工独知之。"又曰："养神者，必知营卫血气之盛衰。"故此以下，复论营卫之行，所当详审者也。夫营卫生于中焦之阳明，运行于形身之外内。气者，先天之真元，生于下焦精水之中，上通于心肺，环转于上下，上气不足，下气有馀，则肠胃实而心肺虚矣。虚则营卫留于下，久之不以时上，故善忘也。倪仲玉曰："肠胃，阳明也。先天之气逆于下，则后天之气亦逆于中，中下并逆，则上气大虚，故善忘也。"〔眉批：上节论卫气之出入，此论卫气之降升。〕

黄帝曰：人之善饥而不嗜食者，何气使然？岐伯曰：精气并于脾，热气留于胃，胃热则消谷，谷消则善饥。胃气逆于上，胃脘寒，故不嗜食也。

脾主为胃行其津液者也，精气并于脾，则脾家实而不能为胃转输，则热气留于胃而消谷善饥矣。夫谷入于胃，五脏六腑，皆以受气，别出两行营卫之道，清者为营，浊者为卫，其大气之搏而不行者，积于上焦之胸中。胃气逆上者，谓之悍气上冲于头，而走空窍。盖脾不能为胃行其津液，则营卫大气，留而不行，胃之逆气，反上冲于头，而别走阳明矣。胃脘者，胃之上脘。大气不行，则上焦虚而胃脘寒，上焦虚寒，不能主纳，故不嗜食也。以上二节，论营卫生始之因。

黄帝曰：病而不得卧者，何气使然？岐伯曰：卫气不得入于阴，常留于阳。留于阳则阳气满，阳气满则阳跷盛，不得入于阴则阴气虚，故目不瞑矣。黄帝曰：病目而不得视者，何气使然？岐伯曰：卫气留于阴，不得行于阳。留于阴则阴气盛，阴气盛则阴跷满，不得入于阳则阳气虚，故目闭也。

阳跷者，足太阳之别起于足之外踝，循胁下肩髆，从口吻至目内眦，与阴跷会于足太阳之睛明。阴跷乃足少阴之别起于然谷之后，循胸上入缺盆，从咽喉至目内眦，与阳跷会于足太阳之睛明。卫气行阳二十五周，下行阴分而复会于目内，行于五脏之阴，亦如阳行之二十五周，而复会于目。是以卫气出于阳，则目张而寤；入于阴，则目瞑而卧。故卫气留于阳，则阳跷盛，不得入于阴，则阴气虚，故目不瞑；卫气留于阴，则阴跷满不得入于阳，则阳气虚，故目闭也。此言卫气行阳行阴，皆从目以出入。故曰："目者，营卫魂魄之所常营也。"王子律曰："此节重见者再，盖其文则同，而各有所谓也。"

黄帝曰：人之多卧者，何气使然？岐伯曰：此人肠胃大而皮肤湿，而分肉不解焉。肠胃大则卫气留久，皮肤湿则分肉不解，其行迟。夫卫气者，昼日常行于阳，夜行于阴，故阳气尽则卧，阴气尽则寤。故肠胃大，则卫气行留久；皮肤湿，分肉不解，则行迟，留于阴也久，其气不精则欲瞑，故多卧矣。其肠胃小，皮肤滑以缓，分肉解利，卫气之留于阳也久，故少瞑焉。

卫气外行于肌肉之纹理，内行于肠胃之募原。分肉者，肌肉之腠理。其人肠胃大，则卫气行于阴而留久，皮肤湿分肉不解，则出于阳而行迟，留于阴也久，其气不精，则欲瞑而多卧矣。其人肠胃小，则卫气周于阴也速，皮肤滑以缓，分肉解利，卫气之行于阳也久，故少瞑焉。盖卫气日行于阳，夜行于阴，阳气尽则入于阴而卧，阴气尽则出于阳而寤，如留于阴久则多卧，留于阳久则少瞑焉。上节论卫气通贯于阳跷阴跷之脉中，此论卫气出入于分肉募原之气分。夫卫者阳气也，主外而夜行于阴，卫者浊气也，注阳而复贯于脉，此应天道之运行，无往而不遍者也。〔眉批：此言卫气行于阳，必尽十二周有奇，而后入于阴；行于阴，必尽十二周有奇，而后出于阳。故曰阳气尽则卧，阴气尽则寤。〕

黄帝曰：其非常经也，猝然多卧者，何气使然？岐伯曰：邪气留于上焦，上焦闭而不通，已食若饮汤，卫气久留于阴而不行，故猝然多卧焉。

此言卫气留于上，而不行于上，则猝然多卧。盖身半以上为阳，身半以下为阴也。非常经者，非日行于阳，夜行于阴之经常出入。此因邪气留于上焦，则上焦闭而不通，饮食于胃，则中焦满实，以致卫气久留于下之阴，而不能上行于阳，故猝然多卧也。

黄帝曰：善。治此诸邪奈何？岐伯曰：先其脏腑，诛其小过，后调其气，盛者泻之，虚者补之，必先明知其形志之苦乐，定乃取之。

先其脏腑者，先调其五脏六腑之精气神志。诛其小过者，去其微邪也。后调其气者，调其营卫也。"必先明知其形志之苦乐"，定其灸刺熨引甘药醪醴以取之。盖志者，精神魂魄志意也。形者，营卫血气之所营也。故志苦则伤神，形劳则伤精气矣。〔眉批：《生气通天论》曰：烦劳则张，精绝。〕

痈疽第八十一

黄帝曰：余闻肠胃受谷，上焦出气，以温分肉，而养骨节，通腠理；中焦出气如露，上注谿谷，而渗孙脉，津液和调，变化而赤为血，血和则孙脉先满溢，乃注于络脉，皆盈，乃注于经脉。阴阳已张，因息乃行，行有经纪，周有道理，与天合同，不得休止。切而调之，从虚去实，泻则不足，疾则气减，留则先后。从实去虚，补则有馀，血气已调，形气乃持。余已知血气之平与不平，未知痈疽之所从生，成败之时，死生之期，有远近，何以度之，可得闻乎？岐伯曰：经脉流行不止，与天同度，与地合纪。故天宿失度，日月薄蚀，地经失纪，水道流溢，草蓂不成，五谷不殖，经路不通，民不往来，巷聚邑居，则别离异处，血气犹然，请言其故。夫血脉营卫，周流不休，上应星宿，下应经数，寒邪客于经络之中，则血涩，血涩则不通，不通则卫气归之，不得复返，故痈肿。寒气化为热，热胜则腐肉，肉腐则为脓，脓不泻则烂筋，筋烂则伤骨，骨伤则髓消，不当骨空，不得泄泻，血枯空虚，则筋骨肌肉不相营，经脉败漏，熏于五脏，脏伤故死矣。

此篇归结首章之义，盖人之血气流行，与天地相参，与日月相应，昼夜环转之无端也，一息不运，则留滞而为痈为痹。故圣人立九针之法，所以治未病也。若积久而成痈疽，则多不治之死证矣。夫营卫血气之行，皆从内而外，应寒暑往来，经水流行，皆从地而出。帝复论上焦出气，以温分肉，而养骨节，通腠理；中焦出气如露，上注谿谷而渗孙脉，从孙脉而注于络脉经脉，是从气分而注于经脉之中，乃从外而内，应天道之运行于外，而复通于经水之中，人与天地参也。故经脉流行不止，与天同度，与地合纪，天宿失度，日月薄蚀，地经失纪，水道流溢，人之血气犹然。〔眉批：如露者，津液也。谿谷者，分肉也。〕夫血脉营卫，周流不休，上应星宿，下应经数，如寒邪客于经络之中，则血涩，血涩则不通，不通则卫气归之，"归"，还也。盖营行脉中，卫行脉外，交相逆顺而行者也。营血留涩不行，则卫气亦还转而不得复返其故道，故痈肿也。〔眉批：血涩则卫气亦还逆而不行。〕骨空者，节之交也。痈肿不当骨空之处，则骨中之邪热，不得泄泻矣。血枯而经脉空虚，则筋骨肌肉不相营矣，经脉外络形身，内属脏腑，经脉败漏，则熏于五脏，脏伤故死矣。〔眉批：经脉者，所以行血气而荣阴阳，濡筋骨利关节者也。〕

黄帝曰：愿尽闻痈疽之形，与忌日名。岐伯曰：痈发于嗌中，名曰猛疽，猛疽不治化为脓，脓不泻，塞咽，半日死；其化为脓者，泻则合豕膏，冷食，三日而已。

夫皮脉肉筋骨，五脏之外合也，而脏腑之血气循行，又各有部分，故有轻重死生之别焉。嗌乃呼吸出入之门，发于嗌中，其势甚猛，故名猛疽，若脓不泻而塞嗌，则呼吸不通，不待半日而死矣。嗌乃肺之上管，肺肾上下交通，豕乃水畜，冷饮豕膏者，使热毒从下而出也。

发于颈，名曰夭疽，其痈大以赤黑，不急治，则热气下入渊腋，前伤任脉，内熏肝肺，熏肝肺十余日而死矣。

颈乃手足少阳阳明血气循行之分部，故不急治，则热气下入渊液，渊液乃足少阳胆经穴，在腋下三寸，盖从外而将入于内也。任脉居阳明少阳四脉之中，故前伤在脉，内熏肝肺，此在外腑经之毒，内熏于脏，故至十余日而死。经云："上工治皮肤，其次治经脉，其次治六腑，其次治五脏，治五脏者，半死半生。"为痈医者，不可不知也。〔眉批：少阳主枢，阳明主阖，故不急治，则从枢而内入矣。〕

阳气大发，消脑留项，名曰脑烁，其色不乐，项痛而如刺以针。烦心者，死不可治。

阳气大发者，三阳之气并发也。三阳者，太阳也。太阳经脉入于脑，出于项，故阳气大发，留于项，名曰脑烁，此纯阳之气消烁脑髓也。夫心为阳中之太阳，心与太阳标本相合，心气受郁，故其色不乐，若烦心者，腑毒干脏，死不可治矣。〔眉批：太阳为诸阳主气。又：上节论少阳、阳明，此论太阳。〕

发于肩及臑，名曰疵疽，其状赤黑，急治之。此令人汗出至足，不害五脏，痈发四五日逞焫之。

肩臑乃肺脏之部分，故令人汗出至足，此痈生浮浅，如疵之在皮毛，故名疵痈，而不害五脏。"逞"，快也。速焫治之，则毒随气而散矣。姚氏曰："火气能消肺金之毒。"〔眉批：肺之俞在肩背，肺之脉循臑腋。〕

发于腋下，赤坚者，名曰米疽，治之以砭石，欲细而长，疏砭之，涂以豕膏，六日已，勿裹之。

腋者，亦肺脏之部分。米者，言其小也。治之以砭石者，痈亦浮浅也。毒气在于皮肤之间，六日则气已周而来复，故已。勿裹之者，使毒气外泄也。夫痈发于腑部者，反熏脏而死，发于脏部者易已，此皆浅深内外之别。为痈医者，不可不知。

其痈坚而不溃者，为马刀挟缨，急治之。

"缨"，当作瘿。"其痈坚而不溃者"，承上文而言，痈在膺腋之间，坚而不溃者，此为马刀挟瘿。《金匮要略》曰："人年五六十，其病脉大，痹挟背行，苦肠鸣，马刀挟瘿者，皆为劳得之。"夫马刀夹瘿，足阳明之证也。四肢为诸阳之本，劳其四体，则伤阳明而有是证，故宜急治之，以保胃气。

发于胸，名曰井疽，其状如大豆，三四日起，不早治，下入腹，不治，七日死矣。

胸者，膻中之分，宗气之所居也。宗气出于阳明，故不早治，则下入于腹，而伤阳明胃气，胃气伤则七日死矣。

发于膺，名曰甘疽，色青，其状如谷实菰蒌，常苦寒热，急治之，去其寒热，十岁死，死后出脓。

"菰"，音括。"蒌"，音楼。膺乃足厥阴阳明之部分，故疽发于此，其名曰甘，其色青也。状如谷实菰蒌者，如米谷如菰蒌之子实也。阳明从太阴之化，厥阴从少阳之化，阴阳互交，故往来寒热也。急治之，以去其寒热，此疽至十年而后发乃死。死后出脓者，谓至将死之候，然后出脓而死，此即乳岩石痈之证也。夫寒热者，厥阴阳明之气病也。如谷实菰蒌者，肝脏胃腑之郁毒，留于脉络之间，即如鼠瘘寒热之毒，其本在脏，其末在脉，故不易消而亦不即发也。至十年之久，脏腑之气将衰，则毒气发而溃烂死矣。

发于胁，名曰败疵。败疵者，女子之病也，灸之，其病大痈脓，治之，其中乃有生肉，大如赤小豆，锉菱䔧草根各一升，以水一斗六升，煮之竭，为取三升，则强饮厚衣，坐于釜上，令汗出至足已。

"䔧"，蔆同。胁在腋之下，肺肝之部分也，此亦发于皮肤，故名曰败疵。夫肺主气，肝主血，女子之生，有余于气，不足于血，此因气血不调而生，故为女子之病。其病大痈脓治之者，谓如治大痈之法以灸之也。其中乃有生肉，大如赤小豆，是虽名败疵，而不至于腐肉烂筋伤骨矣。蔆乃水草，"蔰"，连翘也。锉二草根各一升煮之，强饮，厚衣坐于釜上，令汗出至足乃已。盖水草能清热发汗，蔰能解毒者也。〔眉批：皮肤肌肉之血，肝所生也。又："强"，平声。〕

发于股胫，名曰股胫疽，其状不甚变而痈脓搏骨，不急治之，三十日死矣。

"发于股胫"，足少阴之毒也。其状不甚变者，毒附于骨而不外发，故皮肤不甚变为痈毒之状也。"不急治之，三十日死"，肾为水脏，月为阴而应水，故应月一周而死。

发于尻，名曰锐疽，其状赤坚大，急治之，不治，三十日死矣。

尻乃足太阳之部分，太阳之上，寒水主之，故亦应月而死。夫肾与膀胱为水脏水腑，肾为阴而主骨，故痈脓搏骨而不外发，腑为阳，而太阳之气主于肤表，故其状赤坚而大，夫阳毒起发于外而亦致死者，太阳为诸阳主气也。噫！能知脏腑阴阳、营卫血气、表里标本，多能死中求生。为疡医者，可不知《内经》乎！

发于股阴，名曰赤施，不急治，六十日死；在两股之内，不治，十日而当死。

股阴者，足三阴之部分也，以火毒而施于阴部，故名曰赤施。六十者，水之成数也。十日者，阴数之终也。闵士先曰："股阴者，足少阴之分也。两股之内者，足太阴厥阴之分也。"

发于膝，名曰疵痈，其状大痈，色不变，寒热，如坚石，勿石，石之者死，须其柔，乃石之者生。

膝者，筋之会，足少阳之分也。色不变者，色与皮肤相同而不赤也。其状如大痈而色不变者，毒在外内之间也。盖少阳主枢，故其色状如此，而为寒为热也。"如坚石者，勿砭石之，石之则死"，毒气入于内也。"须其柔软而石之者生"，毒气出于外也。盖少阳主枢，可内而可外也。余伯荣曰："坚石者，毒气尚未透发，柔则发于外矣，故有外内死生之分焉。"

诸痈疽之发于节而相应者，不可治也。发于阳者，百日死；发于阴者，三十日死。

此论痈疽之发于背也。节者，脊之二十一椎，每椎有节之交，神气之所游行出入者也。相应者，内应于五脏也。发于阳者，发于三椎，而内应于肺脏；发于四椎，而内应于心主包络；发于五椎，而内应于心脏也；

发于阴者，发于七椎，而内应于肝脏；发于十一椎，而内应于脾脏；发于十四椎，而内应于肾脏也。百日死者，日之终也。三十日者，月之终也。余伯荣曰："痈疽，发于背而偏者，或伤及脏腑之腧，犹有可生之机。正中者，伤及督脉，而况相应于五脏乎？"闵士先曰："痈者，壅也。疽者，阻也。毒者，痈疽之总名也。上古以痈疽所发之处，分阴阳而命名，后世以发于背者，即名曰发背，发于臂者，即名曰臂痈。是以古今之命名，各不同焉。"〔眉批：倪冲之曰："近时疡医以痈生于臂者，名曰手发背，可发一笑。"〕姚士因曰："节之交，骨空处也。周身三百六十五节，而四肢有十二大节，皆髓空易髓之处。上文曰：'不当骨空，不得泄泻'，谓痈不当于骨空之处，其伤骨消髓之热邪，无从而出。若诸痈疽之发于节者，正当邪热所出之空，非死征也。马氏云：'其节之外廉为阳，内廉为阴。'岂发于四肢之内外廉者，皆不治之死证耶？噫！经义渊微，不易阐发，岂可以粗疏之学，贻误后人。"

发于胫，名曰兔啮，其状赤至骨，急治之，不治害人也。

兔乃阴类，发于胫，名曰兔啮者，发于阴胫也。其状赤至骨者，从外而内也。故曰：急治之，不治害人也。犹言外贼之来害人也。夫冲脉者，十二经之海也，与少阴之大络，起于肾，下出于气街，循阴股内廉，斜入腘中，循胫骨内廉，下入内踝之后，此邪客于冲脉之中，则血涩不通，有如兔啮之微肿也。〔眉批：胫骨内廉，阴胫也。又："啮"，噬也。〕

发于内踝，名曰走缓，其状痈也，色不变，数石其输，而止其寒热不死。

此邪客于足少阴之脉，而为肿也。夫痈疽之变，有病因于内，而毒走于外者；有肿见于外，而毒气走于内者。此邪留于脉而不行，故名曰走缓，其状若痈而色不赤也。足少阴之脉，起于小趾之下，斜越足心，出然谷之下，循内踝之后，以上腨内，故当数石其输，去其邪而止其寒热。盖足少阴秉先天之水火，故能为寒为热也。余伯荣曰："鼠瘘，寒热病也，发于少阴。"

发于足上下，名曰四淫，其状大痈，急治之，百日死。

四淫者，邪气行于左右之太少也。少阳主初阳之生气，而发于肾脏，太阳乃肾之腑，而为诸阳主气，故当急治之，不则阳气伤，而百日死矣。〔眉批：正月主左足之少阳，六月主右足之少阳，二月主左足之太阳，五

月主右足之太阳。阳明者，两阳合并，是为阳明，故下文独论其阳明之厉痈焉。〕

发于足傍，名曰厉痈，其状不大，初如小指发，急治之，去其黑者，不消辄益，不治，百日死。

此寒邪客于足阳明之脉，而为痈也。足阳明之脉，起于足大趾次趾之厉兑，故发于足傍，名曰厉痈。夫在地为水，在天为寒，黑者，水之气色也。不急治之，以去其黑，则寒淫而土败矣。姚士英曰："少阳太阳之气，生于下焦，故邪客于下，其状大痈。阳明之气生于中焦，故邪客于下，其状不大，盖经络伤而气未伤也。"闵士先曰："初如小指发者，谓初发如小指，其状肿而长，乃邪在经络之形也。卫气归之，则圆而坆起矣。"〔眉批：上节论太少，此论阳明，犹上文之先论少阳阳明，而后论太阳也。盖皮肤经脉，三阴三阳之所生也，痈之所发在于皮肉血脉之间也。卫气，阳明之气也。〕

发于足趾，名曰脱痈，其状赤黑，死不治；不赤黑，不死。不衰，急斩之，不则死矣。

此足少阴之毒，从内而发于外，故曰脱痈，谓从阴而脱出于阳也。发于足趾者，发于足大趾也。《动输篇》曰："足少阴之经，下入内踝之后，入足下，其别者，斜入踝，出属跗上，入大趾之间，注诸络。"夫足少阴秉先天之水火，其状赤黑者，水火之淫毒太盛，故为不治之死证。不赤黑者，其毒气少衰，故为不死。如痈肿不衰，急斩去其趾，不则毒气注于诸经之络而死矣。

黄帝曰：夫子言痈疽，何以别之？岐伯曰：营卫稽留于经脉之中，则血涩而不行，不行则卫气从之而不通，壅遏而不得行，故热。大热不止，热胜则肉腐，肉腐则为脓。然不能陷骨髓，不为焦枯，五脏不为伤，故命曰痈。黄帝曰：何谓疽？岐伯曰：热气淳盛，下陷肌肉，筋髓枯，内连五脏，血气竭，当其痈下，筋骨良肉皆无余，故命曰疽。疽者，上之皮夭以坚，上如牛领之皮。痈者，其皮上薄以泽。此其候也。

上文分别部位之阴阳死生，此总论痈疽之浅深轻重。盖人之血气流行，环转出入，而淫邪泮衍，变易无常，且气秉有厚薄，邪客有微甚，是以死生成败各不同焉。按《内经》论痈疽所发，有因于喜怒不测，饮食不节，脏腑不和，则留积而为痈者；有因于脏腑之寒热相移而成痈者。本篇止论外因之邪，盖以人之血气流行，与天同度，与地合纪，因息乃行，不得休止，稍有留滞，则为痛为痹矣。是以圣人立九针之法，配合三才之道，以回造化之功，立数十万言，传之竹帛，使天下后世，子孙黎民，不罹灾眚之患，同归生长之门，圣人之教化大矣。

跋

　　《黄帝素问》九卷，《灵枢》九卷，总名《内经》。为医学之梯阶，方书之领袖。汉后注家林立，迄无一当。李士材历诋其失，汪讱庵复踵其讹，而是经益不明于天下矣。长乐陈修园，欲度迷津，特开觉路，于《三字经》中，叙医学源流以告人曰："大作者，推钱塘。"钱塘，谓张隐庵、高士宗也。康熙间，隐庵与众弟子，开讲《经》《论》于侣山堂，士宗继之，于是侣山堂有《素》《灵》《集注》《直解》《伤寒印宗》《伤寒》《金匮》《集注》《直解》，《侣山堂类辨》《针灸秘传》《医学真传》《本草崇原》等书。夫《素》《灵》明体达用，《伤寒》《金匮》，以经为体，以方为用，隐庵因经方意义艰深，而作集注，士宗因《集注》意义艰深，而作《直解》，其余各书，犹黄钟以下十一律，藉写黄钟之蕴者尔。传至修园，又有《素灵集注节要》，外附十余种，语不躐等，使读者如食蔗，渐入佳境，而大旨悉本侣山堂。明知非此不足以继往开来，黜浮崇实也，乃讲堂方被劫灰，遗籍亦遭兵火，他省除左菊农重镌《伤寒集注》外，尚有《素》《灵》出自坊间，舛讹殊甚，厥后仅于丁松生、王耕眉两处，得见《素》《灵》《集注》，《素问直解》原板，既而姚受之、褚敦伯，亦各出家藏《集注》相示之。四君者，物色有年，始获旧物，学者如知长沙论略，俱发源于《内经》，则力争上游，舍《集注》从何入手？今《集注》尚存《素》《灵》两册，由书局提调宋观察属章椿伯汇集参校，请于卫大中丞发局刊行，而后《素》与《灵》相得益彰。凡阴阳气血之生始出入，脏腑经络之交会贯通，无不了如指掌矣。隐庵之功，岂在仲景下欤？按侣山堂至乾隆时，但缺《针灸秘传》，迄今止百余年，亡书过半，倘天将大昌斯道，俾得逐一搜罗，校勘付梓，以广其传，则医门之幸，亦即天下苍生之幸也夫。

光绪十三年七月　　淳安教谕钱塘仲学辂谨识

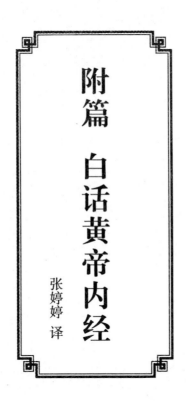

附篇 白话黄帝内经

张婷婷 译

《重广补注黄帝内经素问》序一

启玄子王冰撰

夫释缚脱艰，全真导气，拯黎元于仁寿，济赢劣以获安者，非三圣道则不能致之矣。孔安国序《尚书》曰："伏羲、神农、黄帝之书，谓之三坟，言大道也。"班固《汉书·艺文志》曰："《黄帝内经》十八卷。"《素问》即其经之九卷也，兼《灵枢》九卷，乃其数焉。虽复年移代革，而授学犹存，惧非其人，而时有所隐，故第七一卷，师氏藏之，今之奉行，惟八卷尔。然而其文简、其意博、其理奥、其趣深，天地之象分、阴阳之候列、变化之由表、死生之兆彰，不谋而退迩自同，勿约而幽明斯契，稽其言有征，验之事不忒，诚可谓至道之宗、奉生之始矣。

假若天机迅发，妙识玄通。蕴谋虽属乎生知，标格亦资于诂训，未尝有行不由迳、出不由户者也。然刻意研精，探微索隐，或识契真要，则目牛无全，故动则有成，犹鬼神幽赞，而命世奇杰，时时间出焉。则周有秦公，汉有淳于公，魏有张公、华公，皆得斯妙道者也。咸日新其用，大济蒸人，华叶递荣，声实相副，盖教之著矣，亦天之假也。

冰弱龄慕道，夙好养生，幸遇真经，式为龟镜。而世本纰缪，篇目重叠，前后不伦，文义悬隔，施行不易，披会亦难，岁月既淹，袭以成弊。或一篇重出，而别立二名；或两论并吞，而都为一目；或问答未已，别树篇题；或脱简不书，而云世阙。重《经合》而冠《针服》，并《方宜》而为《咳篇》，隔《虚实》而为《逆从》，合《经络》而为《论要》；节《皮部》为《经络》，退《至教》以《先针》。诸如此流，不可胜数。且将升岱嶽，非径奚为？欲诣扶桑，无舟莫适。乃精勤博访，而并有其人。历十二年，方臻理要。询谋得失，深遂夙心。时于先生郭子斋堂，受得先师张公秘本，文字昭晰，义理环周，一以参详，群疑冰释。恐散于末学，绝彼师资，因而撰注，用传不朽。兼旧藏之卷，合八十一篇二十四卷，勒成一部。冀乎究尾明首，寻注会经，开发童蒙，宣扬至理而已。

其中简脱文断、义不相接者，搜求经论所有，迁移以补其处。篇目坠缺，指事不明者，量其意趣，加字以昭其义。篇论吞并、义不相涉、阙漏名目者，区分事类，别目以冠篇首。君臣请问、礼仪乖失者，考校尊卑，增益以光其意。错简碎文、前后重叠者，详其指趣，削去繁杂，以存其要。辞理秘密、难粗论述者，别撰《玄珠》，以陈其道。凡所加字，皆朱书其文，使今古必分，字不杂糅。庶厥昭彰圣旨。敷畅玄言，有如列宿高悬，奎张不乱；深泉净滢，鳞介咸分。君臣无夭枉之期，夷夏有延龄之望。俾工徒勿误，学者惟明，至道流行，徽音累属，千载之后，方知大圣之慈惠无穷。

时大唐宝应元年岁次壬寅序
将仕郎守殿中丞孙兆重改误
朝奉郎守国子博士同校正医书上骑都尉赐绯鱼袋高保衡
朝奉郎守尚书屯田郎中同校正医书骑都尉赐绯鱼袋孙奇
朝散大夫守光禄卿直秘阁判登闻检院上护军林亿

《重广补注黄帝内经素问》序二

臣闻安不忘危、存不忘亡者，往圣之先务；求民之瘼、恤民之隐者，上主之深仁。在昔黄帝之御极也。以理身绪余治天下，坐于明堂之上，临观八极，考建五常。以谓人之生也，负阴而抱阳，食味而被色，外有寒暑之相荡，内有喜怒之交侵，夭昏札瘥，国家代有。将欲敛时五福，以敷锡厥庶民，乃与岐伯上穷天纪，下极地理，远取诸物，近取诸身，更相问难，垂法以福万世。于是雷公之伦，授业传之，而《内经》作矣。历代宝之，未有失坠。苍周之兴，秦和述六气之论。具明于左史。厥后越人得其一二，演而述《难经》。西汉仓公传其旧学，东汉仲景撰其遗论。晋皇甫谧刺而为《甲乙》，及隋杨上善纂而为《太素》。时则有全元起者，始为之训解，阙第七一通。迄唐宝应中，太仆王冰笃好之，得先师所藏之卷，大为次注，犹是三皇遗文，烂然可观。惜乎唐令列之医学，付之执技之流，而荐绅先生罕言之。去圣已远，其术晻昧，是以文注纷错，义理混淆。殊不知三坟之余，帝王之高致，圣贤之能事，唐尧之授四时，虞舜之齐七政，神禹修六府以兴帝功，文王推六子以叙卦气，伊尹调五味以致君，箕子陈五行以佐世，其致一也。奈何以至精至微之道，传之以至下至浅之人，其不废绝，为已幸矣！

顷在嘉祐中，仁宗念圣祖之遗事，将坠于地，乃诏通知其学者，俾之是正。臣等承乏典校，伏念旬岁。遂乃搜访中外，裒集众本，寝寻其义，正其讹舛，十得其三四，余不能具。窃谓未足以称明诏，副圣意，而又采汉唐书录古医经之存于世者，得数十家，叙而考正焉。贯穿错综，磅礴会通，或端本以寻支，或沿流而讨源，定其可知，次以旧目，正缪误者六千余字，增注义者二千余条，一言去取，必有稽考；舛文疑义，于是详明。以之治身，可以消患于未兆；施于有政，可以广生于无穷。恭惟皇帝抚大同之运，拥无疆之休，述先志以奉成，兴微学而永正，则和气可召，灾害不生，陶一世之民，同跻于寿域矣。

国子博士臣高保衡
光禄卿直秘阁臣林亿等谨上

素 问

上古天真论篇第一

上古时代的黄帝，生下来就很聪明，年龄很小时就善于言谈，幼年时就谙于世事，长大之后，朴实敏捷，乃至成年之时，登上了天子的宝座。

黄帝问岐伯：我听说上古时候的人们，年龄都能超过百岁，但动作却不显衰老、迟钝；现在的人，年龄刚至或超过半百，就显得行动衰老而没有力气，难道这是由于时代不同造成的吗？还是因为现在的人们不会养生造成的呢？

岐伯回答说：上古时代的人，会养生的，能够按照自然界的变化规律起居，并加以适应调和，使之趋于正确。从而做到饮食有所节制、作息有其规律、不过度操劳、又不过度房事，所以能够形神俱旺、协调统一，便能够活到人类自然寿命的期限，超过百岁才离开人世。现在的人就不是这样了，他们把酒当做水般豪饮而没有节制，把不正常的生活习惯当成是正常的：醉酒行房事，过分放纵情欲，使其阴精竭绝、真气耗散，不懂得保持精气强盛，不善于调养精神，而专求情欲的一时之快，违逆生活规律来取乐，作息没有规律，所以到半百之年就衰老了。

上古时真正通晓养生之道的人在教导民众时，一定会说要及时避开虚邪贼风等致病因素；思想上要恬静淡泊，排除杂念。这样，真气才会通畅，精神不会外泄，那么病邪也无从发生。所以，人们可以清静安闲，少私寡欲，心情平和而不忧虑，身体辛劳而不倦怠，使体内的真气和顺，每个人顺从自己的心思，都能满意。人们吃任何食物都感觉甜美，穿任何服饰都感觉舒服，喜欢自己的风俗习惯，不论社会地位高低，都不会互相嫉妒，这些人可以说是质朴而又不浮华的。所以，一切不正当的嗜好都不能扰乱他们的视听，一切乖谬不正的事都不能迷惑他们的本性。不论是智者、贤者，还是愚者、卑下者，都不会因为外物费心忧虑，这符合养生之道。他们之所以能年过百岁，动作却不显衰老，就是因为领悟了修身养性的方法，身体不被内邪外邪侵犯。

黄帝说：人年老以后就不能够继续生育子女，是精力枯竭所致，还是由于身体生长变化受限于自然规律所致？

岐伯说：女子七岁时，肾气已经开始旺盛，牙齿更换，头发迅速生长。长到十四岁时，能促进生殖机能的物质天癸发育成熟，任脉贯通，冲脉旺盛，月经就按时来潮，所以具有生育能力。二十一岁时，肾气平和充盈，智齿随之长出，牙齿长齐了。二十八岁时，筋骨日趋强劲，头发的生长达到最旺盛的时段，身体最为强健。三十五岁时，阳明经脉、气脉逐渐衰弱，面部开始干枯，头发开始脱落。四十二岁时，三阳经脉气血衰竭，面部完全暗淡无光，头发开始变白。四十九岁时，任脉气血衰弱，冲脉的气血也转衰了，天癸干枯，月经断绝，所以就使得身体变得完全衰老，丧失生育能力。

男子八岁时，肾气充实，头发开始变得浓密，牙齿开始更换。十六岁时，肾气开始旺盛，天癸开始发育成熟，精气充盈，两性相交，就可以生儿育女。二十四岁时，肾气充盈，筋骨强劲有力，智齿也随之长出，牙齿长齐。三十二岁时，筋骨丰隆强健，肌肉则丰满而壮实。四十岁时，肾气由盛转衰，头发开始脱落，牙齿也开始衰落。四十八岁时，人体上部阳明经气渐渐衰弱，面部随之失去光泽，鬓发也开始变白。五十六岁时，肝气转衰，筋脉迟滞，天癸已经枯竭，阴精减少，于是肾脏的功能也开始衰弱，男子的精神和身体都衰老了。六十四岁时，牙齿和头发就全都脱落了。人的肾脏具有调节水液的功能，受纳并储藏其他脏腑的精气，所以，五脏的机能旺盛，肾脏才能精气排泄。男子年老后，五脏的机能都已衰退，筋骨也会倦怠无力，天癸就会枯竭，因此会六十四岁时，头发苍白，身体沉重，行走不稳，最终不能生育子女了。

黄帝说：有些人年纪很老了，却仍能生育子女，是怎么回事呢？

岐伯说：这是他们先天的精力超过常人的缘故，他们的血气经脉通畅，肾气充盛有余。虽然这些人年老后仍能生育，但是通常来说，男子不超过六十四岁，女子不超过四十九岁，身体的精气就会慢慢干枯了。

黄帝说：通晓养生之道的人，到一百岁左右时，还能够生育子女吗？

岐伯说：通晓养生之道的人，由于能够做到预防衰老并保持形体，所以即使年纪很大，仍然能够生育子女。

黄帝说：我曾听说在上古的时候，有被称做真人的人，他们掌握自然界的规律，掌握天地阴阳变化机理，能吐故纳新以调摄精气，超然世外以保持精神内守，使筋骨肌肉与精神能完好地统一，所以能与天地同寿，这是他修道养生的结果。

中古时代，有一种被称为"至人"的人，他们秉性醇厚，深谙养生之道，顺应四时阴阳变化规律，远离世俗纷扰，积蓄精气，如若悠游于广阔的天地自然之中，视听八方之外。用这种方法延长寿命、强健身体，此类人也可以归属真人之列。

其次有被称为"圣人"的人，能够安适地生活于天地之中，顺从八风的活动规律，让自己的嗜好和欲望同世俗社会相适应，没有恼怒怨恨之情，行为不离开世俗社会的一般要求，穿着只有普通纹彩的衣服，行为举止也不受世俗牵制，外不会使形体因琐事而劳累，内不使思想背负过重负担，力求舒适、快乐，以悠然自得为满足，所以他们的形体不易衰惫，精神不易耗散，寿命也能达到一百岁左右。

再次有被称为"贤人"的人，以天地的变化为准则，观察日月的升降，分辨星辰的位置，适应阴阳的消长，适应四时的变迁，追随上古真人，使生活符合养生之道，这样做的人也能延长寿命，但有一定的限度。

四气调神大论篇第二

　　春季的三个月，是推陈出新、万物复苏的时节，天地万物欣欣向荣、生机勃发。此时，人们应该晚睡早起，在庭院中漫步，披散头发，宽解衣带，使形体舒缓，使意志顺应春生之气而畅然勃发；不滥行杀伐，多施与，少敛夺，多奖励，少惩罚，这是顺应春季的时令、保养生发之气的方法。如果违逆了这个法则，便会损伤肝脏，使供给夏季长养之气的功能减弱，导致夏季就会发生寒性病变。

　　夏季的三个月，是自然万物繁茂秀美的季节。这个季节里，天气下降，地气上升，天地之气相互交融，植物开花结果，长势旺盛。人们应该晚睡早起，不要讨厌夏日漫长，保持情绪愉快，切勿发怒，使面容像待放的花朵一样秀美；并使气机宣畅，通泄自如，精神饱满，对外界事物有浓厚的兴趣，这是适应夏季的气候，保养长养之气的方法。如果违背了这个法则，就会损伤心气，使供给秋天收敛之气的精力减少了，到秋天容易发生疟疾，冬天来临时还会再次得病。

　　秋天的三个月，是万物成熟、平定收敛的季节。在这一季节里，秋风劲急，大地清明，此时人应当早睡早起，闻鸡而起；使情绪安宁，用以缓冲深秋的肃杀之气对人的侵害；精神内守，使秋季的肃杀之气平和，不要让情志外驰，以使肺气保持清肃，这是与秋气相适应的、保养人体收敛之气的方法。违背了这一法则，则损伤肺脏，供给冬藏之气的条件不足，到了冬天会发生飨泄病。

　　冬天的三个月，是生机潜伏、万物潜藏的季节。在这一季节里，水面结冰，地冻开裂，所以人不要扰动阳气，要早睡晚起，一定要等到阳光照临时再起床；不为事务操劳，使思想情绪内守伏藏，好像有所收获而不外露，远离严寒，趋近温暖，但不要使皮肤开泄出汗而损耗阳气，这是顺应冬季的气候，养护人体闭藏之气的法则。违背这一法则，就会伤害肾脏，以致供给春天生发之气的能力减弱，导致春天发生痿厥病。

　　天气是清净光明的，天德潜藏，运行不止，所以可以长盛而不衰。如果天气阴晦，日月则失去光辉，邪气乘虚而入，酿成灾害，使得阳气阻隔不通，地气遮蔽光明，云雾弥漫，雨露不降。天地之气不相交融，万物的生命就不能延长，就连自然界生命力极强的高大树木也会死亡。邪恶乖戾之气不发散，风雨无时，甘露当降而不降，草木得不到滋润，失去生机，枯萎凋零。狂风来袭，暴雨发作，天地四时程序紊乱失调，违背了正常的规律，致使万物的生命不到一半就夭折了。只有圣人能顺应自然变化，注重养生之道，所以不会患严重的疾病。如果万物都能顺应自然，保持保养之道，那么生气就不会衰竭。如果违逆了春生之气，少阳之气就不会生发，以致肝气内郁而发生疾病；如果违逆了夏长之气，太阳之气就不能生长，以致人心气衰竭；如果违逆了秋收之气，太阴之气就不能收敛，以致人肺气燥闷。如果违逆了冬天的潜藏之气，少阴之气就不能潜伏，以致肾气消沉。

一年四季阴阳的变化，是万物生命的根本。所以圣人在春夏季节蓄养阳气，以满足生长需要；秋冬季节蓄养阴气，满足收藏的需要。顺应万物生存的根本规律，就能与万物一样，在生、长、收、藏的四时循环中运动发展。如果违逆了这个规律，就会破坏生命的本元，摧残身体。所以四季的阴阳变化，是万物的起点与终点，是生死的根本。违背了它，灾祸就会产生；而适应它，重病就不会患上。懂得了这些，就可以说是掌握了养生之道。这种养生之道，圣人能够奉行，愚人则时常违背。顺应四季的阴阳变化，就能生存，违背了就会死亡。顺从，身体就健康；违背，就容易患病。如果把顺应变成违背，不遵守四时的阴阳变化，机体就会和自然环境相抗拒。

因此，"圣人"不主张得了病再去治疗，而强调在生病之前积极预防。如同治理国家，不是在混乱已经发生再去治理，而是在发生前就积极防止。如果疾病已形成后再去治疗，动乱已经发生再去平治，那就如同临渴而掘井，临阵格斗才去制造兵器，岂不是太晚了吗？

生气通天论篇第三

黄帝说：自古以来，都以通于天气为生命的根本，这是说生命本于阴阳。天地之间，六合之内，无论地上的九州之城，还是人的九窍、五脏、十二节，都与天地自然之气息息相通。阴阳之气化生出金、木、水、火、土五行，又依据盛衰消长而分为湿、燥、寒三种阴气和风、暑、火三种阳气。如果人们常常违背这些，就会被邪气侵袭。所以说，遵循阴阳规律乃是延长寿命的根本。

因为人的生气与天相关，因此苍天之气清净，人的精神就顺畅平静。顺应天气的变化，就会阳气固密，即便有贼风邪气，也不能对人造成损伤。所以圣人能够精神专一，顺应四时之气，通达阴阳变化之理。如果不是这样，就会内使九窍不通，外使肌肉壅塞，卫气涣散。人们因不能适应自然变化而导致的这种伤害称为自伤，阳气会因此而削减。

人体的阳气，就像天和太阳一样。假若阳气失去了正常的运行规律，人就会损失寿命或夭折，生命机能也会衰弱。所以天体的正常运行，是因有太阳的光明长照，人的健康是因为阳气向上，保护身体免受病邪侵袭。

人如果受到寒邪侵袭，就会意志不舒畅，坐卧不宁像受到了惊吓，神气因此浮躁不稳。

如果是被暑邪所伤，就会多汗、烦躁，甚至烦喘。如果暑邪内攻于心，就会变得比较安静，这时的身体虽然不烦躁，但是由于气伤、身体虚弱，也会有多言多语、身体炽热如炭等现象，此时只要出出汗，暑热就会消散了。

如果受到湿邪侵袭，头部会十分沉重，好像被东西包裹着。如果湿热相兼，而不及时消除，则伤害大小筋脉，导致大筋变短，小筋变长。大筋短缩会造成拘挛，小筋弛纵会造成痿弱。如果感受风邪侵袭，则可导致浮肿。以上四种邪气关联纠缠，更替伤人，会使阳气衰竭。如果人体过度劳作，阳气就会亢奋外张，使阴精逐渐耗竭。如这种情况多次重复，阳气更加旺盛而阴气更加消耗，如果病久积至夏季暑热之时，便易使人发生煎厥之病，发作的时候双眼看不见东西，双耳听不到声音，病情之严重，就像堤坝决口，急流奔泻一样，不可控制。

人的阳气，在情绪愤怒时就会逆乱，血随气升，淤积于头部，与身体其他部位阻隔不通，使人易发生薄厥病。大怒还会伤肝，肝主筋，若伤及诸筋，则使肌肉松弛不收，而不能运动自如。

阳气虚弱，气不周流，经常半身出汗，时间长了会演变为半身不遂。出汗的时候，如遇到湿邪阻遏，就容易生汗疹。如果经常吃肥美厚味之食，则易生疔疮，哪条经脉虚弱，疔疮就从哪条经脉发生。若在劳作出汗时遇到风寒，皮肤上会形成粉刺，郁积化热则成疮疖。

人的阳气，能温养神志，使精神清爽，又能滋养筋脉，使诸筋柔润。如果汗孔开闭失常，寒气就会乘机侵入，损伤阳气，以致筋脉得不到滋养，造成腰部弯曲而不能直起，形成佝偻病。如果寒气深陷脉络中，会形成瘘疮，如果驻留在肉与皮肤之间，就会从腧穴侵入五脏，损伤神志，出现恐惧和惊骇。由于寒气的稽留，荣气运不畅行，阻逆于肌肉之间，就会发生痈肿。出汗不止时，形体虚弱，阳气耗损，这时如果风寒内侵，腧穴闭阻，就会导致风疟。

风邪是各种疾病的源头，但只要人能神清气静，就会肌肉腠理密闭，纵有大风苛毒的侵染，也不能伤害人体，这正是遵循时序的变化规律而调养的结果。

所以，得病时间长了，邪留体内，则会内传并进一步恶化，等发展到了上下不通、阴阳阻隔的时候，即使有再高明的医生，也无能治愈了。所以阳气蓄积，郁阻不通时，病人就会死亡。对于这种阳气蓄积不通的情况，应采用通泻的方法治疗，如不及时正确的治疗，而被医术粗浅的医生延误，就会导致死亡。

人体的阳气，在白天主要运行于外部：清晨时，阳气开始活跃，并逐渐外倾；中午时，阳气达到最旺盛的阶段；太阳偏西时，体表的阳气逐渐减少，气门也随之闭。到了晚上，阳气则收敛拒守于内，这时不要扰动筋骨，也不要接近雾露。如果违反了一天之内这三个阳气变化规律，形体易被邪气侵扰而疲乏、衰弱。

岐伯说：阴有蓄藏精气、扶持阳气的作用；阳有保护外体、固摄阴精的作用。如果阴不胜阳，阳气过盛，就使血脉流动急促，若再受热邪侵袭，阳气更盛就会引发狂症。如果阳不胜阴，阴过盛，就会使五脏之气失调，以致九窍不通。所以圣人调和阴阳，使之平衡，从而达到经脉调和，筋骨强健，血气畅顺。这样，则会内外调和，邪气不能侵害，耳聪目明，真气正常运行。

风邪侵袭人体，伤及阳气，逐步侵袭内脏，阴精也就逐渐损耗，这是由于邪气伤肝的缘故。此时，如果暴饮暴食，肠胃筋脉横逆迟缓，就会下泄脓血形成痔疮。若饮酒过量，会造成气机上逆。若强力行房，会损伤肾气，腰部脊骨也会受到损伤。

阴阳协调的关键在于阳气的致密。阳气致密，则阴气能固守于内。阴阳失调，就如一年之中，只有春季而无秋季，只有冬季而无夏季。因此，阴阳的协调配合是最好的养生法则。所以阳气亢盛但不能固密，阴气就会竭绝。阴气和平，阳气固密，人的精神活动才会正常。如果阴阳背离，不能相互维系，精气就会随之竭绝。

风邪侵袭人体，会使人患寒热病。所以春天伤于风邪，邪气留而不去，夏季就会直泻无度，形成洞泻之病。夏天伤于暑邪，到秋天则会发生疟疾。如果秋天伤于湿邪，邪气上逆，就会咳嗽，并且可能演变为痿厥病。冬天感染寒气，到来年的春天就要发生温病。四时的邪气，会随着季节更替而交替伤害人的五脏。

阴精源自饮食的酸甜苦辣咸五味。而藏纳阴精的五脏，又常常因过食饮食五味所伤。如果过多进用酸味的饮食，会使肝气淫溢旺盛，致使脾气亏耗；过多咸味的食物的摄入，就会损伤骨气，肌肉萎缩，心气淤滞；过多甜味的食物的摄入，会使心气烦闷，气逆喘促，面色发黑，肾气失衡；过多苦味的食物的摄入，脾气得不到濡润，致使胃气胀满；而过多进用辛味的饮食，会使筋脉损坏松弛，精神也会遭受损伤。因此，要谨慎地调配饮食五味，才能使骨骼强健，筋脉柔润，气血通畅，腠理致密，如此骨气才精强有力。因此，只有重视养生之道，并且依照正确的方法加以实施，生命才能长久。

金匮真言论篇第四

黄帝问道：什么是天有八风，经有五风？

岐伯说：自然界的八方之风会产生八种风邪，中伤经脉，形成经脉风病，风邪还会进而侵犯五脏，使五脏发病。一年的四个季节相互克制，春季属木，克制长夏；长夏属土，克制冬水；冬季属水，克制夏火；夏季属火，克制秋金；秋季属金，克制春木，这就是四时气候的相克关系。

东风形成于春季，通常引发肝的病变，病邪从颈部侵入。南风形成于夏季，常常引发心的病变，病邪从胸胁侵入。西风形成于秋季，常常引发肺部病变，病邪从肩背侵入。北风形成于冬季，多引发肾的病变，病邪从腰股侵入。长夏之风属土，土位于中央，病变的部位多发生在脾，病邪常从背脊侵入。

因此春气之邪伤人，病变多见于头部；夏气之邪伤人，病变多见于内脏；秋气之邪伤人，病变多见于肩背；冬气之邪伤人，病变多见于四肢。

所以，春天多出现鼽衄之病，夏天多发生胸胁方面的疾病，长夏容易出现洞泄等里寒的病症，秋季容易患上风疟，冬季容易患上痹厥之症。

所以冬季不要扰动筋骨，力求藏阴潜阳，这样到春季，就不会出现鼽衄和颈部疾病，夏天胸胁就不会患病，到了长夏，则不会遭受洞泄等里寒之症，到了秋季，就不会患上风疟，到了冬季，就不会罹患痹厥、飧泄、虚汗等病。

精是人体的根本，所以阴精内藏而不外泄，到了春季就不会罹患温热之病。夏季炎热的时候，阳气旺盛，如果不能出汗散发热量，到了秋天就会导致风疟。这是普通人诊察四季发病的一般规律。

所以说，阴和阳又各有阴阳之分。白昼属阳，清晨到中午时段，是阳中之阳；中午到傍晚，是阳中之阴。夜晚属阴，傍晚到半夜，是阴中之阴；半夜到天明，是阴中之阳。

人的阴阳也是这样。就人体而言，是外部为阳，内部为阴。就人的躯干来说，是背部为阳，腹部为阴。就人的脏腑而言，是脏为阴，腑为阳。

即肝、心、脾、肺、肾这五脏属阴，胆、胃、大肠、小肠、膀胱、三焦六腑属阳。为什么要知道阴中之阴、阳中之阳的道理呢？这是因为只有据此分析四时疾病的阴阳属性，才能进行治疗，比如冬病在阴，夏病在阳，春病在阴，秋病在阳，要根据具体部位的阴阳属性来选择相应的针刺疗法和砭石疗法。背部为阳，心脏乃是阳中之阳，肺是阳中之阴。腹部为阴，肾是阴中之阴，肝是阴中之阳，脾是阴中之至阴。以上所说，都是人体阴阳、表里、内外、雌雄相互联系对应的例证，与天地自然的阴阳变化是相应的。

黄帝说：五脏与四季变化相应，它们还分别与其他事物相归属吗？

岐伯说：有。东方为青色，跟人体的肝相应，肝在体表的苗窍是眼睛，精气蕴藏于肝，病状常常为惊恐，在五味中属酸，跟草木是同类，在五畜中相对应的是鸡，五谷中相对应的是麦，在四季中与夏相应在天体中对应木星，因为春天阳气上升，所以病多集中在人的头部，属于五音中的角，在五行的成数是八，又因为肝气主宰筋脉，所以它的病变常常表现在筋脉方面。气味是腥臊。

南方的颜色是红，跟心相通，心在体表的苗窍是耳，精气隐藏内心，味苦，与火同类，在五畜中相对应的是羊，五谷中相对应的是黍，在四季中为夏，在天体为火星，它造成的病症多表现在血脉和五脏。在五音中与徵相应，它的成数是七。气味为焦味。

中央的颜色是黄，跟脾相通，脾在体表的苗窍为口，精气隐藏于脾，对应五味中的甘，跟土同类，在五畜中相对应的是牛，五谷中相对应的是稷，在四季中对应夏，在天体中对应土星，发病时多表现在舌根和肌肉方面，五音中与它相应的是宫，它的成数为五。气味为香气。

西方颜色为白，和肺相应，肺在体表的苗窍为鼻，精气隐藏于肺，对应五味中的辛，在五行中与金同类，在五畜中相对应的是马，五谷中相对应的是稻，在四季中对应秋，在天体中与金星相应，病变多发部位为背部和皮毛，五音中与它相应的是商，它的成数是九。气味为腥气。

北方的颜色为黑，跟肾相通，肾在体表的苗窍为前后二阴，精气蕴藏于肾，对应五味中的咸，在五行中属水，在五畜中相对应的是猪，五谷中相对应的是豆。在四季中对应冬季，与水星相应，多在溪和骨发病，五音中与它相应的是羽，成数是六。气味为腐气。

所以，善于切按脉象的医生，能够谨慎细心地感知五脏六腑的顺逆变化，条理清晰地总结出阴阳、表里、雌雄的对应和联系，并深深地记在心中。这是极宝贵的学术，不是愿意学习的人千万不要传授，不是真心实意学习的人也一定不要传授，以使这种学术传播下去。

阴阳应象大论篇第五

　　黄帝道：阴阳是宇宙间的一般规律，是一切事物的纲领和变化之源，是生长毁灭的根本，也是一切事物新生、成长、变化、消亡的基本规律。所以治疗疾病时，必须探求阴阳这个根本。以自然界的变化来比喻，阳气上浮，而成为天，阴气下降，而成为地。阴沉静，阳焦躁；阳主生发，阴主成长；阳主肃杀，阴主收敛。阳能产生力量，阴能赋予形体。寒到极点会生热，热到极点会生寒；寒气能产生浊阴，热气能产生清阳。清阳之气下降而不上升，就会发生泄泻之病。浊阴之气上升而不下降，就会发生胀满之病。这就是阴阳的常异变化而产生的顺逆之分。

　　所以大自然的清阳之气上升为天，浊阴之气下降为地；地气蒸发上升为云，天气凝聚下降为雨；雨是地气上升之云转变而成，云是天气蒸发水汽转变而成。人体自身的变化也是如此，清阳之气出于耳、目、口、鼻等上窍，浊阴之气出于前、后阴等下窍；清阳之气发泄于腠理，浊阴之气内归于五脏；清阳之气充实于四肢，浊阴之气归流于六腑。

　　以水火划分阴阳，则水属阴，火属阳。阳是无形的气，阴是有形的味。食物属阴，能充养身体，而形体的生成又有赖于气化的功能，功能是由阴精所产生的，精可以化生功能。精又是由气化而产生的，所以形体的滋养全部依靠饮食，饮食经过生化作用而产生阴精，再经过气化作用充养形体。如果饮食不节制，反而损伤形体，功能不正常也会损伤阴精，阴精可以产生功能，饮食没有节制，功能也会受损害。

　　味属阴，因此排出于下窍；气属阳，因此泻出于上窍。味重的属于阴中之阴，味淡的属于阴中之阳；气坚厚的属于阳中之阳，气薄弱的属于阳中之阴。味浓厚可以泻下，味清淡则可通利；气薄弱能渗泻邪气，气坚厚能助阳生热。阳气亢盛会使元气虚竭，阳气正常会使元气旺盛，因为过盛的阳气会损伤元气，而元气却依靠正常的阳气，所以过盛的阳气会消耗元气，正常的阳气能补充元气。气味之中，凡具有辛甘之味和发散作用的，就属于阳，凡具有酸苦之味与涌泄作用的，就属于阴。

　　人体的阴阳是相对平衡的，如果阴气偏胜，阳气就会受到损伤而引发病变；如果阳气偏胜，阴气就会受到损伤而引发病变。阳气偏胜，人体就会产生热性病，阴气偏胜，人体就会产生寒性病。寒到极点，反而表现为热象；热到极点，反而表现为寒象。寒邪损伤人的形体，热邪损伤人的气分。气分受损，则会导致疼痛；形体受损，则会出现肿胀。因此，如果疾病是先有疼痛而后见肿胀的，是由于人的气分受到损伤，而后牵涉形体；先肿胀而后疼痛的，就是形体先受到损伤，而后影响气分。

体内风邪偏胜，会出现痉挛摇晃；热邪偏胜，会出现红肿；燥邪偏胜，会出现干枯；寒邪偏胜，会出现浮肿；湿邪偏胜，会出现濡泻。

大自然有春、夏、秋、冬四季的更替和木、火、土、金、水五行的变化，因此，才有了寒、暑、燥、湿、风五种气候现象，形成了生、长、化、收、藏的规律。人有心、肝、脾、肺、肾五脏，五脏之气化生五志，进而形成喜、怒、悲、忧、恐这五种不同的情绪变化。喜怒太过，会伤害人的正气；寒暑太过，则损伤人的形体。暴怒伤阴；暴喜伤阳。气逆上冲，充满经脉，则神气浮越，脱离形体。总之，喜怒不加节制，寒暑之气太盛，都会危及生命。阴极可以转化为阳，阳极可以转化为阴。同理，在冬季如果被寒邪所伤，到了春季就容易患上温病；在春季如果被风邪所伤，到了夏季就容易患上飧泄症；在夏季如果被暑邪所伤，到了秋季就容易患上疟疾；在秋季如果被湿邪所伤，到了冬季就容易患上咳嗽。

黄帝问道：我听说上古时候的圣人，讲求人体的形态，分别内在的脏腑，了解经脉的分布，交汇贯通六合，各依不同的循行路线起止；经气流出入的部位，各有名称；肌肉交汇处与关节连接处，各有起点；分属部位的逆顺，各有条理；四季的阴阳变化，各有秩序；外在环境与人体内部的对应，各有表里，这些都是真的吗？

岐伯回答说：春主东方，阳气回升，风随之产生，风能够使树木生长，树木茂长之下就能够生成酸味的东西，酸味的东西能够滋养肝气，肝气又能滋养筋脉，筋脉得到滋养能生发心气，肝气上通于目。它在自然界中是精深玄妙的，使人能了解自然界变化的道理，因此具备无穷的智慧；万事万物精深玄妙，变化神妙莫测。这种神奇的变化，在天是六气中的风气，在地是五行中的木气，在人体是筋，在五脏是肝，在五色是青，在五音是角，在五声是呼，在病变是握，在七窍是目，在五味是酸，在情绪是怒。发怒会损伤肝气，悲忧能平制怒气；风气会损伤筋脉，燥气能平抑风气；过食酸物也损伤筋脉，辛味能平制酸味。

夏主南方，阳气转盛而生热，热能生火，火气能生苦味的东西，苦味的东西滋养心气，心气能够化生血气，血脉又能够濡养脾气，心气关联于舌。它的变化，在天为热气，在地为火气，在人体是脉，在五脏是心，在五色是赤，在五音是徵，在五声是笑，在病变为忧，在苗窍是舌，在五味是苦，在情绪是喜。过喜会伤害心气，恐惧能够平制喜气；过热会损伤心气，寒气能够平制热气；过食苦味的东西损害气，咸味能够平制苦味。

长夏主中央，长夏生出湿气，湿气能生土气，土气能生甘味，甘味的东西滋养脾气，脾气能够滋养肌肉，肌肉丰腴又能够滋养肺气，脾气关联于口。它的变化，在天为湿气，在地为土气，在人体是肌肉，在五脏是脾，在五色是黄，在五音是宫，在五声是歌，在病变是哕，在苗窍是口，在五味是甘，在情绪是思。思虑过度会损伤脾气，怒气能够平制思虑；湿气过度会损伤肌肉，风气能够平制湿气；过食甘味会损伤肌肉，酸味能够平抑甘味。

秋主西方，秋天产生燥气，燥气能生金气，金气刚猛就能生成辛味的东西，辛味的东西滋养肺气，而肺气能够滋养皮毛，皮毛润泽能滋养肾气，肺气关联于鼻。它的变化，在天为燥气，在地是五行中的金，在人体是皮毛，在五脏是肺，在五色是白，在五音是商，在五声是哭，在病变是咳嗽，在苗窍是鼻，在五味是辛，在情绪是忧。忧愁过度会损伤肺，喜气能够平制忧愁；燥热会损伤皮毛，寒气能够平制燥热；过食辛味损伤皮毛，苦味能够平制辛味。

冬主北方，冬天产生寒气，寒气能生水气，水气又能生成咸味的东西，咸味的东西滋养肾气，肾气能滋养骨髓，骨髓充实能滋养肝气，肾气关联于耳。它的变化，在天为寒气，在地是五行中的水，在人体是骨骼，在五脏是肾，在五色是黑，在五音是羽，在五声是呻，在病变是寒战，在苗窍是耳，在五味是咸，在情绪是恐。恐惧会损伤肾气，思虑能够平制恐惧；寒气会损伤血，辛燥能够平制寒气；过食咸味也损伤血脉，甘味能够平制咸味。因此说：天和地，分别在万物的上部和下部；阴和阳，如血气与女男之相对峙；左和右，是阴阳运行的路线；水和火，水属寒性，火属热性，是阴阳的象征。总之，四季的阴阳变化是万物生长变化的起始。

因此说：阴阳相互作用，阴在内部，为阳的把守；阳在外部，是阴的役使。

黄帝问道：阴阳的法则在人体是如何反映出来的？

岐伯说：阳气过盛，人体就出现热象，腠理关闭，呼吸喘促，身体也因此而起伏反侧，无汗且发热，牙齿干涩，心情烦闷，如果还有腹部胀满的现象，就是死症的表现，这是阳胜之病，所以患者冬天姑且能支撑，夏天就受不了了。阴气过盛，人体就出现寒象，易出虚汗，常常觉得冷，频繁打寒战发抖，甚至手足厥逆，如气逆严重而腹部胀满，就是死症的表现，这是阴胜之病，所以患者夏天姑且能支撑，冬天就受不了了。这就是所谓的阴阳偏胜失衡在人体上的变化反映。

黄帝问道：如何调摄人体的阴阳呢？

岐伯说：如果能够懂得并掌握七损八益的养生之道，就可以调摄人体的阴阴阳，如果不懂得这些道理，人体就会过早衰老。一般人到了四十岁的时候，体内阴气就已自然削减掉一半，起居行动上出现衰老迹象；到了五十岁的时候，身体变得笨重起来，耳不聪、目不明；到了六十岁的年纪，阴气萎缩，肾气大衰，九窍退化，下虚上实，鼻涕眼泪会不由自主地向外流淌。所以说：懂得并掌握七损八益的规律，身体就会强健；不懂得调摄阴阳的人，身体就会过早衰老。人原本的身体状况相同，却有健康和早衰两种结果。懂得养生的人，能发现共有的健康本能；不懂养生的人，只知道身体衰弱和强健时有所不同。所以，不善于调和的人，常感精力不足，而重视调和的人，常能精力旺盛。精力旺盛则耳聪目明、身轻体健，年迈的老者会变得健硕，而原本年轻的人，身体状况则更好。正因为圣人不勉强行事、自寻烦恼，以乐观愉悦为旨趣，神清气爽，过着宁静的生活，所以能够长生不老，与天地长存。这就是圣人的养生之道啊。

天之阳气在西北方不足，所以西北方属阴，而人的右耳也就不如左耳敏锐；地之阴气在东南方不足，所以东南方属阳，人的左手左脚也就不如右手右脚灵活。

黄帝问道：为什么会这样？

岐伯说：东方属阳，阳性向上，人体阳气聚集在上部，上部精气充盈而下部精气不足，所以上部耳朵灵敏、眼睛明亮，而下部的手足则不太强健便捷；西方属阴，阴气下降，人体阴气聚集在下部，下部精气充盈而上部精气不足，所以上部耳朵不够灵敏、眼睛不够明亮，而下部的手足却强健便捷。所以同样是感受外邪，邪在身体的上部，是右侧严重；如果邪在身体的下部，为左侧严重。天地阴阳不能处处均衡，人的身体也有阴阳盛虚的区别，所以邪气才有可能乘虚侵入。

所以天有精气，地有形体；天有八节之纲纪，地有五方的道理，因此天地是万物生长的根本。阳气轻清上升为天，阴气重浊下凝为地，所以天地的运动与静止，是由阴阳的神妙变化为纲纪，而能使万物春生、夏长、秋收、冬藏，终而复始，循环不休。只有懂得这些道理的人能配合天气来养护头，顺就地气来养护足，依傍人事养护五脏。天的轻清之气通于肺，地的水谷之气通于咽，风木之气通于肝，雷火之气通于心，溪谷之气通于脾，雨水之气通于肾。六经犹如河流，肠胃犹如大海，九窍以水津之气贯注。如以天地的阴阳来比喻人体的阴阳，那么人的汗，好像天空下雨；人身的阳气，好像天地暴风；人的暴怒之气，就好像雷霆；逆上之气，好像阳热的火。因此，调养身体而不懂得取法于天地之理，那么疾病就一定会发生。

所以外邪侵害人体，快得就像疾风暴雨一样。善于治病的医生，病邪刚侵入皮毛的时候，就给予治疗；医术平庸的医生，在病邪侵犯肌肤才治疗；医术较差的，在病邪侵入筋脉时才开始治疗；医术更差的，在病邪深至五脏时才治疗。一旦病邪传入到五脏，就非常严重了，这时只有一半的治愈可能。

人们如果感受了天的邪气，就能伤害到五脏；感受了饮食的或寒或热，就会损害人的六腑；感受了地之湿气，就能损害皮肉筋脉。

所以善于运用针刺治疗的医生，对于在阳的病，常从阴分引导病邪外出；对于在阴的病，常从阳分引导病邪外出，取右边以治疗左边的病，取左边以治疗右边的病，以自己的正常状态来辨别病人的异常状态，并根据病人的外部表征来掌握内部病变，判断病的太过或不及，这样就能在疾病刚出现的时候，便知道病邪之所在进行治疗，可以避免病情发展到危险的地步。

所以，擅长诊治的医生，通过诊察病人的气色和脉相，首先辨别病症的阴阳；审察五色的清浊，就可以知道病变发生的部位；观察呼吸，听病人发出的声音，可以得知痛苦的所在；诊察四时的色泽和脉搏，就能得知病在哪个脏腑；通过观察寸肤的滑涩和寸口的浮沉，来了解疾病的原因。如此一来，在诊断上就不会有差错，治疗也就没有失误。

所以说：疾病刚发生时，可用针刺治愈；病情严重时，必须待其稍微衰退后再进行针刺治疗。病情较轻时，采用发散轻扬的方法治疗；病情较重时，采用消减法治疗；气血衰弱的，应用补益法治疗。形体衰弱的，应该温阳补气；精气不足的，应该用味道浓厚的食物补之。如果病邪在上部，可以用吐法；病邪在下部，可以用疏导法；病邪在中部，表现为胀满的，可以用泻下法。病邪在体表的，可以使用汤药浸渍的方法发汗；病邪在皮肤的，可以用发汗的方法使病邪外泄；病势急暴的，可用按得其状，以制伏之；属实证的，可用散法或泻下发。诊断疾病的阴阳，以断定治疗方法用刚还是柔，阳病应该治阴，阴病应该治阳；判断病邪在气在血，防止血病损害气，气病损伤血，因此血实的适宜用泻血法，气虚的适宜用导引法。